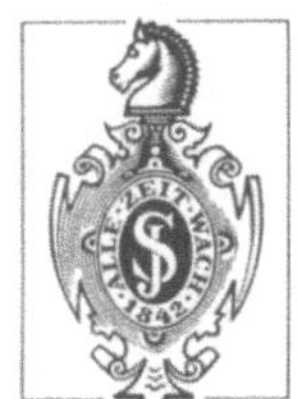

# 19. Hämophilie-Symposion

Hamburg 1988

Herausgeber: G. Landbeck, R. Marx

Verhandlungsberichte:
Neue Erkenntnisse zur ärztlichen Versorgung HIV-infizierter Hämophiler
Substitutionstherapie-bedingte chronische Hepatitis
Diagnostik und Therapie der Hemmkörperhämophilie

Wissenschaftliche Leitung:
G. Landbeck, Hamburg
R. Marx, München

Moderatoren:
F. Deinhardt, München; K. Lechner, Wien; L. Bergmann, Frankfurt;
J. Bogner, München; H. Egli, Bonn; G. Landbeck, Hamburg;
W. Schramm, München; I. Scharrer, Frankfurt; H. Vinazzer, Linz;
L. Gürtler, München; Kl. Schimpf, Heidelberg; H. Rasche, Bremen;
M. Schulz, Hannover; P. Hellstern, Ludwigshafen;
H. Niessner, Wiener Neustadt; E. Wenzel, Homburg/Saar

Springer-Verlag  Berlin  Heidelberg  New York
London  Paris  Tokyo  Hong Kong

Prof. Dr. med. G. Landbeck
Abteilung Hämatologie und Onkologie
Universitäts-Kinderklinik
Martinistraße 52
2000 Hamburg 20

Prof. Dr. med. R. Marx
8000 München

ISBN-13: 978-3-540-51667-5     e-ISBN-13: 978-3-642-75053-3
DOI: 10.1007/978-3-642-75053-3

CIP-Titelaufnahme der Deutschen Bibliothek
Hämophilie-Symposion:
... Hämophilie-Symposion. – Berlin ; Heidelberg ; New York ;
London ; Paris ; Tokyo : Springer.
  Teilw. u.d.T.: Hämophilie-Symposion: Verhandlungsbericht.
  Hämophilie-Symposion: Verhandlungsberichte. – Teilw. im Verl.
  Schattauer, Stuttgart, New York. – 10 angezeigt u.d.T.: Hämophilie-
  Symposion <10, 1979, Hamburg>: Zehntes Hämophilie-Symposion
NE: Hämophilie-Symposion: Verhandlungsbericht; Hämophilie-
  Symposion: Verhandlungsberichte
19. Hamburg 1988. – 1989





Gesamtverarbeitung: Triltsch, Würzburg
2127/3140/543210 – gedruckt auf säurefreiem Papier

# Inhaltsverzeichnis

## 3. Interventionstherapeutische Studien

# Teilnehmerverzeichnis

Dr. K. ACKERMANN
Klinik und Poliklinik für Kieferchirurgie, Klinikum der Ludwig- Maximilians-
Universität, München

Dr. P. ARENDS
Güssing/Österreich

Frau Dr. K. AUBERGER
Kinderklinik der Universität im Dr. von Hauner'schen Kinderspital, München

Dr. G. AUERSWALD
Kinderklinik, Zentralkrankenhaus, St. Jürgen-Straße, Bremen

Frau Dr. E. AYGÖREN
Abteilung für Angiologie, Zentrum der Inneren Medizin,
Klinikum der Johann-Wolfgang-Goethe-Universität, Frankfurt

Dr. W. BADEN
Abteilung Neonatologie, Kinderklinik, Klinikum der Eberhard- Karls-Universi-
tät, Tübingen

Prof. Dr. L. BALLEISEN
Medizinische Klinik, Evangelisches Krankenhaus, Hamm

Prof. Dr. H. BARTELS
Abteilung Hämatologie und Onkologie, Städtisches Krankenhaus Süd, Lübeck

Frau Prof. Dr. M. BARTHELS
Abteilung für Hämatologie und Onkologie, Zentrum Innere Medizin,
Medizinische Hochschule, Hannover

Frau Dr. CH. BECK
Ärztin für Kinderheilkunde, Berlin

Dr. K.-H. BECK
Abteilung für Angiologie, Zentrum der Inneren Medizin,
Klinikum der Johann-Wolfgang-Goethe-Universität, Frankfurt

PD Dr. L. Bergmann
Abteilung Hämatologie und Onkologie, Zentrum der Inneren Medizin,
Klinikum der Johann-Wolfgang-Goethe-Universität, Frankfurt

Dr. R. Bernsmeier
Abteilung Hämostaseologie, Medizinische Klinik Innenstadt der
Ludwig-Maximilians-Universität, München

PD Dr. J.-H. Beyer
Abteilung Hämatologie und Onkologie, Medizinische Universitätsklinik und
Poliklinik, Göttingen

Dr. R. Bialek
Kinderklinik, Medizinische Einrichtungen der Rheinischen Friedrich-Wilhelms-
Universität, Bonn

Dr. H.-P. Bilek
Wien/Österreich

Dr. D. Bock
Abteilung Transfusionsmedizin, Städtische Krankenanstalten, Bielefeld

Dr. P. Boesche
Evangelisches Krankenhaus, Unna

Prof. Dr. D. Böttcher
Innere Abteilung, Krankenhaus Bethesda, Wuppertal

Dr. J. R. Bogner
Medizinische Poliklinik der Universität, München

Dr. H.-H. Brackmann
Institut für Experimentelle Hämatologie und Bluttransfusionswesen der
Universität, Bonn-Venusberg

Frau Dr. E. Braun
Südwestdeutsches Rehabilitationszentrum für Kinder und Jugendliche,
Neckargemünd

Dr. W. Brockhaus
Abteilung Hämostaseologie, Zentrum für Innere Medizin, Klinikum der Stadt
Nürnberg

Frau Dr. U. Brunkhorst
Abteilung Immunologie und Transfusionsmedizin, Zentrum Innere Medizin,
Medizinische Hochschule, Hannover

Prof. Dr. D. Brunswig
Innere Abteilung, Evangelisches Krankenhaus, Bünde

Dr. St. Buchmann
Kinderklinik im Kaiserin-Auguste-Victoria-Haus, Freie Universität Berlin,
Klinikum Charlottenburg, Berlin

PD Dr. U. Budde
Bluttransfusionsdienst, Allgemeines Krankenhaus Harburg, Hamburg

Frau Dr. M. Büttner
Ärztin für Kinderheilkunde, Homburg/Saar

Dr. G. Clauss
Orthopädische Klinik, Medizinische Einrichtungen der Rheinischen Friedrich-
Wilhelms-Universität, Bonn

Dr. V. Daniel
Institut für Immunologie und Serologie, Klinikum der Ruprecht- Karls-
Universität, Heidelberg

Prof. Dr. F. Deinhardt
Max-von-Pettenkofer-Institut für Hygiene und Medizinische Mikrobiologie,
München

Prof. Dr. M. Dicato
Centre Hôspitalier du Luxembourg

Prof. Dr. H. Dittrich
Hauptverband der Österreichischen Sozialversicherungsträger Wien/Österreich

Prof. Dr. J. Drescher
Städtische Kinderklinik, Oldenburg

Dr. W. Eberl
Kinderklinik, Städtisches Klinikum Holwedestraße, Braunschweig

Dr. M. Eberle
Nordösterreichische Gebietskrankenkasse, St. Pölten/Österreich

Prof. Dr. R. Egbring
Abteilung Hämatologie, Medizinisches Zentrum für Innere Medizin,
Klinikum der Philipps-Universität, Marburg

Prof. Dr. H. Egli
Institut für Experimentelle Hämatologie und Bluttransfusionswesen
der Universität, Bonn-Venusberg

Dr. J. EIBL
Immuno AG, Wien/Österreich

Frau Dr. S. EICHINGER
I. Medizinische Universitätsklinik, Wien/Österreich

Dr. F. ELSINGER
Immuno AG, Wien/Österreich

Dr. G. ERICHSEN
Rigshospitalet, Copenhagen/Dänemark

Dr. L. ERTL
Universitätsklinik für Zahn-, Mund- und Kieferheilkunde, Wien/Österreich

Prof. Dr. A. VON FELTEN
Gerinnungslabor, Universitätsspital, Zürich/Schweiz

Dr. S. FINK
Arzt für Kinderheilkunde, Nidau/Schweiz

Prof. Dr. M. FISCHER
Zentrallaboratorium, Krankenhaus der Stadt Wien-Lainz, Wien/Österreich

Dr. W. FREUND
Medizinische Klinik, Städtische Kliniken, Dortmund

Dr. W. FÜRST
Vorarlberger Gebietskrankenkasse, Dornbirn/Österreich

Dr. H.-U. FURRER
Arzt für Kinderheilkunde, Sarnen/Schweiz

Prof. Dr. M. GAHR
Universitäts-Kinderklinik, Göttingen

Frau Dr. S. GANDENBERGER
Kinderklinik der Universität im Dr. von Hauner'schen Kinderspital, München

Prof. Dr. H. GASTPAR
HNO-Klinik und Poliklinik, Klinikum der Ludwig-Maximilians- Universität, München

Prof. Dr. E. GEBAUER
Universitäts-Kinderklinik, Novi Sad/Jugoslavien

Dr. F.-J. GÖBEL
DRK-Kinderklinik, Siegen

Dr. N. GRAF
Universitäts-Kinderklinik, Homburg/Saar

Dr. H. GRIENBERGER
Kinderspital, Allgemeines Österreichisches Landeskrankenhaus,
Salzburg/Österreich

Dr. R. GRUSON
Wolfenbüttel

Dr. M. GSTÖTTNER
Oberösterreichische Gebietskrankenkasse, Linz/Österreich

Dr. T. GÜNGOR
Zentrum der Kinderheilkunde, Klinikum der Johann-Wolfgang-Goethe-
Universität, Frankfurt

Prof. Dr. L. GÜRTLER
Max-von-Pettenkofer-Institut für Hygiene und Medizinische Mikrobiologie,
München

Prof. Dr. P. HANFLAND
Abteilung für Transfusionsmedizin mit Blutbank,
Klinikum der Eberhard-Karls-Universität, Tübingen

Dr. W. HARRANT
Wiener Gebietskrankenkasse, Wien/Österreich

H. HARTL
Institut für Sozialmedizin, Wien/Österreich

Prof. Dr. F. HASCHKE
Universitäts-Kinderklinik, Wien/Österreich

Frau Prof. Dr. K. HASLER
Abteilung Hämatologie, Zentrum Innere Medizin I,
Klinikum der Albert-Ludwigs-Universität, Freiburg

Prof. Dr. K. HAUSMANN
Hamburg

Frau Dr. I. HAUSWALD-MILEV
Institut Regensburg, Blutspendedienst des BRK, Regensburg

Prof. Dr. W. HAVERS
Kinderklinik, Universitätsklinikum der Gesamthochschule, Essen

PD Dr. P. HELLSTERN
Institut für Transfusionsmedizin und Immunhämatologie,
Klinikum der Stadt Ludwigshafen

Dr. H. HOLZHÜTER
Hämophilie-Zentrum Nordwest, Bremen

Prof. Dr. D. K. HOSSFELD
Abteilung Hämatologie und Onkologie, Medizinische Klinik,
Universitätskrankenhaus Eppendorf, Hamburg

Dr. R. JOHS
Kinderklinik, Städtisches Klinikum Holwedestraße, Braunschweig

Dr. A. KAESER
Immuno GmbH, Heidelberg

Dr. B. KAMPS
Institut für Experimentelle Hämatologie und Bluttransfusionswesen der
Universität, Bonn-Venusberg

Frau Dr. S. KAZDA
Kardinal Schwarzenberg'sches Krankenhaus, Schwarzach im Pongau/Österreich

Frau Dr. B. KEHREL
Innere Medizin A, Medizinische Einrichtungen der Westfälischen Wilhelms-
Universität, Münster

H. KJELLMANN
Skinnskatteberg/Schweden

Frau Dr. E. KLESMANN
Kinderabteilung, Marienhospital, Papenburg

PD Dr. H. J. KLOSE
Arzt für Kinderheilkunde, München

Dr. J. B. KNUDSEN
Klinisk Kemisk Afdeling, Hvidovre Hospital, Copenhagen/Dänemark

Dr. R. KOBELT
Abteilung Hämatologie, Medizinische Universitäts-Kinderklinik Bern/Schweiz

PD Dr. M. KÖHLER
Abteilung Klinische Hämostaseologie und Transfusionsmedizin,
Universitätskliniken des Saarlandes, Homburg/Saar

Frau Dr. K. Köhler-Vajta
Ärztin für Kinderheilkunde, Grünwald

Prof. Dr. H. Köstering
Blutgerinnungslabor, Medizinische Universitätsklinik, Göttingen

Doz. Dr. W. Koller
Salzburger Gebietskrankenkasse, Salzburg/Österreich

Dr. V. Korten
Rehabilitationsklinik und Hämophiliezentrum, Stiftung Rehabilitation,
Heidelberg

PD Dr. J. R. Kowalzcyk
Institut für Pädiatrie, Lublin/Polen

Dr. B. Krackhardt
Zentrum der Kinderheilkunde, Klinikum der Johann-Wolfgang-Goethe-
Universität, Frankfurt

Frau H. Krebser
Kinderklinik, Klinikum der Stadt Karlsruhe

Dr. W. Kreuz
Abteilung Hämatologie und Onkologie, Zentrum der Kinderheilkunde,
Klinikum der Johann-Wolfgang-Goethe-Universität, Frankfurt

PD Dr. R. von Kries
Zentrum Kinderheilkunde, Medizinische Einrichtungen der Universität,
Düsseldorf

Prof. Dr. M. Kunze
Institut für Sozialmedizin, Wien/Österreich

Dr. A. Kurme
Arzt für Kinderheilkunde, Hamburg

PD Dr. R. Kuse
Abteilung Hämatologie, Allgemeines Krankenhaus St. Georg, Hamburg

Prof. Dr. G. Landbeck
Abteilung Hämatologie und Onkologie, Universitäts-Kinderklinik, Hamburg

Dr. H. Lang
Immuno AG, Wien/Österreich

Prof. Dr. E. LECHLER
Medizinische Klinik I, Medizinische Einrichtungen der Universität zu Köln

Prof. Dr. K. LECHNER
I. Medizinische Universitätsklinik, Wien/Österreich

Dr. G. LEIPNITZ
Abteilung Klinische Hämostaseologie und Transfusionsmedizin,
Universitätskliniken des Saarlandes, Homburg/Saar

Dr. K.-H. LEPPIK
Arzt für Kinderheilkunde, Erlangen

Dr. H.-G. LIMBACH
Universitäts-Kinderklinik, Homburg/Saar

Dr. R. LJUNG
Malmö Allmänna Sjukhus, Malmö/Schweden

Dr. P. LÖNS
Kinderklinik, Städtisches Klinikum Holwedestraße, Braunschweig

Frau Dr. B. VAN LOO
Institut für Experimentelle Hämatologie und Bluttransfusionswesen der Universität, Bonn-Venusberg

Frau Doz. Dr. CH. MANNHALTER
I. Medizinische Universitätsklinik, Wien/Österreich

Doz. Dr. J. MANNHALTER
Institut für Immunologie, Wien/Österreich

Dr. R. MAREK
Wiener Gebietskrankenkasse, Wien/Österreich

Dr. G. MARSMANN
Arzt für Kinderheilkunde, Varel

Frau Dr. D. MATHIS
Abteilung Pädiatrie, Landeskrankenhaus, Feldkirch Tisis/Österreich

Prof. Dr. G. MAU
Kinderklinik, Städtisches Klinikum Holwedestraße, Braunschweig

Dr. H. MAURER
Universitätsklinik für Kinderheilkunde, Innsbruck/Österreich

Dr. N. MAURIN
Abteilung Innere Medizin II, Medizinische Einrichtungen der
Rheinisch-Westfälischen Technischen Hochschule, Aachen

Dr. M. MERTNER
Arzt für Kinderheilkunde, Münster

Frau Prof. Dr. A.-M. MINGERS
Kinderklinik und Kinderpoliklinik, Klinikum der Julius- Maximilians-
Universität, Würzburg

Dr. J. MÖSSELER
Arzt für Kinderheilkunde, Dillingen

Dr. ST. MORELL
Kurklinik Bergwinkel, Bad Soden-Salmünster

Dr. H. MÜLLER
Orthopädische Universitätsklinik, Balgrist, Zürich/Schweiz

Dr. V. MÜLLER
Bluttransfusionsdienst, Zentralinstitut für Transfusionsmedizin, Hamburg

Dr. K. MÜLLER-OTT
Arzt für Allgemeinmedizin, Bornhöved

Doz. Dr. W. MUNTEAN
Universitäts-Kinderklinik, Graz/Österreich

Dr. J. D. NIELSEN
Hvidovre Hospital, Copenhagen/Dänemark

Dr. K. NIENHAUS
Chirurgische Intensivstation, Universitätskliniken des Saarlandes, Homburg/Saar

Prof. Dr. H. NIESSNER
Interne Abteilung, Krankenhaus der Stadt Wiener Neustadt/Österreich

Frau Dr. U. NOWAK-GÖTTL
Zentrum der Kinderheilkunde, Klinikum der Johann-Wolfgang-Goethe-
Universität, Frankfurt

Prof. Dr. P. C. OSTENDORF
Marienkrankenhaus, Hamburg

Dr. B. PAUKA
Arzt für Kinderheilkunde, Hamburg

Dr. J. PETER
Kinderklinik und Poliklinik, Universität Erlangen-Nürnberg, Erlangen

Frau Dr. K. PETER
Hämatologisches Zentrallabor, Inselspital, Bern/Schweiz

Frau Dr. P. PETRINI
Karolinska Sjukhuset, Stockholm/Schweden

Dr. G. PINDUR
Abteilung Klinische Hämostaseologie und Transfusionsmedizin,
Universitätskliniken des Saarlandes, Homburg/Saar

Frau Dr. C. PLANCHEREL
Hemstasis Division, Hôspital Cantonal Universitaire Genève/Schweiz

Dr. H. PLENDL
Institut für Humangenetik, Klinikum der Christian-Albrechts-Universität, Kiel

Dr. H. POHLMANN
Abteilung Hämostaseologie, Medizinische Klinik Innenstadt der
Ludwig-Maximilians-Universität, München

Dr. H. POLLMANN
Abteilung Hämostaseologie, Kinderklinik, Medizinische Einrichtungen der
Westfälischen Wilhelms-Universität, Münster

Dr. H. RADINGER
Kinderklinik, Medizinische Einrichtungen der Rheinischen Friedrich-Wilhelms-
Universität, Bonn-Venusberg

Dr. A. A. RAHMAN
Abteilung für Blutgerinnungsstörungen, Universitätskrankenhaus Eppendorf,
Hamburg

Dr. H. RAMSCHAK
Medizinische Universitätsklinik, Graz/Österreich

Prof. Dr. H. RASCHE
Medizinische Klinik I, Zentralkrankenhaus St. Jürgen-Straße, Bremen

Dr. A. REISCH
Institut für Medizinische Informatik und Biomathematik, Medizinische Einrichtungen der Westfälischen Wilhelms- Universität, Münster

Dr. R.-R. RIEDEL
Neurologische Klinik, Medizinische Einrichtungen der Rheinischen Friedrich-
Wilhelms-Universität, Bonn-Venusberg

Prof. Dr. M. RISTER
Kinderklinik, Klinikum der Christian-Albrechts-Universität, Kiel

Dr. M. RODRIGUEZ
Orthopädische Klinik, Universitätsklinikum Balgrist, Zürich/Schweiz

Dr. G. ROGGENLAND
Abteilung Orthopädie, Medizinische Einrichtungen der Universität, Düsseldorf

Prof. Dr. H. J. ROHWEDDER
Kinderabteilung, Städtische Krankenanstalten Ost, Flensburg

Frau Dr. S. SAUER
Kinderklinik und Poliklinik, Medizinische Einrichtungen der Universität,
Düsseldorf

Dr. M. SCHARNETZKY
Kinderklinik, Stadt- und Kreiskrankenhaus, Minden

Frau Prof. Dr. I. SCHARRER
Abteilung Angiologie, Zentrum der Inneren Medizin, Klinikum der Johann-
Wolfgang-Goethe-Universität, Frankfurt

Dr. H. SCHEIRING
Tiroler Gebietskrankenkasse, Innsbruck/Österreich

Prof. Dr. Kl. SCHIMPF
Rehabilitationsklinik und Hämophiliezentrum, Stiftung Rehabilitation,
Heidelberg

Dr. K. SCHMITT
Kinder- und Infektionsabteilung, Landeskrankehaus, Linz/Österreich

Dr. R. SCHNEPPENHEIM
Kinderklinik, Klinikum der Christian-Albrechts-Universität, Kiel

Prof. Dr. W. SCHRAMM
Abteilung Hämostaseologie, Medizinische Klinik Innenstadt der
Ludwig-Maximilians-Universität, München

Dr. W. SCHRÖCKSNADEL
Abteilung für Innere Medizin, Universitätsklinik, Innsbruck/Österreich

Frau Dr. B. SCHUBERT
Kinderklinik, Klinikum der Stadt Karlsruhe

Dr. M. SCHULZ
Abteilung Gastroenterologie und Hepatologie, Zentrum Innere Medizin,
Medizinische Hochschule, Hannover

Dr. J. SCHUSTER
Immuno GmbH, Heidelberg

Doz. Dr. P. SCHWARZ
Immuno AG, Wien/Österreich

Dr. W. SEDLAK
Linz/Österreich

Doz. Dr. H. L. SEEWANN
Medizinische Universitätsklinik, Graz/Österreich

Frau Dr. G. SKRANDIES
Ärztin für Innere Medizin, Hamburg

Dr. W. SPEISER
I. Medizinische Universitätsklinik, Wien/Österreich

Frau Dr. A. STEINBECK
Ärztin für Kinderheilkunde, Bonn

Dr. A. STEINHOFF
Abteilung Hämatologie und Onkologie, Universitäts-Kinderklinik, Hamburg

Dr. W. STENZINGER
Abteilung Hämatologie, Medizinische Klinik A, Medizinische Einrichtungen der
Westfälischen Wilhelms-Universität, Münster

Dr. L. STIGENDAL
Sahlgrenska Sjukhuset, Gothenburg/Schweden

Frau Dr. F. STÖRKEL
Abteilung Angiologie, Zentrum der Inneren Medizin, Klinikum der Johann-
Wolfgang-Goethe-Universität, Frankfurt

PD Dr. U. SUGG
Blutzentrale, Katherinenhospital, Stuttgart

Prof. Dr. A. H. SUTOR
Abteilung Hämatologie, Onkologie und Hämostaseologie, Kinderklinik,
Klinikum der Albert-Ludwigs-Universität, Freiburg

Dr. W. Tausch
Kinderklinik, Olgahospital, Stuttgart

Frau Dr. H. Thaiss
Kinderklinik, Klinikum der Albert-Ludwigs-Universität, Freiburg

Prof. Dr. V. Tilsner
Abteilung für Blutgerinnungsstörungen, Chirurgische Klinik,
Universitätskrankenhaus Eppendorf, Hamburg

Frau Dr. B. Tschechne
Abteilung Immunologie und Transfusionsmedizin, Zentrum Innere Medizin,
Medizinische Hochschule, Hannover

Frau Dr. B. Türk-kraetzer
Kinderklinik, Städtische Kliniken, Oldenburg

Dr. Z. Vigh
Abteilung für Angiologie, Zentrum der Inneren Medizin, Klinikum der Johann-
Wolfgang-Goethe-Universität, Frankfurt

Prof. Dr. H. Vinazzer
Laboratorium für Blutgerinnung, Hämophiliezentrum, Linz/Österreich

Dr. Th. Wagner
Kinderklinik, Städtische Krankenanstalten, Delmenhorst

Dr. H. Wank
St. Anna Kinderspital, Wien/Österreich

Dr. B. Wegerich
Zentrum der Kinderheilkunde, Klinikum der Johann- Wolfgang-Goethe-Universität, Frankfurt

Dr. R. Weimer
Institut für Immunologie und Serologie, Zentrum Innere Medizin,
Klinikum der Ruprecht-Karls-Universität, Heidelberg

Prof. Dr. W. Weise
Robert-Koch-Institut, Bundesgesundheitsamt, Berlin

Dr. J. Weisser
Abteilung Pädiatrie, Südwestdeutsches Rehabilitationszentrum für Kinder und
Jugendliche, Neckargemünd

Prof. Dr. E. Wenzel
Abteilung Klinische Hämostaseologie und Transfusionsmedizin,
Universitätskliniken des Saarlandes, Homburg/Saar

Dr. P. Wernet
Institut für Blutgerinnungswesen und Transfusionsmedizin,
Medizinische Einrichtungen der Universität, Düsseldorf

Dr. D. Wesemeyer
I. Medizinische Klinik, Klinikum der Christian-Albrechts- Universität, Kiel

Dr. J. U. Wieding
Blutgerinnungslabor, Medizinische Universitätsklinik, Göttingen

Dr. F. Wigger
Abteilung Pädiatrie, Kreiskrankenhaus des Kreises Dithmarschen, Heide

Dr. U. Wintergerst
Kinderklinik der Universität im Dr. von Hauner'schen Kinderspital, München

Frau Dr. U. Wolf
Kinderklinik und Poliklinik, Medizinische Einrichtungen der Universität,
Düsseldorf

Frau PD Dr. M. Wyss
Abteilung Pädiatrie, Universitätsklinik, Genf/Schweiz

Dr. W. Zenz
Universitäts-Kinderklinik, Graz/Österreich

Frau Dr. B. Zieger
Kinderklinik, Klinikum der Albert-Ludwigs-Universität, Freiburg

Dr. V. Zikulnig
Kärntner Gebietskrankenkasse, Klagenfurt/Österreich

Prof. Dr. R. Zimmermann
Rehabilitationsklinik und Hämophiliezentrum, Stiftung Rehabilitation,
Heidelberg

# Begrüßung und Einleitung

G. LANDBECK (Hamburg)

Ich begrüße Sie herzlich zum 19. Hämophilie-Symposion in Hamburg und freue mich, daß Sie bei der Vielzahl sich derzeit drängender Hämophilie-Tagungen wiederum in großer Zahl unserer Einladung folgen konnten. Einen besonderen Gruß habe ich Ihnen von Herrn Prof. Marx auszurichten, der seine Mitwirkung zu seinem größten Bedauern in letzter Minute aus triftigen Gründen absagen mußte.

Als Hauptthema unserer diesjährigen Verhandlungen mußte zwangsläufig wieder die ärztliche Versorgung HIV-infizierter Hämophiler und deren vielseitige Problematik in den Vordergrund rücken, da wir alle bei der verwirrenden Fülle neuer Erkenntnisse und Meinungsbildungen wie auch durch den begrenzten persönlichen Erfahrungszuwachs eines Forums bedürfen, das mit Sachverstand die Konsequenzen aktueller Erkenntnisse für den Alltag diskutiert. Wie bei anderen unbewältigten, bedrohlichen Krankheiten ist es zudem schwierig, die Verhandlungen auf eine kurze Zeit zu begrenzen sowie zielgerichtet zu führen, solange kein Erfolgsdurchbruch in der Behandlung erkennbar ist. Entsprechend haben wir diesem Thema eine gebührende Zeit eingeräumt. Auch ist es erfreulicherweise wieder gelungen, spezielle Kompetenz in unsere interdisziplinären Verhandlungen einzubringen. So begrüße ich sehr herzlich Herrn Prof. DEINHARDT und Herrn Prof. GÜRTLER vom Max-von-Pettenkofer-Institut für Hygiene und Medizinische Mikrobiologie der Universität München, Herrn Priv.-Doz. Dr. BERGMANN als klinischen Immunologen aus der Abteilung für Hämatologie und Onkologie des Zentrums der Inneren Medizin der Universität Frankfurt, Herrn Dr. BOGNER in Vertretung von Herrn Prof. GOEBEL als klinisch versierten Kollegen der Medizinischen Poliklinik der Universität München sowie Herrn Dr. SCHULZ aus der Abteilung für Gastroenterologie und Hepatologie der Medizinischen Hochschule Hannover. Wir alle danken Ihnen für Ihre bereitwillige und von uns hochgeschätzte Mitwirkung.

Mein Dank gilt weiterhin den Moderatoren und Referenten aus unserem speziellen Arbeitsgebiet für Ihre Hilfe und Bereitschaft zur Mitgestaltung des Symposiums wie auch allen Kolleginnen und Kollegen, die wiederum mit einer großen Zahl an Vorträgen das Programm bestreiten werden.

Über die HIV-Problematik hinaus werden wir uns im letzten Drittel der Tagung der chronischen Transfusionshepatitis sowie aktuellen Erkenntnissen zur Diagnostik und Therapie der Hemmkörperhämophilie zuwenden und abschließend noch eine kleine Zahl hochinteressanter freier Vorträge zu verhandeln haben.

Abschließend bleibt mir, der Firma IMMUNO GMBH Heidelberg, insbesondere Herrn Dr. SCHUSTER und seinen Mitarbeiterinnen und Mitarbeitern für wiederum hervorragende organisatorische Leistungen und finanzielle Hilfen in der Vorbereitung, Durchführung und Drucklegung der Verhandlung in Ihrer aller Namen sehr herzlich zu danken. Ich wünsche uns allen eine erfolgreiche Tagung und eröffne damit das 19. Hämophilie-Symposion.

# Verleihung des Johann Lukas Schönlein-Preises 1988

G. Landbeck (Hamburg)

Als Vorsitzender des Kuratoriums der Johann Lukas Schönlein-Stiftung habe ich die erfreuliche und ehrenvolle Aufgabe, die Verleihung des

**Johann Lukas Schönlein-Preises 1988**

vorzunehmen.

Dieser Wissenschaftspreis ist 1977 von der Firma Immuno GmbH Heidelberg gestiftet worden und wird in diesem Jahr zum 8. Mal verliehen. Die Stiftung wird vom Stifterverband für die Deutsche Wissenschaft betreut. Über die Preisvergabe entscheidet ein unabhängiges Kuratorium von sechs Wissenschaftlern zusammen mit einem Vertreter des Stifterverbandes nach den im Stiftungsstatut festgelegten Zielen. Ich zitiere:

„Die Stiftung dient der Förderung der klinischen Forschung auf dem Gebiet chronischer Blutungskrankheiten, insbesondere der Hämophilie und verwandter angeborener Blutgerinnungsstörungen und erfüllt diese durch Vergabe des Johann Lukas Schönlein-Preises für hervorragende wissenschaftliche Arbeiten. Der Preis soll dem Wohl der von chronischen Blutungskrankheiten betroffenen und oft schwer geprüften Menschen dienen."

Von den eingereichten Bewerbungen hat das Kuratorium einstimmig die aus dem Universitätsklinikum Frankfurt stammende Arbeit über „Phänotypische Heilung einer Hämophilie A durch Lebertransplantation" von Frau Prof. Dr. I. Scharrer aus der Abteilung für Angiologie des Zentrums der Inneren Medizin, Herrn Prof. Dr. A. Encke und Herrn Prof. Dr. E.-Chr. Hottenrott aus der Abteilung für Abdominalchirurgie des Zentrum für Chirurgie und Herrn Dr. W. Ernst aus der Abteilung für Nephrologie des Zentrums der Inneren Medizin gewählt.

Die kasuistischen Grundlagen dieser Arbeit sind kurzgefaßt folgende: Es handelt sich um einen 46jährigen Patienten mit schwerer Hämophilie A, der seine ersten drei Lebensjahrzehnte noch mit unzureichenden Substitutionsmöglichkeiten und kaum verhütbaren Blutungsfolgen überstehen mußte. Die Häufigkeit bedrohlicher Blutungsereignisse erforderte seither einen jährlichen Bedarf von ca. 100 000 Einheiten Faktor VIII-Konzentrat. 1974 Erkrankung an einer schweren Hepatitis B mit persistierender HBs-Antigenämie. 1980 Nachweis einer Hepatitis Delta-Virusinfektion. 1987 erste Hinweise auf das Vorliegen einer Lebercirrhose, kontinuierlicher Anstieg des $\alpha$-Fetoproteins sowie Nachweis eines Lebertumors, jedoch kein Anhalt für Metastasen. HIV-Serologie negativ.

Unter diesen Voraussetzungen und einem erkennbar rasch lebenslimitierenden Verlauf der Leberkrankheit erste Planungen einer Lebertransplantation mit

Probelaparotomie und histologischer Sicherung einer dekompensierten Lebercirrhose sowie eines primären Leberzellcarcinoms im Januar 1988.

Am 9. Februar 1988 Transplantation einer 3½ Stunden zuvor in Holland explantierten Leber unter entsprechender Substitution des angeborenen Faktor VIII- und erworbenen Antithrombin III-Mangels und Beherrschung einer schweren intraoperativen Verbrauchskoagulopathie infolge notwendig gewordener Plasmapherese wegen positiver, erst während der Operation übermittelbarer Crossmatch-Befunde. Operationsdauer 7 Stunden.

Als Ergebnis der erfolgreich überstandenen Lebertransplantation, die zur Verhütung einer Transplantationsabstoßung eine lebenslange Immunsuppression erfordert, ist hervorzuheben, daß seither, d.h. seit über 7 Monaten

— der Faktor VIII:C-Spiegel wie auch die zuvor erhöhten Spiegel des von Willebrand-Faktors im Normbereich liegen, also keine Substitutionen mehr erforderlich sind, und die Hämophilie phänotypisch als geheilt gelten kann,

— kein HBs-Antigen mehr nachweisbar sowie keine Hepatitis-Delta-Virus-RNA mehr zu finden ist, und diese Infektionen mit hoher Wahrscheinlichkeit als eliminiert betrachtet werden können

und schließlich

— auch keine Erhöhung des $\alpha$-Fetoproteinspiegels, also des Tumormarkers, mehr gefunden wird, womit die Hoffnung auf eine Heilung der Krebskrankheit berechtigt erscheint.

Mit dieser ersten Lebertransplantation bei einem Hämophilen in Europa, dieser erfolgreichen kooperativen Leistung einer hochqualifizierten Hämostaseologie und einer speziell erfahrenen Leberchirurgie und Transplantationsmedizin ist zweifellos ein wichtiger Beitrag zu der lange umstrittenen Frage nach der Bildungsstätte des Faktor VIII:C und damit zur Grundlagenforschung der Hämophilie geleistet worden. Es hieße jedoch die Indikation der Lebertransplantation zu verkennen, wenn die phänotypische Heilung der Hämophilie als Ziel dieser in vieler Hinsicht noch experimentellen und risikoreichen therapeutischen Entscheidung gesehen werden sollte. Die klinische Bedeutung dieser Arbeit liegt vielmehr in dem exemplarischen Nachweis einer auch bei Hämophilen möglichen und in geübten Händen vertretbaren lebensrettenden Organtransplantation im sonst ausweglosen Spätstadium einer chronischen Hepatitis oder gar eines primären Leberzellcarcinoms, deren kausaler Zusammenhang wohl kaum mehr in Frage stehen dürfte.

Vergegenwärtigen wir uns, daß ein hoher Anteil Hämophiler durch Kontamination der Faktorenkonzentrate mit Viren der Hepatitis B und Hepatitis Non A/ Non B infiziert worden ist, diese Infektionen in 5—10% bzw. 40—50% der Fälle einen chronischen Verlauf nehmen, die jährliche Zahl an dekompensierter Lebercirrhose verstorbener Hämophiler weitgehend gleichbleibend die Altersgruppe der 35- bis 45jährigen betrifft und diese Infektionsgefährdung bis heute nicht sicher verhütet werden kann, so wird deutlich, welcher grundsätzlich weiterführende Schritt hier getan worden ist.

Mit der Verleihung des JOHANN LUKAS SCHÖNLEIN-PREISES 1988 will das Kuratorium diese Arbeit als einen hervorragenden Beitrag zur klinischen Hämophilie-Forschung und Abwendung lebensbedrohender Spätfolgen der Substitutionstherapie würdigen.

Eine lebensrettende Lebertransplantation ist für viele Betroffene ein Lichtblick, doch vermag sie derzeit wohl kaum mehr zu sein, solange die grundsätzliche Voraussetzung, nämlich die Spende eines transplantierbaren Organs noch auf wenig Bereitschaft und Verständnis stößt. Wenn die Preisverleihung auch zur Überwindung dieser Hürden beitragen sollte, so wäre das nur zu begrüßen.

Liebe Frau Scharrer, ich freue mich ganz besonders, gerade Ihnen und den genannten Kollegen des Universitätsklinikums Frankfurt in diesem Jahr die Urkunde des Schönlein-Preises überreichen zu können. Wir kennen Sie seit vielen Jahren als eine der erfahrenen, beständigen, kritischen und hilfreich mittragenden Kräfte dieser Symposien sowie als Organisatorin und Leiterin gerinnungsanalytisch-methodischer Workshops, und so ist es sicherlich auch nicht von ungefähr, daß gerade Sie sich dieser risikoreichen und mit vielen Unwägbarkeiten belasteten, schwierigen Aufgabe mit beachtenswertem Erfolg gestellt haben. Ihnen und Ihrer Frankfurter Gruppe gratulieren wir sehr herzlich.

# I. Neue Erkenntnisse zur ärztlichen Versorgung HIV-infizierter Hämophiler

# 1. *Grundlagenreferate*

Diskussionsleitung:
F. DEINHARDT (München)
zusammen mit allen Referenten

# Todesursachenstatistik und AIDS-Erkrankungen Hämophiler in der Bundesrepublik Deutschland 1988

G. Landbeck (Hamburg)

Mit den jährlichen Erhebungen zur Erfassung der Todesursachen und HIV-Infektion Hämophiler in der Bundesrepublik Deutschland haben wir im Herbst 1983 begonnen [2, 3, 5, 6]. Auf die Weiterführung der zunächst miterfaßten Daten der Jahre 1978 und 1979 wird wie im letzten Jahr verzichtet, da sich Vollständigkeit und Zuverlässigkeit dieser Angaben als schwierig nachprüfbar erwiesen haben, und wir mit Wahrscheinlichkeit davon ausgehen können, daß die therapiebedingte HIV-Infektion Hämophiler kaum vor 1980 ihren Ausgang genommen haben dürfte. Die nachstehenden Umfrageergebnisse beziehen sich also auf die Jahre 1980 bis Oktober 1988. Für die wiederum hohe und weitgehend konstante Beteiligung an diesen umfangreichen und nicht ganz einfach zu bearbeitenden Erhebungen möchte ich allen Kolleginnen und Kollegen besonders danken.

## Todesursachenstatistik

Von Januar 1980 bis Oktober 1988 sind aus der Bundesrepublik Deutschland insgesamt 222 verstorbene Hämophile aus 47 Behandlungseinrichtungen gemeldet worden (Tabelle 1). Von diesen hatten 89,6% eine Hämophilie A und 10,4% eine Hämophilie B. Der Anteil der beiden Hämophilietypen ist also leicht zugunsten der Hämophilie A verschoben. Die Verteilung auf die einzelnen Schweregrade zeigt ein Überwiegen der schweren Hämophilie mit 184 Patienten bzw. 83% und liegt damit etwa um 20% höher als das Vorkommen dieses Schweregrades in der Gesamtgruppe der rund 2500 erfaßten Hämophilen. Die Erklärung dürfte sicherlich in dem grundsätzlich höheren Lebensrisiko dieser Gruppe wie auch dem höheren Konzentratverbrauch und dessen unerwünschten Folgen liegen.

**Tabelle 1.** Verstorbene Hämophile Jan. 1980 bis Okt. 1988

| Gesamtzahl Verstorbener: 222 | |
|---|---|
| − davon Hämophilie A: | 199 (89,6%) |
|     Hämophilie B: | 23 (10,4%) |
| − davon schwere Hämophilie: | 184 |
|     mittelschwere Hämophilie: | 20 |
|     leichte Hämophilie: | 15 |
|     Sub-Hämophilie: | 3 |

**Tabelle 2.** Todesursachen Hämophiler Jan. bis Okt. 1988

| | |
|---|---|
| AIDS | 43 |
| Blutung | 4 |
| Lebercirrhose | 6 |
| Malignome | 2 |
| Sonstige innere Krankheiten | 3 |
| | 58 |

Die nächste Tabelle zeigt, daß von den 222 Verstorbenen allein 58 in diesem Jahr hinzugekommen sind (Tabelle 2). Diese hohe Zahl ist − wie zu erwarten war − weit überwiegend durch AIDS-Todesfälle bedingt. 4 sind an Blutungen, 6 an dekompensierter Lebercirrhose sowie 2 an malignen Neoplasien und 3 an sonstigen Inneren Krankheiten gestorben, die nicht als Folge der HIV-Infektion einzuordnen sind.

Aus der Todesursachenverteilung aller seit 1980 verstorbenen Hämophilen ergibt sich, daß AIDS weiterhin an der Spitze liegt und mit einem Anteil von 48% gegenüber dem Vorjahr noch um 10% zugenommen hat (Tabelle 3). Der Rückgang des Anteiles der Todesfälle infolge Blutung oder dekompensierter Lebercirrhose ist also nur ein relativer. Beide Todesursachen haben bis vor 2 bis 3 Jahren bekanntlich noch die ersten Plätze eingenommen. Nimmt man die der Subsitutionstherapie mit nicht-infektionssicheren bzw. nicht-virusinaktivierten Konzentraten zuzuschreibenden Todesfälle an AIDS und irreparablen Spätstadien der chronischen Transfusionshepatitis zusammen, so beläuft sich deren Anteil jetzt auf 63%.

**Tabelle 3.** Todesursachen Hämophiler Jan. 1980 bis Okt. 1988

| | | |
|---|---|---|
| 1. AIDS | 106 | (48%) |
| 2. Blutung | 47 | (21%) |
| 3. Lebercirrhose | 34 | (15%) |
| 4. Malignome | 11 | ( 5%) |
| 5. Sonstige innere Krankheiten | 17 | ( 7,5%) |
| 6. Unfall | 4 | ( 2%) |
| 7. Suicid | 2 | ( 1%) |
| 8. Drogen | 1 | ( 0,5%) |
| | 222 | |

Versuchen wir, diese therapiebedingten Todesursachen näher zu analysieren (Tabelle 4), so ergibt sich zunächst aus der Gegenüberstellung von AIDS und allen anderen Todesursachen zusammengenommen, daß letztere mit 11−15 Todesfällen pro Jahr eine über die Jahre weitgehende Konstanz aufweisen. Verfolgen wir die Entwicklung der AIDS-Todesfallzahlen, so können wir von 1984 bis

**Tabelle 4.** AIDS-Todesfälle und andere Todesursachen 1980–1988

|  | AIDS | Andere | Insgesamt |
|---|---|---|---|
| 1980 |  | 11 | 11 |
| 1981 |  | 12 | 12 |
| 1982 | (1)[a] | 13 | 14 |
| 1983 |  | 12 | 12 |
| 1984 | 4[b] | 14 | 18 |
| 1985 | 7 | 12 | 19 |
| 1986 | 15 | 15 | 30 |
| 1987 | 36 | 12 | 48 |
| 1988 | 43 | 15 | 58 |
|  | 106[c] | 116 | 222 |

[a] AIDS-Zuordnung nicht gesichert
[b] 1 Patient homosexuell
[c] 10 Patienten mit Faktor VIII-Inhibitor

1987 in etwa eine Verdoppelung der jährlichen Todesfälle von 4 auf 7, auf 15, auf 36 feststellen. Dieser Trend ist in diesem Jahr bemerkenswerterweise nicht mehr zu erkennen. Gegenüber 1987 liegt die Zahl der AIDS-Todesfälle 1988 nur um 7 (Zunahme von 36 auf 43 Fälle) bzw. nur noch um 19% höher, und es stellt sich natürlich die Frage, welche Erklärung für diese doch eklatante Veränderung zu geben ist.

Dem Argument einer unvollständigen Erfassung der Todesfälle ist relativ leicht entgegenzutreten, wie sich schon aus der weitgehend gleichbleibenden Zahl der Todesfälle durch andere Ursachen ergibt. Auch ist die große Zahl der an den Erhebungen beteiligten Einrichtungen über die Jahre unverändert geblieben. Abwanderungen von Hämophilen zu unbekannten bzw. nicht an den Umfragen beteiligten Ärzten sind durch Vergleich der Meldungen über Gesamtzahlen HIV-Infizierter der einzelnen Einrichtungen in 1987 und 1988 nicht zu erkennen, auch läßt eine vergleichende Prüfung der 1986, 1987 und 1988 gemeldeten symptomatischen HIV-Erkrankungs- und AIDS-Todesfälle keine derartige Erklärung zu. Selbst wenn man zwei weitere, in der hier vorgelegten Statistik noch nicht berücksichtigte Todesfälle dieses Jahres mit unbekannter Todesursache hinzurechnen würde, wäre an dieser Aussage nichts zu ändern.

Ob aber an dieser Entwicklung der AIDS-Todesfallzahlen nach einer Inkubationszeit von jetzt 3 bis 8 Jahren Hoffnungen zu knüpfen sind, muß sicherlich dahingestellt bleiben, solange Zufälligkeiten oder gar Irrtum nicht auszuschließen sind.

In der nächsten Tabelle habe ich die AIDS-Todesfälle herausgenommen (Tabelle 5) und die jährlichen Todesfälle an dekompensierter Lebercirrhose den anderen bereits genannten Todesursachen gegenübergestellt, um das fatale Gewicht dieser Therapiefolge zu verdeutlichen, die im Gegensatz zur Verhütbarkeit einer HIV-Infektion auch heute noch nicht mit zureichender Sicherheit vermeidbar geworden ist. Wie Sie unschwer erkennen können, ist die Zahl der jährlichen Todesfälle in etwa gleich geblieben. Im Durchschnitt ergeben sich 4 Todesfälle pro Jahr mit einem Anteil an der AIDS-bereinigten Gesamtzahl von 29%.

**Tabelle 5.** Todesfälle an dekompensierter Lebercirrhose und anderen Nicht-AIDS-bedingten Ursachen

|  | Lebercirrhose | Andere | Insgesamt |
|---|---|---|---|
| 1980 | 2 | 9 | 11 |
| 1981 | 3 | 9 | 12 |
| 1982 | 3 | 10 | 13 |
| 1983 | 3 | 9 | 12 |
| 1984 | 4 | 10 | 14 |
| 1985 | 3 | 9 | 12 |
| 1986 | 5 | 10 | 15 |
| 1987 | 5 | 7 | 12 |
| 1988 | 6 | 9 | 15 |
|  | 34 (29%) | 82 (71%) | 116 |

Diese entspricht nahezu den von Prof. SCHIMPF Anfang der 80er Jahre mitgeteilten Leberbiopsie-Ergebnissen [6], die das Vorliegen einer chronisch aggressiven Hepatitis bzw. einer Lebercirrhose in 32% der Fälle ausweisen.

Die dekompensierte Lebercirrhose als Endzustand einer chronischen Transfusionshepatitis hat also keineswegs an Gewicht verloren. Auch wenn diese Todesfälle heute statistisch wie emotional in den Schatten des erworbenen Immundefekt-Syndroms gerückt sind, bleibt zu bedenken, daß es sich auch hierbei um einen vorzeitigen Tod, überwiegend in der Altersgruppe der 30- bis 45jährigen handelt.

## Erkrankungen an symptomatischer HIV-Infektion

Kommen wir nun auf die diesjährige Erfassung der Fälle mit symptomatischer HIV-Infektion zu sprechen (Tabelle 6), so ist zunächst festzustellen, daß das in

**Tabelle 6.** Klassifikationssystem der HIV-Infektion (CDC)

| Vor 1986 |  | CDC V/1986 | Walter REED 1986 (zusätzlich) |
|---|---|---|---|
|  | I | ak. HIV-Infektion |  |
|  | II | asympt. HIV-Infektion | WR 1    T4 > 400 |
| LAS | III | pers. gen. Lymphadenopathie | WR 2    T4 > 400 |
| ARC | IV | andere Folgekrankheiten ± Lymphadenopathie | WR 3–5 T4 < 400 |
|  | −A | Allgemeinsymptome (HIV wasting syndrome) |  |
|  | −B | HIV-Encephalopathie |  |
| AIDS | −C | sek. Infektionskrankheiten | WR 6    T4 ≪ 400 |
|  | −D | sek. Malignome |  |
|  | −E | weitere Krankheiten |  |

den Meldebögen vorgegebene Klassifikationssystem der Centers for Disease Control (CDC) in der Einzelfallzuordnung und damit auch der Vergleichbarkeit der Fälle verschiedener Einrichtungen untereinander nicht unerhebliche Probleme aufweist. Das liegt im wesentlichen daran, daß dieses in seinen Grundzügen durchaus plausible und weltweit anerkannte System zur behördlichen Erfassung klinisch manifester AIDS-Fälle — also für Fallmeldungen — ausgeklügelt worden ist, und auch nur diese Folgekrankheiten der HIV-Infektion bislang als Grundlage epidemiologischer Studien genommen werden. Die Kriterien der Gruppenzuordnung des Einzelfalles sind also auf diese Zielsetzung gerichtet und nicht auf die Verlaufsbeurteilung einer bekannten HIV-Infektion. Es bedarf daher dringend einer auf unsere klinischen Belange zugeschnittenen Bearbeitung der Zuordnungskriterien, insbesondere auch der diagnostischen Festlegungen und deren Zumutbarkeit, wenn Sie den Maßnahmenkatalog der erweiterten Fassung von 1987 bedenken [1].

Wir müssen hier zu leicht nachvollziehbaren, klinikangepaßten und akzeptablen Regelungen für die Gruppe HIV-infizierter Hämophiler kommen, ohne das Grundkonzept zu verfremden, um die notwendigen Voraussetzungen für einheitliche bzw. vergleichbare und risikoorientierte Verlaufsbeurteilungen zu erfüllen, sei es für den Einzelfall, sei es für jährliche Erfassungen und Verlaufsübersichten, sei es für prospektive Verlaufs- und interventionstherapeutische Studien.

Wenn ich mit diesen Vorbemerkungen zur Erfassung symptomatischer HIV-Infizierter (also erkrankter und nicht verstorbener Patienten) Vorbehalte zur Auswertung anmelde (Tabelle 7), so beziehen sich diese kaum auf die Zahl der 46 zur Gruppe III (LAS) und auf die 139 der Gruppe IV zugeordneten Patienten. Unsicherheiten bestehen jedoch in der Zuordnung zu den Untergruppen IV-A bis IV-E, die oft nicht mit genügender Sicherheit voneinander abgrenzbar sind. Diese Angaben müssen also mit Zurückhaltung betrachtet werden.

**Tabelle 7.** Erfaßte symptomatische HIV-Infizierte, Okt. 1988

| CDC-Gruppe | | | |
|---|---|---|---|
| III | 46 | | |
| IV−A $\left.\right\}$ | 38 | | |
| −B | | | |
| IV−C$_1$ | 68 | | 139 |
| −C$_2$ | 29 | 101 | |
| −D | 1 | | |
| −E | 3 | | |

Zur Beurteilung der Häufigkeitsentwicklung klinisch manifester AIDS-Erkrankungen ist weiterhin zu berücksichtigen, daß bis August 1987 die CDC-Gruppen IV-A und IV-B als AIDS-related complex (ARC) geführt und nur die Gruppen IV-C bis IV-E als AIDS definiert worden sind. Entsprechend haben wir auch unsere vorjährige Auswertung vorgenommen. Mit der seither allgemein gültigen Erweiterung der AIDS-Definition auf die gesamte Gruppe IV ergeben sich selbst-

**Tabelle 8.** Gesamtzahl erfaßter AIDS-Fälle bis Okt. 1987 bzw. Okt. 1988

|  | CDC 1986<br>(IV−C bis E) | CDC 1987<br>(IV−A bis E) |
|---|---|---|
| X/1987 | 148 | 183 |
| X/1988 | 207 | 245 |
|  | (+ 59 = 40%) | (+ 62 = 39%) |

verständlich wesentliche Unterschiede, die hier leicht zu erkennen sind (101 vs. 139 Fälle).

Übertragen wir diese unterschiedlichen Berechnungen (Tabelle 8) auf die Gesamtzahl der 1987 bzw. 1988 jeweils erfaßten, d.h. erkrankten und verstorbenen hämophilen AIDS-Fälle, so ist nach der alten AIDS-Definition eine Zunahme von 148 auf 207 Fälle und nach der neuen Definition eine Zunahme von 183 auf 245 Fälle zu registrieren. Welcher Berechnung bzw. Definition wir aber auch folgen, die Zunahme der AIDS-Fälle von Oktober 1987 bis Oktober 1988 beläuft sich auf rund 40% und dürfte eher als geringer denn als gleichbleibend einzuschätzen sein. Die Entwicklung der Gesamtzahl an AIDS-Fällen könnte somit jener der isoliert betrachteten AIDS-Todesfälle folgen, doch verfügen wir leider nicht bzw. nur unzureichend über Erkrankungszahlen der Vorjahre 1984 bis 1986, um diese Frage vertiefen zu können.

Verschaffen wir uns nun ein Gesamtbild der Situation 1988 (Tabelle 9) und legen die in diesem Jahr mit der Umfrage zur Altersverteilung HIV-infizierter Hämophiler erfaßte Gesamtzahl Infizierter zugrunde (die mit der Zahl des Vorjahres nahezu identisch ist), so können wir folgende Zusammenstellung als Anhalt geben: Nach einer jetzt etwa 3- bis 8jährigen Infektionszeit sind von 1146 HIV-infizierten Hämophilen 21% an Folgekrankheiten der HIV-Infektion, d.h. an AIDS, erkrankt oder verstorben, 4% leiden an einer persistierenden generalisierten Lymphadenopathie und 75% sind bislang asymptomatisch geblieben.

**Tabelle 9.** Gruppenzuordnung HIV-Infizierter nach CDC-System (1988)

| Hämophile | |
|---|---|
| HIV-Infizierte | 1146 |
| − davon CDC II: | 855 (75%) |
| CDC III: | 46 ( 4%) |
| CDC IV: | 245 (21%) |

Abschließend (Tabelle 10) möchte ich das noch vorläufige Umfrageergebnis zur Altersverteilung HIV-infizierter Hämophiler zeigen, das einige unerwartete Ergebnisse enthält. Vergleicht man zunächst die Zahlen in den Altersgruppen der 11−20- und 21−49jährigen, so scheint die Vermutung berechtigt, daß in jeder dieser drei Lebensdekaden etwa 300 infizierte Personen zu finden sind, also vermutlich eine sehr gleichmäßige Verteilung bzw. Durchseuchung vorliegt.

**Tabelle 10.** HIV-infizierte Hämophile

| | |
|---|---|
| <10 J.: | 46 |
| 11−20 J.: | 306 |
| 21−30 J.: } | |
| 31−40 J.: } | 613 |
| >41 J.: | 181 |
| 1988 erfaßt: | 1146 |
| (1987 erfaßt: | 1170) |

Die wesentlich niedrigere Zahl Infizierter im 1. Lebensjahrzehnt ist durch Verwendung virusinaktivierter Konzentrate in den Jahren 1982−1985, durch den seither weitgehend sicheren Ausschluß einer Infektionsgefährdung wie auch durch den bekannten allgemeinen Rückgang der Geburtenrate zu erklären. Für eine relativ geringere Beteiligung pädiatrischer Einrichtungen an dieser Umfrage ergibt sich kein Anhalt.

Überraschend ist nun aber die auffallend geringe Zahl gemeldeter HIV-infizierter Hämophiler aus der Gruppe der über 40jährigen, die mindestens drei Altersdekaden umfaßt. Bei der nahezu identischen Gesamtzahl der im Vorjahr von uns erfaßten HIV-positiven Hämophilen und der über Jahre weitgehend gleichbleibenden Mitwirkung aller beteiligten Einrichtungen, könnte dieses Phänomen womöglich am ehesten durch die noch wesentlich geringere Lebenszeiterwartung Hämophiler der Geburtsjahrgänge vor 1948 zu erklären sein. Die mittlere Lebenszeiterwartung dieser Patienten lag 1970, d.h. bei Einführung der Konzentrattherapie bekanntlich noch bei 22−27 Jahren [4]. Auch die Altersaufgliederung hämophiler AIDS-Fälle des AIDS-Registers des Bundesgesundheitsamtes zeigt eine nahezu gleiche Altersverteilung.

Zusammenfassend ist noch einmal hervorzuheben:
1. Die von 1984−1987 festgestellte jährliche Verdoppelung der AIDS-Todesfälle Hämophiler ist in den letzten 12 Monaten nicht beobachtet worden. Gegenüber 1987 ergibt sich eine Zunahme von 19%. Ein womöglich ähnlicher Trend ist in der Entwicklung der AIDS-Erkrankungsfälle zu erkennen. Bei einer jetzt 3−8jährigen Inkubationszeit der HIV-Infektion bleibt abzuwarten, ob diese Ergebnisse zufällig sind oder einer tatsächlich verlangsamten Entwicklung der AIDS-Manifestationsrate entsprechen. Die Zahl der erfaßten hämophilen AIDS-Fälle beträgt derzeit 245.
2. Die dekompensierte Lebercirrhose als Endzustand einer chronischen Transfusionshepatitis ist in der jährlichen Todesursachenstatistik Hämophiler in gleicher bedrohender Größenordnung geblieben.
3. Zur Erfassung symptomatischer HIV-infizierter Hämophiler bedarf es einer Überarbeitung der Zuordnungskriterien des CDC-Klassifikationssystems, um klinischen Belangen der Verlaufsbeurteilung bei bekannter HIV-Infektion gerecht zu werden. Das gilt insbesondere für Verlaufsstudien.
4. Die deutlich geringere Zahl HIV-Infizierter bei den über 40jährigen Hämophilen ist am ehesten auf die noch deutlich geringere Lebenszeiterwartung der

Geburtsjahrgänge vor 1948 zurückzuführen, so daß ein erheblicher Anteil die 80er Jahre gar nicht mehr erlebt haben dürfte.
5. schließlich und zu unseren Umfrageaktionen: Wer viel fragt, bekommt viele Antworten, doch das sollte uns nicht entmutigen.

## Literatur


1. CDC (1987) Revision of the CDC surveillance case definition for acquired immunodeficiency syndrome. MMWR 36:1
2. Landbeck G (1986) Therapiebedingte Virusinfektionen bei Hämophilen. Entwicklung und derzeitiger Stand der Erkenntnisse; Todesursachenstatistik 1978–1984. In: Landbeck G, Marx R (Hrsg) 2. Rundtischgespräch: Therapiebedingte Infektionen und Immundefekte bei Hämophilen. 15. Hämophilie-Symposion Hamburg 1984. Springer, Berlin Heidelberg New York London Paris Tokyo, S 7
3. Landbeck G (1986) LAV/HTLV III-Infektion Hämophiler und Definitionsprobleme der Risikoklassifizierung. Todesursachen Hämophiler in der Bundesrepublik Deutschland 1978–1985. In: Landbeck G, Marx R (Hrsg) 16. Hämophilie-Symposion Hamburg 1985. Springer, Berlin Heidelberg New York London Paris Tokyo, S 5
4. Landbeck G (1986) Nutzen und Risiken des hämophilen Gerinnungsdefekts. In: Landbeck G, Schimpf K (Hrsg) 3. Rundtischgespräch über aktuelle Probleme der Substitutionstherapie Hämophiler. Springer, Berlin Heidelberg New York London Paris Tokyo, S 3
5. Landbeck G (1986) Todesursachenstatistik und symptomatische HIV-Infektion Hämophiler 1986. In: Landbeck G, Marx R (Hrsg) 17. Hämophilie-Symposion Hamburg 1986. Springer, Berlin Heidelberg New York London Paris Tokyo, S 7
6. Landbeck G (1988) Todesursachenstatistik, AIDS-Erkrankungen und Erfassung HIV-1-infizierter Hämophiler der Bundesrepublik Deutschland. In: Landbeck G, Marx R (Hrsg) 18. Hämophilie-Symposion, Hamburg 1987. Springer, Berlin Heidelberg New York London Paris Tokyo, S 11

# Diskussion

DEINHARDT (München):

Gibt es Fragen oder Kommentare an Herrn Landbeck?

GÜRTLER (München):

Herr Landbeck, haben Sie versucht, nachdem Sie mit dem CDC-Schema Schwierigkeiten haben, mal das Walter-REED-Staging zu nehmen, um damit vielleicht weiterzukommen, oder ist das genauso unzulänglich?

LANDBECK (Hamburg):

Beide Klassifikationen sind für sich genommen unzureichend. Das klinische Klassifikationssystem der CDC hat sich weltweit am stärksten durchgesetzt und muß schon wegen anzustrebender Vergleichbarkeit der Daten als Grundlage genommen werden. Die Walter-REED-Klassifikation hat hingegen deutlich weniger Anhänger gefunden, doch kann deren Stadieneinteilung nach absoluten CD4-Zellzahlen durchaus in die CDC-Klassifikation übernommen werden, die ohnehin eine Untergliederung nach zusätzlichen Laborparametern erlaubt. Einer Zusammenführung beider Systeme wäre daher der Vorzug zu geben.

Ein wesentliches Problem bleibt davon jedoch unberührt, nämlich die Zuordnung des Einzelfalles zu den CDC-Gruppen IV-A, IV-B und IV-C, wobei zu berücksichtigen ist, daß erstere beide früher als ARC angesprochen worden sind und auch heute oft noch gegenüber der Gruppe IV-C, also dem herkömmlichen AIDS als weniger gravierende Verlaufsstadien der HIV-Infektion angesehen werden. Im Einzelfall können Symptome der Gruppen IV-A und IV-B – ganz abgesehen von der inhaltlich noch dürftig gefaßten Gruppe IV-B – gleichzeitig vorhanden und darüberhinaus eine der unter IV-C aufgeführten Infektionen vorübergehend nachweisbar sein, so daß für Verlaufsstudien die Nennung mehrerer gleichzeitig vorhandener Ereignisse, also mehrerer CDC-Gruppen, erlaubt sein sollte. Desgleichen müßte es vertretbar sein, wie viele jährliche Verlaufsberichte zeigen, bei Befundbesserungen, z.B. einem anhaltenden Rückgang der IV-A-Symptomatik eine günstigere CDC-Gruppeneinstufung, also eine Rückstufung vorzunehmen. Was für das epidemiologisch ausgerichtete Register der CDC also unerwünscht ist, könnte in Verlaufsstudien bei bekannter HIV-Infektion sinnvoll sein. Ich werde mich bemühen, zu diesem Problemkreis Lösungsvorschläge zu erarbeiten.

**BOGNER (München):**

Der wesentliche Unterschied zwischen CDC-AIDS-Falldefinition und CDC-Klassifikation der HIV-Infektion besteht vor allen Dingen innerhalb der Gruppe IV. Die Gruppe $C_2$ beinhaltet nämlich Infektionen, die wir klassischerweise dem ARC zugeordnet haben, z.B. orale Candidiasis und Haarleukoplakie, d.h. diese beiden Diagnosen fallen noch nicht unter das Vollbild AIDS.

**LECHNER (Wien):**

Ich möchte im Anschluß an Ihre Zahlen jene für Österreich nennen, die ich in österreichischen Hämophiliezentren erhoben habe. In Österreich haben wir 105 HIV-infizierte hämophile Fälle, also 1 auf 70 000 Bevölkerung. Bezieht man Ihre Zahlen aus der Bundesrepublik gleichfals auf die Bevölkerungszahl, so dürfte der Anteil HIV-infizierter Hämophiler etwa gleichgroß sein. Auch der Anteil symptomatischer HIV-infizierter Hämophiler liegt etwa bei 25–30%.

**KÖSTERING (Göttingen):**

Herr Landbeck, sind 1986 und besonders 1987 und 1988 noch HIV-Konversionen bei unseren Hämophilen beobachtet worden?

**LANDBECK (Hamburg):**

Ich habe das nicht gezielt gefragt, doch geht aus den Mitteilungen keine Serokonversion nach 1985 hervor.

**BOGNER (München):**

Soviel ich weiß, ist in der Klinischen Wochenschrift 1988 ein Fall publiziert worden. Dabei handelt es sich um eine Spätserokonversion, doch konnte nicht sicher geklärt werden, ob noch ein Präparat verwendet worden ist, das als nicht sicher eingestuft werden müßte.

**DEINHARDT (München):**

Diese ganz seltenen Einzelfälle hat es sicher gegeben, aber sie werden noch weniger werden, wenn keine alten Präparate – die hinten noch für Notfälle im Kühlschrank standen – mehr benutzt werden.

Ich wollte zu Herrn Landbecks Daten noch folgendes sagen. Wir haben weltweit, jetzt nicht speziell nur bei Hämophilen, sondern bei HIV-Infektionen generell, anfänglich eine Verdoppelungszeit von 6 Monaten beobachtet, und diese ist dann auf ein Jahr angestiegen und liegt jetzt schon bei über einem Jahr. Es ist interessant, daß ganz eindeutig 1987/88 in den Vereinigten Staaten ein Knick zu beobachten ist und die Verdoppelung sich noch einmal verlangsamt hat. Genau das gleiche ist mit einem Jahr Verschiebung auch in Europa und der Bundesrepublik aufgetreten, wo im letzten Jahr fast genauso viele Erkrankungen wie in der gleichen Periode des letzten Jahres gemeldet wurden.

Aber etwas Gefährliches liegt in diesen Beobachtungen, und das möchte ich gleich anschließen. Da diese Daten jetzt natürlich auch durch die Presse gehen, wird allgemein angenommen: „So schlimm ist die AIDS-Epidemie eigentlich gar nicht." Dies ist aber nicht richtig, sondern die Daten sagen nur, daß wir mit den Maßnahmen, die wir ergriffen haben, nämlich Aufklärung und Information, doch in der Lage sind, die weitere Ausbreitung der Epidemie zu verlangsamen. Es heißt aber auch für den einzelnen nicht, daß er heute abend lustig und sorgenlos draufloslebe könnte. Hier ist die große Gefahr, und Aufklärung und Erziehung ist heute viel wichtiger, wo die Epidemie langsamer wird, als am Anfang, um nicht eine Gleichgültigkeit in der Bevölkerung ganz allgemein und speziell auch bei den Hämophilen aufkommen zu lassen. Daran liegt mir sehr, so sehr ich mich darüber freue, daß unsere Maßnahmen zumindest teilweise erfolgreich sind und die weitere Ausbreitung der Epidemie langsamer wird. Aber wir müssen auf alle Fälle immer wieder darauf hinweisen, daß dies für den einzelnen keine „Entwarnung" bedeutet.

# Virologie der HIV-Infektion –
# Primär- und Verlaufsdiagnostik

L. Gürtler, J. Eberle, F. Deinhardt (München)

## Neuere molekularbiologische Ergebnisse über das Virus

Der mögliche Stammbaum der Retroviren ist in Abb. 1 dargestellt. Auf der linken
Seite sind die Viren aufgezeigt, die nach Eintritt in die Zelle zu einer ungeregelten
Proliferation führen und damit zum Entstehen von Neoplasien, z.B. Leukämie.
Im Menschen sind seit längerem HTLV-1 und 2 bekannt, neu dazu gekommen ist
das HTLV-5 (humanes T-Leukämie-Virus, Typ 5), welches als Erreger der Myco-
sis fungoides (Sezary-Syndrom) gilt [1]. Alle 3 onkogenen Viren haben für die
Hämophilie eine untergeordnete Bedeutung, da die Prävalenz in Deutschland

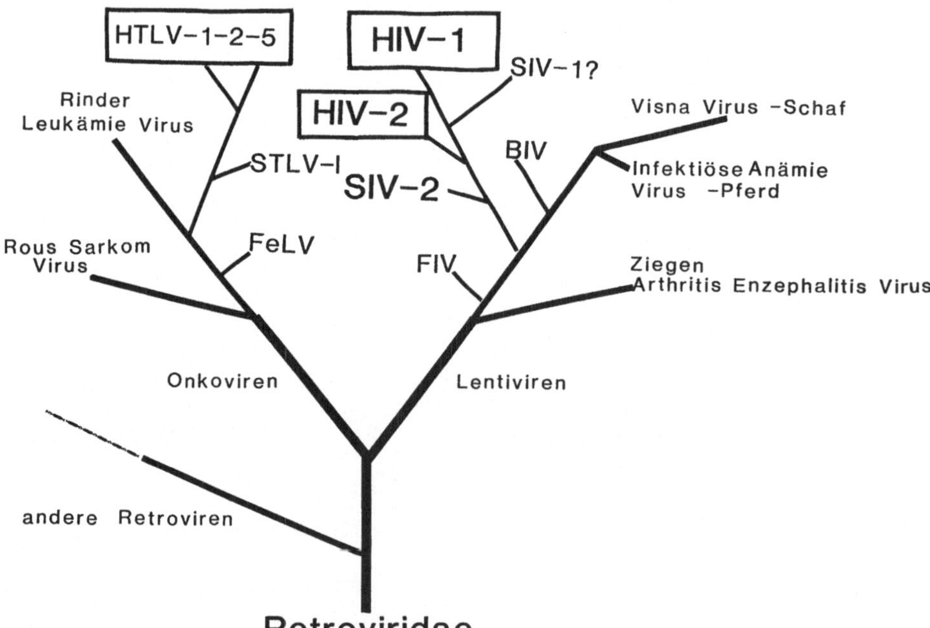


**Abb. 1.** Stammbaum von heute bekannten Retroviren. Spumaviren sind nicht aufgeführt. Die
linke Seite des Stammbaumes zeigt die 3 humanpathogenen Leukämieviren, die rechte Seite
einige Lentiviren, unter ihnen die beiden menschlichen Immunschwächeviren HIV-1 und 2.
Die Existenz eines SIV-1 ist nicht zuverlässig bewiesen. SIV-2 umfaßt die derzeit bekannten
Immunschwächeviren der Affen. BIV = Rinderimmunschwächevirus, FIV = Katzenimmun-
schwächevirus

sehr gering ist und da diese Viren über die heute üblichen Inaktivierungsverfahren, wie auch HIV, zerstört werden. Sie sind von geringer Pathogenität.

Auf dem rechten Ast des Stammbaumes sind die Lentiviren aufgezeigt, die Mehrzahl von ihnen sind Immunschwächeviren. Beim Menschen ist das erst kürzlich erkannte HIV-2 von Interesse, welches inzwischen auch in niederer Prävalenz in der Bundesrepublik Deutschland verbreitet ist. Uns sind 5 Patienten bekannt, die an HIV-2-AIDS verstorben sind, bei 50 Personen wurde eine Infektion mit HIV-2 diagnostiziert. Wir haben unter den Hämophilie-Patienten keinen mit einer isolierten HIV-2-Infektion gefunden, es gibt wenige Patienten (unter 5) bei denen wir eine Doppelinfektion (HIV-1 + HIV-2) nicht ausschließen können. Eine Doppelinfektion heißt hier, daß im Immunoblot die Anfärbung von fast allen viralen Banden im HIV-1 und HIV-2-Test ungefähr gleich intensiv ist.

Zusätzlich ist aus der Abbildung zu ersehen, daß neben dem HIV auch ein BIV (Rinder-Immunschwäche-Virus) und FIV (Katzen-Immunschwäche-Virus) isoliert worden ist. Das Vorkommen dieser Viren neben dem Visna-Maedi-Virus des Schafes und des infektiösen Anämie-Virus des Pferdes gibt einen Hinweis darauf, daß das HIV wahrscheinlich wesentlich älter als die derzeitige Epidemie ist.

Das HIV-2 ist mit dem SIV-2 (Affen-Immunschwächevirus) näher verwandt (ca. 60% Homologie) als mit dem HIV-1 (ca. 40% Homologie). Die Existenz eines SIV-1, also dem fehlenden Glied zur möglichen Erklärung des Ursprungs des HIV-1, ist weiter fraglich [2].

Die verschiedenen sequenzierten Isolate vom HIV-1 und HIV-2 sind in Abb. 2 und 3 dargestellt. Es ist ersichtlich, daß die amerikanischen Isolate untereinander näher verwandt sind, verglichen mit den afrikanischen; ebenso, daß die HIV-2-Isolate näher mit dem SIV verwandt sind als mit den nächstliegenden HIV-1-Viren [3]. Für die Diagnostik heißt dies, daß die Strukturen der Viren untereinander immer noch so miteinander verwandt sind, daß Antikörper gegen die HIV-1-Viren mit dem HIV-1-Test und Antikörper gegen die HIV-2-Viren mit dem HIV-2-Test erkannt werden können. Nach unseren Ergebnissen werden nur etwa die Hälfte der HIV-1-Antikörper im HIV-2-Test und umgekehrt erkannt. Ein HIV-3 ist bisher nicht aufgefunden worden.

## Regulationsmechanismus des HIV

Im Gegensatz zu den onkogenen Retroviren wirken die Lentiviren cytopathisch, d.h. dauerhaft muß mit dem Tod der infizierten Zelle gerechnet werden. Das Bestreben des HIV ist aber, sich in die Zelle so zu integrieren, daß ein schneller Zelltod verhindert wird. Hierzu bringt das HIV drei Proteine mit, die sich gegenseitig beeinflussen [4] – siehe Abb. 4. Das tat-Protein (Transaktivatorprotein) wirkt fördernd ein und führt zu einer Steigerung der Proteinsynthese von allen viralen Strukturproteinen aus dem gag, pol oder env-Genstück. Das tat-Protein führt ebenfalls zu einer Steigerung der Aktivität des orf-Proteins (heute genannt nef-Protein – für negative regulation factor) und vermindert damit die HIV-Vermehrung in der Zelle. Das tat-Protein aktiviert auf der anderen Seite das trs-Protein (heute genannt rev-Protein für regulatory virion Protein), welches die Aktivität von tat hemmt und die das orf/nef ebenfalls hemmt. Damit ist eine Feinregula-

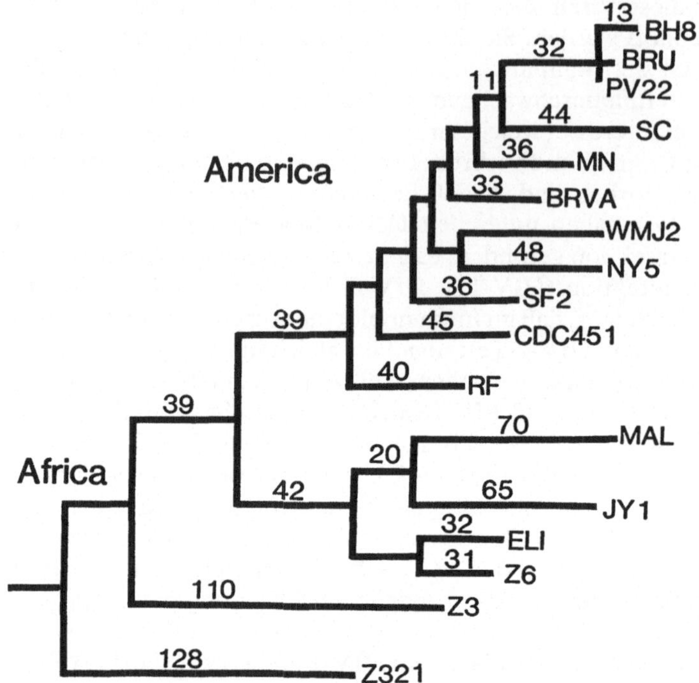


**Abb. 2.** Stammbaum der sequenzierten HIV-1- Isolate nach G. MYERS [3]. Die Vergleiche sind im env-Gen vorgenommen worden. Der obere Teil zeigt die amerikanischen, der untere Teil die afrikanischen Isolate. Die Zahlen an den Achsen zeigen die Anzahl der Basenaustausche, rechts an den Achsen stehen die Kurzbezeichnungen der Isolate (NY 5 = New York 5, Z 321 = Zaire 321, etc.)

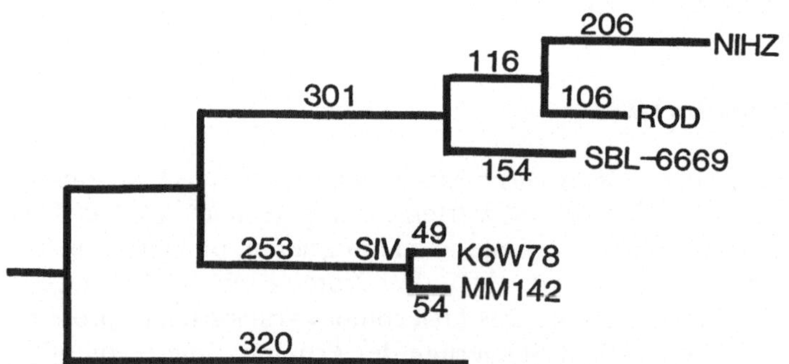


**Abb. 3.** Stammbaum der sequenzierten HIV-2-Isolate nach G. MYERS [3]. Der Sequenzvergleich ist im env-Gen vorgenommen, die Zahlen an den Achsen geben die Austausche der Basen wieder. Die zwei bekannten Affenimmunschwächeviren SIV sind mitaufgeführt. Die Achse, die mit 320 bezeichnet ist, würde zu den HIV-1 Isolaten führen. Rechts am Ende der Achsen stehen die Nahmen der Isolate: NIH-2 = National Institute of Health, Bethesda; ROD = LAV-2 ROD, Insitut Pasteur, Paris; SBL-6669 = Statens Bacteriological Laboratory, Stockholm

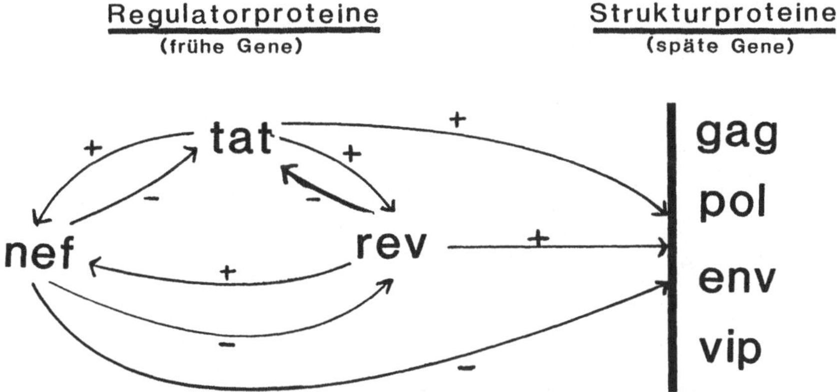


**Abb. 4.** Schema des Regulationsmechanismus der Synthese von HIV-Bestandteilen in der Zelle in Anlehnung an F. WONG-STAAL. Die Regulatorproteine (vom tat, orf und trs-Gen) sind HIV-Produkte und wirken sowohl auf die Synthese der Regulatorproteine (Kreislauf im Schema) als auch auf die Synthese der Strukurproteine (rechter Teil im Schema) in positiver oder negativer Wirkung ein. Einzelne HIV-Isolate unterscheiden sich in der Aktivität der Regulatorproteine und damit in der Syntheseleistung von infektionsfähigem Virus durch die Zelle

tion vorhanden, die auf RNA-Basis meßbar ist und die die Synthese von viralen Bausteinen beschleunigen oder verzögern kann [4]. Die Aktivierung des tat-Gens kann sowohl durch das tat-Protein von HIV erfolgen, als auch durch ähnliche Produkte von anderen Viren, wie dem Zytomegalievirus [5].

## Vermehrungsort des HIV

Als erste Zelle für den Eintritt des HIV-1 war der Lymphozyt beschrieben worden. Später folgte die Erkenntnis, daß auch Makrophagen, hierzu gehören auch die Retikulum und die Langerhans-Zellen, dieses Virus vermehren können [6]. Ferner sind bekannt neuronale Zellen [7], Darmzellen [8] und letztlich einige Endothelzellen (Abb. 5). Entscheidend für das Eindringen des HIV in die Zelle ist der CD4-Rezeptor, weitere Mechanismen und Rezeptoren der Aufnahme von HIV in die Zelle werden jedoch hier nicht diskutiert (siehe Beitrag BERGMANN).

## Verlaufsdiagnostik

Der typische Verlauf einer HIV-Infektion ist in Abb. 6 dargestellt. Die Zeit ist variabel und kann zwischen 2 und etwa 20 Jahren betragen. Das akute Krankheitsbild kann fehlen, die asymptomatische Phase kann sehr kurz sein, das LAS kann bis zu 7 Jahren dauern, ARC 4 bis 5 Jahre und AIDS 1 bis 3 Jahre.

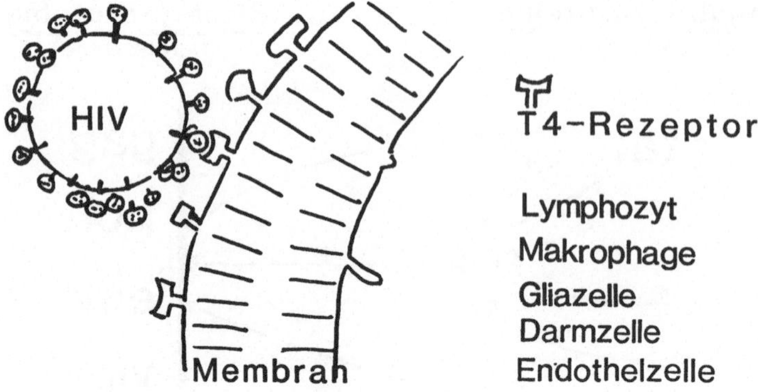



**Abb. 5.** Übersicht über die derzeit bekannten Zellen, die vom HIV infiziert werden können. Die Anheftung des Virus an den T4 = CD4-Rezeptor fndet über das gp120 statt. Es ist damit zu rechnen, daß weitere Zelltypen gefunden werden, die von HIV infiziert werden können

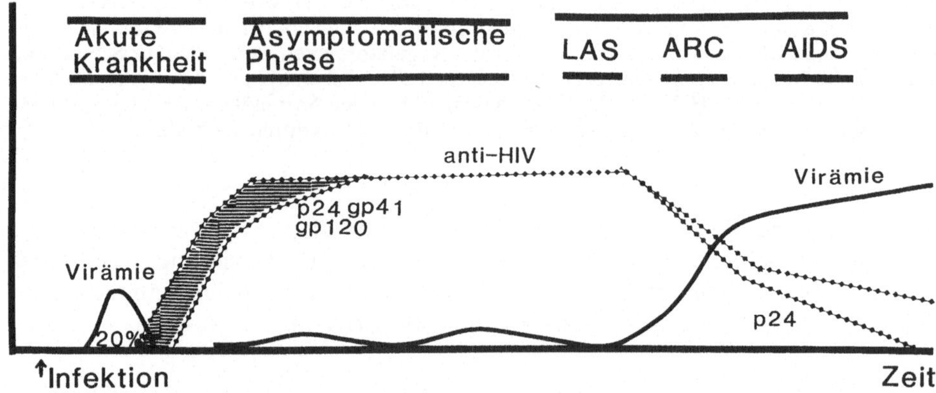



**Abb. 6.** Schematischer Verlauf der HIV- Infektion beim Menschen. Die angegebene Zeit kann 2 bis 20 Jahre betragen. Oben sind die klinischen Stadien angegeben, die durchgezogene Linie gibt die Präsenz von Virus im Blut an, die gepunktete Linie den Anstieg und Abfall der HIV spezifischen Antikörper. Der Abfall von Anti-p24 erfolgt häufig früher als der anderer Antikörper, z.B. von Anti-gp41

Wir können für die Diagnostik zwei Parameter unterscheiden: Nachweis von Antikörpern oder Virus bzw. virale Komponenten (z.B. p24).

*Diagnostik durch Bestimmung von Antikörpern*

Die Antikörper werden gemessen über einen „enzyme linked immunosorbent assay" (ELISA). Da dieser Test zu unspezifischen Reaktionen neigt, muß bei reaktivem ELISA-Ergebnis ein Bestätigungstest durchgeführt werden. Der

Immunoblot (= Westernblot) trennt die einzelnen viralen Antigene auf und erlaubt dadurch die Reaktivität der Immunantwort gegen einzelne virale Komponenten zu differenzieren [9, 10].

Wie in Abb. 6 zu sehen ist, erfolgt die Antikörperbildung zügig nach einer Latenzzeit, die vom Viruseintritt in den Körper bis zum Nachweis der HIV-spezifischen Immunantwort 2 bis 8 Wochen gelegentlich aber auch bis zu 6 Monate betragen kann. Diese Zeit wird auch als diagnostisches Fenster bezeichnet, da der Nachweis der HIV-Infektion aus methodischen Gründen nicht gelingt.

Bei einem Teil der HIV-Infizierten sind die ersten nachweisbaren Antikörper gegen p24 und p55 gerichtet, bei einem Teil gegen die env-Produkte gp41 und gp120. Häufig innerhalb von weniger als 2 Wochen erfolgt dann die Synthese von Antikörpern, die gegen alle viralen Komponenten gerichtet sind – entsprechend den Molekulargewichten genannt p17, p24, p32, p39, gp41, p51, p55, p66 und gp120/160.

Durch Analyse von Seren von Hämophilie-Patienten haben wir (in Zusammenarbeit mit I. Weigel und W. Schramm) festgestellt, daß bei einem Teil der Patienten die schnelle Antikörperantwort gegen alle viralen Komponenten, wenn sie im Verlauf der Zeit unverändert erhalten bleibt, mit einer guten Prognose verbunden ist. Der am längsten infizierte Patient ist heute über 8 Jahre mit HIV-1 infiziert und gesund.

Andere Patienten reagieren anfangs mit einer Antikörperbildung gegen alle viralen Komponenten, die dann jedoch nicht aufrecht erhalten werden kann. Wenn die Immunantwort gegen die „core"-Proteine (p17, 24, 55) und der Gesamttiter der HIV-Antikörper abfällt, kann dies mit einer schlechten Prognose verbunden sein.

Wenn eine größere Zahl von Patienten untersucht worden ist, wird man über die Wertigkeit der oben getroffenen Aussagen entscheiden können. Ein typisches Reaktionsmuster im Immunoblot ist in Abb. 7 dargestellt.

Die zunehmende Beeinträchtigung der Funktionen des Immunsystems führt bei den meisten der HIV-Infizierten dazu, daß die Antikörperbildung nachläßt (Abb. 6). Dann nehmen auch die HIV-spezifischen Antikörper ab. Für die HIV-Diagnostik ist dies heute kein Problem, da die Tests empfindlich genug sind, um die noch vorhandenen Antikörper zu erkennen. Für die serologische Diagnostik von anderen Infektionserregern können Schwierigkeiten entstehen, da der beim Immungesunden vorhandene Antikörperanstieg bei frischer oder erneuter Exposition häufig fehlt.

Es ist beschrieben worden, daß Antikörper gegen die Regulatorproteine, besonders orf/nef, eine wesentlich frühere Diagnostik des HIV durch Nachweis der entsprechend spezifischen Antikörper erlauben. Wir können dies bisher nicht bestätigen, man wird weitere Ergebnisse abwarten müssen.


*Diagnostik von viralen Komponenten*

*Virusisolierung:* Die aufwendigste Methode hierfür ist die Virusisolierung aus Lymphozyten oder Plasma. Diese Methode ist im Spätstadium häufig erfolgreich, sie ist in der Anfangsphase der HIV-Infektion unzuverlässig. Ein weiterer Nach-

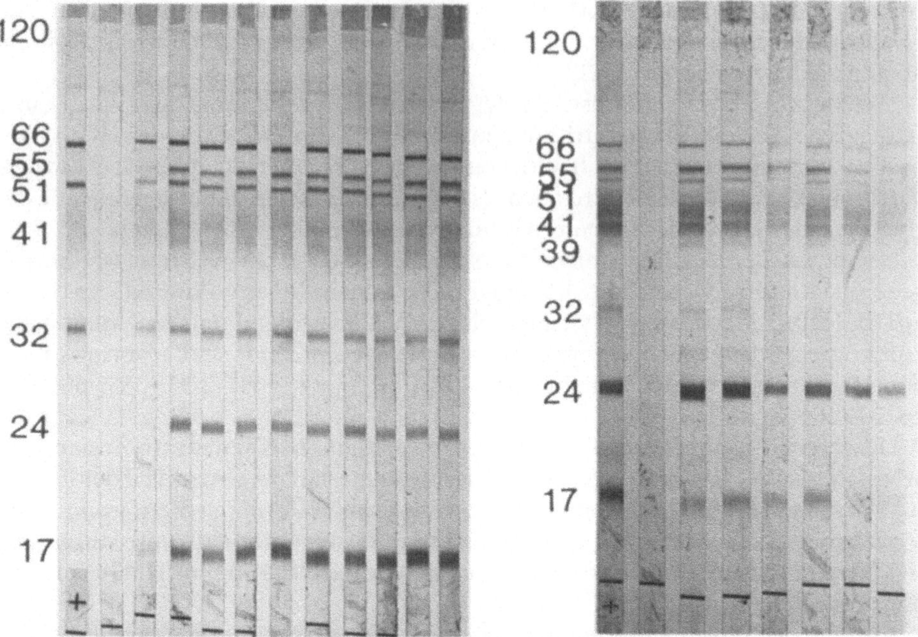

**Abb. 7.** Nach Serokonversion zeigt die linke Abbildung einen Antikörperverlauf, der über 7 Jahre unverändert ist. Der rechte Teil zeigt ein Reaktionsmuster, welches durch eine Antikörperantwort charakterisiert ist, die im Zuge der Zeit nicht aufrecht erhalten werden kann. Dieses Rekationsmuster ist häufig mit einer ungünstigen Prognose verbunden. Die Zahlen am linken Rand geben die Molekulargewichte der viralen Banden in Tausend wieder. Der linke Streifen ist eine Positivkontrolle (+)

teil ist, daß die Virusisolierung nicht in jedem Labor durchgeführt werden kann und kosten- und zeitaufwendig ist.

*p24 Antigentest:* Beim Zerfall des HIV im Körper des Infizierten werden seine einzelnen Bestandteile freigesetzt. Für das core-Protein p24 ist ein Test aufgebaut worden, der eine halbquantitative Bestimmung zuläßt. Dieser Test kann nur funktionieren, wenn im Serum des Patienten Anti-p24 nicht oder nur in geringen Konzentrationen vorhanden ist; dies ist eine Einschränkung. Die andere Einschränkung ist, daß der Test nur anspricht, wenn genügend freies Antigen im Blut vorhanden ist. Dies kann bei einigen (maximal 20%) Patienten in der Frühphase der HIV-Infektion der Fall sein (Abb. 6) [12, 13, 14]. Wenn p24-Antigen bei Hämophiliepatienten meßbar ist, dann ist dies ein Zeichen einer ungünstigen Prognose, und besonders wenn der Antigengehalt ansteigt. Der Test ist nicht frei von falsch positiven Resultaten und deswegen mit der entsprechenden Vorsicht zu interpretieren. Es ist berichtet worden, daß unter der Behandlung mit Azidothymidin der p24-Antigenspiegel absinkt [15], aber auch wieder ansteigen kann [16].

Die Wertigkeit dieses Tests zur Verlaufsbeobachtung einzelner Patienten ist gut, für ein allgemeines „screening" von Blutproben ist er mit einer zu hohen Unsicherheit behaftet.

*Virus-DNA-Nachweis*

Nachdem die HIV-Virusgenomexpression in wenigen Zellen in geringer Menge vorliegt, hat die klassische Form der Nukleinsäurehybridisierung als Routinemethode keine breite diagnostische Anwendung gefunden. Mit dieser Methode ist aber der erste Nachweis von HIV in einzelnen Hirnzellen gelungen [17, 18] und so hat die in-situ-Hybridisierung für spezielle Fragestellungen weiter Bedeutung.

Eine wesentliche Signalverstärkung läßt sich über die Polymerase Kettenreaktion erreichen (PCR). Hierbei werden Nukleinsäurebruchstücke synthetisiert, die komplementär zum Genomstück des HIV sind (sog. Pimer). Nachdem die zelluläre DNA extrahiert und in Einzelstränge zerlegt worden ist, werden Primer und DNA-Strang zusammengebracht und eine Anlagerung der Primer erreicht. Die im System vorhandene Taq-Polymerase fängt nun an, die Nukleinsäurekette des Primers zu verlängern. Zeitabhängig wird die Reaktion gestoppt, durch Temperaturerhöhung ein Abfallen des verlängerten Primernukleinsäurestückes erreicht und der gesamte Vorgang von vorne begonnen. Nachdem beim zweiten Zyklus 4 DNA-Stränge vorliegen, kann mit jedem Zyklus eine 2fache DNA-Fragmentvermehrung erreicht werden und nach 9 Zyklen liegen theoretisch $2^{10}$ (= 1024) Nukleinsäureketten vor, nach 19 Zyklen $2^{20}$ (=1 048 576). Es ist möglich 30–40 Zyklen durchzuführen, die theoretisch mögliche Zahl von Nukleinsäureketten kann auch annähernd nicht erreicht werden.

Die Erkennung der amplizierten Nukleinsäuren erfolgt mit einem anderen radioaktiv markierten DNA-Fragment (Probe), die langkettig sein sollte, da sonst mit erheblichen Unspezifitäten zu rechnen ist [19, 20, 21]. Die Wertigkeit dieser Methode für die Verlaufsdiagnostik wird sich in den kommenden Jahren herauskristallisieren.

## Aussichten

Das Testen von weiteren HIV-Komponenten bzw. der Antikörper gegen HIV-Bestandteile hat bisher zu keiner Sensitivitätssteigerung geführt (siehe oben: Regulationsmechanismus des HIV). Die pathogene Wirkung des HIV wird mitbestimmt durch die hormonale Wirkung eines Teiles seiner Abbauprodukte. Hierzu gehören immunsuppressive Peptide [22], Thymosin $\alpha_1$ Analoga [23] und Interferenz mit dem vasoaktiven Peptid [24]. Ob die Bestimmung dieser Parameter zukünftig dazu führen kann, die unsichere Prognose der Hämophilie-Patienten zu erhellen und genauere Aussagen über ihren Krankheitsverlauf zu machen, bleibt weiteren Untersuchungen vorbehalten.

Wenn jedoch das heute zur Verfügung stehende Repertoire von HIV-Testen zielgerecht angewandt wird, dann ist es möglich, den HIV-spezifischen Immunstatus der HIV-Infizierten von labordiagnostischer Seite präzise zu analysieren. Im Vergleich mit den Tests für andere Infektionserreger hat die HIV-Diagnostik einen hohen Stellenwert.

30    L. Gürtler et al.

## Literatur


1. Manzari V, Gismondi A, Barrialari G et al. (1987) HTLV-V: A new human retrovirus isolated in a Tac-negative T cell lymphoma/leukemia. Science 238:1581–1583
2. Sharp PM, Li WH (1988) Understanding the origins of AIDS viruses. Nature 336:315
3. Myers G (1988) Los Alamos, HIV sequence database. Los Alamos National Laboratory, Los Alamos, New Mexico, USA
4. Haseltine WA (1988) Replication and pathogenesis of the AIDS virus. JAIDS 1:217–240
5. Skolmik PR, Lostoff BR, Hirsch MS (1988) Bidirectional interactions between human immunodeficiency virus type 1 und cytomegalovirus. J Inf Dis 157:508–514
6. Ho DD, Pomerantz RJ, Kaplan JC (1987) Pathogenesis of infection with human immunodeficiency virus. N Engl J Med 317:278–286
7. Gyorkey F, Melnick JL, Gyorkey P (1987) Human immunodeficiency virus in brain biopsies of patients with AIDS and progressive encephalopathy. J Inf Dis 155:870–876
8. Nelson JA, Wiley CA, Köhler CR et al. (1988) Human immunodeficiency virus detected in bowel epithelium from patients with gastrointestinal symptoms. Lancet I:259–262
9. Lange JMA, de Wolf F, Krone WJA et al. (1987) Decline of antibody reactivity to outer viral core protein p17 is an earlier serological marker of disease progression in human immunodeficiency virus infection than anti p24 decline. AIDS 1:155–159
10. Pan LZ, Mayer CC, Levy JA (1987) Patterns of antibody response in individuals infected with human immunodeficiency virus. J Inf Dis 155:626–632
11. Goudsmit J, Paul DA (1987) Circulation of HIV antigen in blood according to stage of infection, risk group, age, and geographic origin. Epidemiol Inf 99:701–710
12. Paul DA, Falk LA, Kessler HA et al. (1987) Correlation of serum HIV antigen and antibody with clinical status in HIV infected patients. J Med Virol 22:357–363
13. Kenny C, Parkin J, Underhill G et al. (1987) HIV antigen testing. Lancet I:565–566
14. Lange MAJ, Paul DA, Huismann HG et al. (1986) Persistent HIV antigenaemia and decline of HIV core antibodies associated with transition to AIDS. Br Med J 293:1459–1462
15. Chaisson RE, Allein JP, Leuther M, Volberding PA (1986) Significant changes in HIV antigen level in the serum of patients treated with azidothymidine. N Engl J Med 315:1610–1611
16. Reiss P, Lange JMA, Boucher CH et al. (1988) Resumption of HIV antigen production during continuous zidovudine treatment. Lancet I:421
17. Shaw GM, Harper ME, Hahn BH et al. (1985) HTLV-III infection in brains of children and adults with AIDS encephalopathy. Science 227:177–182
18. Koenig S, Gendelmann HE, Orenstein JM et al. (1986) Detection of AIDS virus in macrophages in brain tissue from AIDS patients with encephalopathy. Science 233:1089–1093
19. Loche M, Mach B (1988) Identification of HIV infected seronegative individuals by a direct diagnostic test based on hybridisation to amplified viral DNA. Lancet II:418–421
20. Laure R, Rouzioux C, Veber F et al. (1988) Detection of HIV-1 DNA in infants and children by means of the polymerase chain reaction. Lancet II:538–541
21. Hert C, Spira T, Moore J et al. (1988) Direct detection of HIV RNA expression in seropositive subjects. Lancet II:596–599
22. Klasse PJ, Pipkorn R, Blomberg J (1988) Presence of antibodies to a putatively immunosuppresive part of human immunodeficiency virus (HIV) envelope glycoproteins gp41 is strongly associated with health among HIV-positive subjects. Proc Natl Acad Sci 85:5225–5229
23. Sarin PS, Sun DK, Thornton AH et al. (1986) Neutralization of HTLV III/LAV replication by antiserum to thymosin $\alpha_1$. Science 232:1135–1137
24. Brennemann DE, Westbrook G, Fitzgerald SP et al. (1988) Neuronal cell killing by the envelope protein of HIV and its prevention by vasoactive intestinal peptide. Nature 335:639–642

# Immunologie der HIV-Infektion —
# Primär- und Verlaufsdiagnostik

L. Bergmann, P. Hechler, E. B. Helm, P. S. Mitrou (Frankfurt)

## Einleitung

Verlaufsstudien der Frankfurter Universitäts-Klinik und anderer Gruppen zeigen, daß pro Jahr 5–8% der HIV-infizierten seropositiven Patienten, die klinisch noch als asymptomatisch imponierten, zum Vollbild des AIDS konvertieren [6]. Die individuellen Verläufe und Latenzphasen sind hierbei sehr divergierend. In diesem Zusammenhang stellte sich die Frage nach virologischen oder immunologischen Parametern, die eine prädiktive Aussage über Verlauf und Prognose der HIV-Infektion im Einzelfall ermöglichen.

Darüber hinaus gewinnen die pathophysiologischen Mechanismen der HIV-Virusbindung an Zelloberflächenrezeptoren sowie der genauen Ätiologie der Immundefizienz, insbesondere der Depletion von $CD4^+$-Zellen, zunehmendes Interesse.

Im folgenden soll eine Kurzdarstellung folgender Punkte gegeben werden
1. Immunologische Veränderungen im Rahmen der HIV-Infektion
2. Membranrezeptoren für das HIV-Virus
3. Potentielle pathophysiologische Mechanismen der $CD4^+$-Zelldepletion

## Immunologische Veränderungen im Rahmen der HIV-Infektion

Da über die immunologischen Parameter und Veränderungen im Rahmen der HIV-Infektion kürzlich ausführlich berichtet wurde [4], soll im folgenden nur eine kurze Zusammenfassung gegeben werden.

Hierbei beziehen sich die meisten der nachfolgenden immunologischen Daten auf die Frankfurter Stadieneinteilung (Tabelle 1) [6], die eine vereinfachte Walter-Reed-Klassifikation der HIV-Infektion darstellt.

Zum immunologischen Monitoring der HIV-Infektion gehört die Bestimmung der Gesamtlymphozytenzahlen und der Lymphozytensubpopulationen, die im Verlauf der HIV-Infektion stadienabhängigen Veränderungen unterliegen [2, 3, 4, 5]. Auffallend ist hierbei, daß Patienten, die noch seronegativ sind aber dem Risikokollektiv zugeordnet werden müssen, bereits eine deutliche Lymphozytose zeigen. Diese Lymphozytose besteht auch im Stadium I B und II A fort. Erst im fortgeschrittenen Lymphadenopathiestadium (Stadium II B) und beim Vollbild des AIDS kommt es dann zur peripheren Lymphopenie (Abb. 1).

**Tabelle 1.** Frankfurter Stadieneinteilung nach Brodt et al. 1986

| Frankfurter Stadieneinteilung (Brodt et al. 1986) | | Walter Reed-Staging | CDC |
|---|---|---|---|
| Stadium I: | klinisch asymptomatische Angehörige eines Risikokollektives | | |
| I a: | seronegative Patienten | WR0 | |
| | seronegative Patienten akuter HIV-Infektion | WR0 | I |
| I b: | seropositive Patienten (Ende Akutphase) | WR1 | I |
| | seropositive Patienten in Latenzphase | WR1 | II |
| Stadium II: | Patienten mit Lymphadenopathie-Syndrom (LAS) | | |
| II a: | CD4+-Lymphozyten (>350/µl) | WR2 | III |
| II b: | (ARC) CD4+-Lymphozyten (<350/µl) | WR3–5 | IV A,B |
| Stadium III: | Vollbild des AIDS | WR6 | IV B-E |

ARC = AIDS-related complex

Die $CD4^+$-Zellen bleiben während des Krankheitsverlaufes in den Frühstadien der HIV-Infektion relativ konstant und fallen erst ab Stadium II B mit zunehmendem Krankheitsprozeß deutlich ab und signalisieren einen deutlichen Krankheitsprozeß und einen baldigen Übergang in das Vollbild des AIDS [5, 10]. Diese Depletion der $CD4^+$-Zellen kann im Stadium des AIDS zu einer fast kompletten Elimination dieser Zellpopulation führen. Konträr zur Reduktion der $CD4^+$-Zellen nehmen die $CD8^+$-Zellen absolut und relativ kontinuierlich mit fortschreitender Erkrankung bis zum Stadium II B zu (Abb. 1).

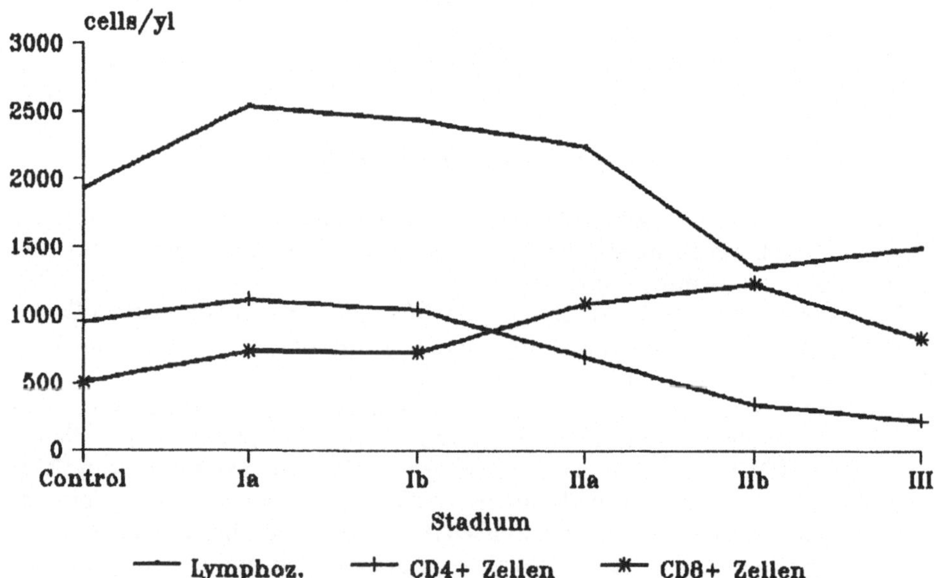


**Abb. 1.** Gesamtlymphozyten und T-Zellsubpopulationen (CD4, CD8) im Verlauf der HIV-Infektion (control = gesundes Kontrollkollektiv)

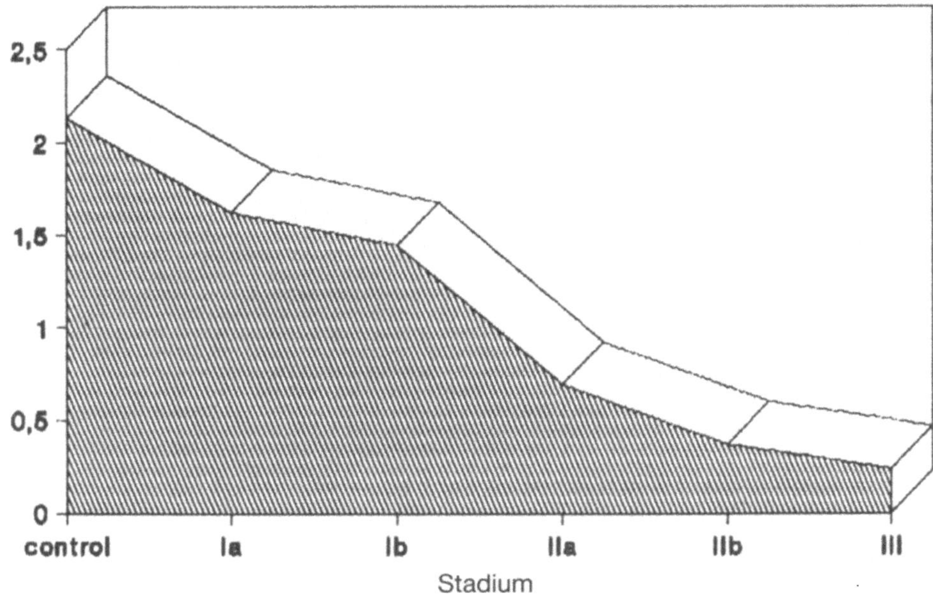


**Abb. 2.** CD4/CD8 – Ratio im Verlauf der HIV-Infektion

Erst beim Vollbild des AIDS kommt es wiederum zum Abfallen oder Normalisierung der CD8$^+$-Zellpopulation. Der Anstieg der CD8$^+$-Zellen ist jedoch nicht HIV-spezifisch, sondern kann auch bei anderen viralen Infektionen beobachtet werden [2, 4].

Bedingt durch die beschriebenen Verschiebungen innerhalb der CD4$^+$- und CD8$^+$-Zellpopulationen kommt es mit zunehmendem Krankheitsstadium zum Abfall der CD4/CD8-Ratio (Abb. 2).

Die absoluten B-Zellzahlen und die CD16$^+$-Lymphozyten, die NK- und K-Zellen beinhalten, sind ebenfalls mit zunehmender Krankheitsprogredienz reduziert [4].

Funktionell wird im Rahmen der HIV-Erkrankungen eine polyklonale B-Zell-Stimulierung induziert, die primär zu einer erhöhten Produktion von polyklonalem IgG führt [2, 4, 15, 25]. Zusätzlich kann im Stadium II B und III eine polyklonale Serum-IgA-Erhöhung beobachtet werden, die als ungünstiger prognostischer Faktor zu werten ist [12]. Besonders hohe IgA-Spiegel sind bei Patienten mit Toxoplasmoseinfektionen zu beobachten [12]. Serum-IgM-Spiegel bleiben während des Krankheitsverlaufes weitgehendst unverändert. Im Gegensatz zur polyklonalen B-Zell-Aktivierung sind die Patienten jedoch nicht in der Lage, eine adäquate humorale Immunantwort auf Neoantigene zu etablieren (Abb. 3) [5, 15].

Eine fehlende oder supprimierte zelluläre und/oder humorale Immunantwort auf Neoantigene und/oder Recall-Antigene konnte bei in vitro Stimulierungen mit spezifischen Antigenen und durch Intrakutantestungen in vivo bei Patienten mit fortgeschrittener HIV-Infektion (Stadium II b, III) nachgewiesen werden [5, 26]. Auch bei unspezifischer B-Zell-Stimulierung mit Pokeweed Mitogen (PWM,

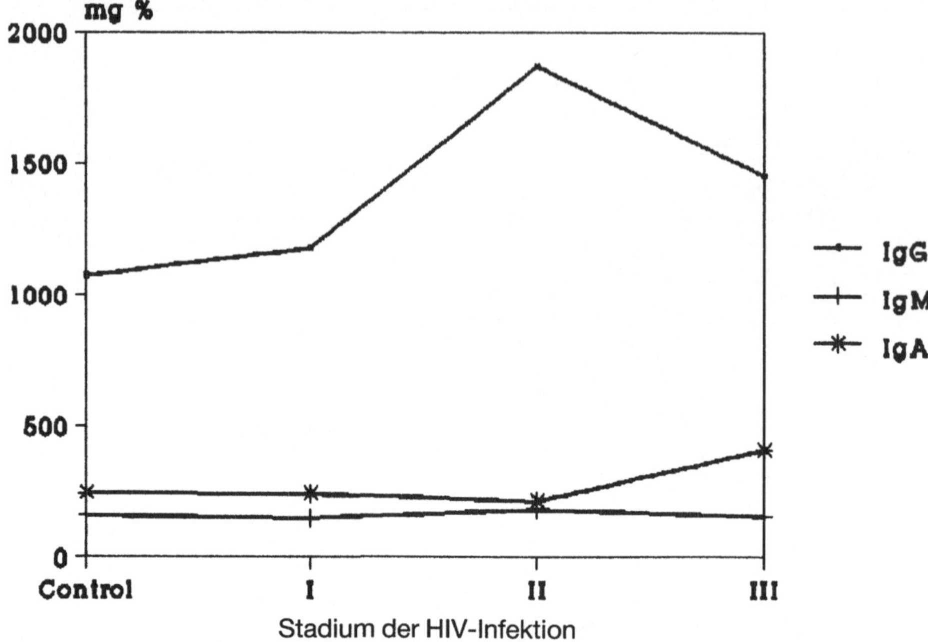



**Abb. 3.** Serum-Immunoglobulinspiegel im Verlauf der HIV-Infektion

T-Zell vermittelte B-Zell-Stimulierung) finden wir bei Patienten mit HIV-Infektionen gegenüber einem gesunden Kontrollkollektiv eine deutlich verminderte IgM-Produktion, während die IgG-Bildung analog zu den in vivo-Befunden erhöht zu sein scheint. Insbesondere ist die Spontanproduktion von IgG bei den HIV-Infizierten gegenüber dem Kontrollkollektiv deutlich erhöht, während die spontane IgM-Synthese vermindert ist [4].

Daneben finden sich zahlreiche andere immunologische Veränderungen, die hier im Detail nicht ausgeführt werden können. Im einzelnen sei hier auf Tabelle 2 verwiesen. Es muß in diesem Zusammenhang jedoch darauf hingewiesen werden, daß zahlreiche immunologische Veränderungen bei der HIV-Infektion als allgemeine Immunreaktion nach Virusinfekt angesehen werden müssen, und nicht als spezifisch für die HIV-Infektion gelten können [10, 19].

Auch bei den Monozyten und Makrophagen, die neben dem CD4$^+$-Lymphozyten das Haupttargetsystem der HIV-Viren darstellen, finden sich zahlreiche immunologische Defizienzen der Makrophagenfunktionen wie reduzierte Interleukin-1-Produktion, verminderte cytotoxische Aktivität, verminderte Chemotaxis und Phagozytosefähigkeit (Tabelle 2) [5, 7, 22].

Von den zahlreichen immunologischen Parametern, die für den immunologischen Status, Stadieneinteilung und Prognose der Erkrankung von Bedeutung sind, muß die Absolutzahl der CD4$^+$-Zellen herausgehoben werden, die auch Eingang in der Stadieneinteilung der HIV-Infektion bei der Walter-REED-Klassi-

**Tabelle 2.** Immunologische Veränderungen bei AIDS

---

*1.    Zelluläre Immunität*
1.1.    Lymphopenie mit selektiver Reduktion der CD4$^+$-Zellen
1.2.    Reduziert durch Mitogene und Stimulierbarkeit
1.3.    Reduzierte Stimulierbarkeit in der MLC
1.4.    Reduzierte Stimulierbarkeit durch spezifische Antigene
1.5.    Funktionsdefekt der CD4$^+$-Zellen
1.6.    Verminderte Lymphokinproduktion (z.B. IL-2)
1.7.    Reduzierte CTL-Aktivität
1.8.    Reduzierte NK-Aktivität

*2.    Humorale Immunität*
2.1.    Polyklonale B-Zellaktivierung
2.2.    Erhöhte Spontanproliferation und -differenzierung der B-Zellen
2.3.    Erhöhte spontane Immunglobulinsekretion in vitro
2.4.    Reduzierte humorale Immunantwort auf Neoantigene

*3.    Monozyten/Makrophagen*
3.1.    Reduzierte IL-1-Produktion nach Stimuli
3.2.    Reduzierte zytotoxische Aktivität
3.3.    Reduzierte Chemotaxis
3.4.    Reduzierte enzymatische Aktivität
3.5.    Reduzierte Phagozytosefähigkeit
3.6.    Eingeschränkte Immunantwort auf Neoantigene
3.7.    Erhöhte Spontansekretion von IL-1 und PGE2

*4.    Autoimmunphänomene*
4.1.    Antilymphozytäre Autoantikörper (besonders gegen CD4$^+$-Zellen)
4.2.    Antinukleäre Antikörper
4.3.    Autoantikörper gegen Thrombozyten, Erythrozyten

*5.    Sonstige immunologische Veränderungen*
5.1.    Erhöhte Inzidenz an zirkulierenden Immunkomplexen
5.2.    Immunsupprimierende Faktoren
5.3.    Erhöhte α-IFN-Spiegel
5.4.    Erhöhte β-2-Mikroglobulinspiegel
5.5.    Erhöhte α-1-Thymosinspiegel
5.6.    Erhöhte Neopterinspiegel
5.7.    Reduzierte Serum-Thymulinspiegel

---

fikation und der Frankfurter Klassifikation gefunden hat und als zuverlässigster prädiktiver Parameter gelten kann [6].

Unter Berücksichtigung einer breiten Überlappung korreliert der Abfall der CD4$^+$-Zellen zunächst mit dem Auftreten einer oralen Kandidiasis, Lungentuberkulose und Herpes zoster, bei weiterer Reduktion kommt es dann auch zum Auftreten anderer opportunistischer Infektionen, wie Pneumocystis carinii Pneumonien, ZNS-Toxoplasmose und Kryptokokkosen (Abb. 4). Das Auftreten maligner Erkrankungen (Kaposi-Sarkome und maligne Lymphome) korrelieren jedoch nicht mit der Reduktion der CD4+-Zellzahlen. Die Malignome können bereits auch bei noch relativ guter immunologischer Situation diagnostiziert werden [13, 29].

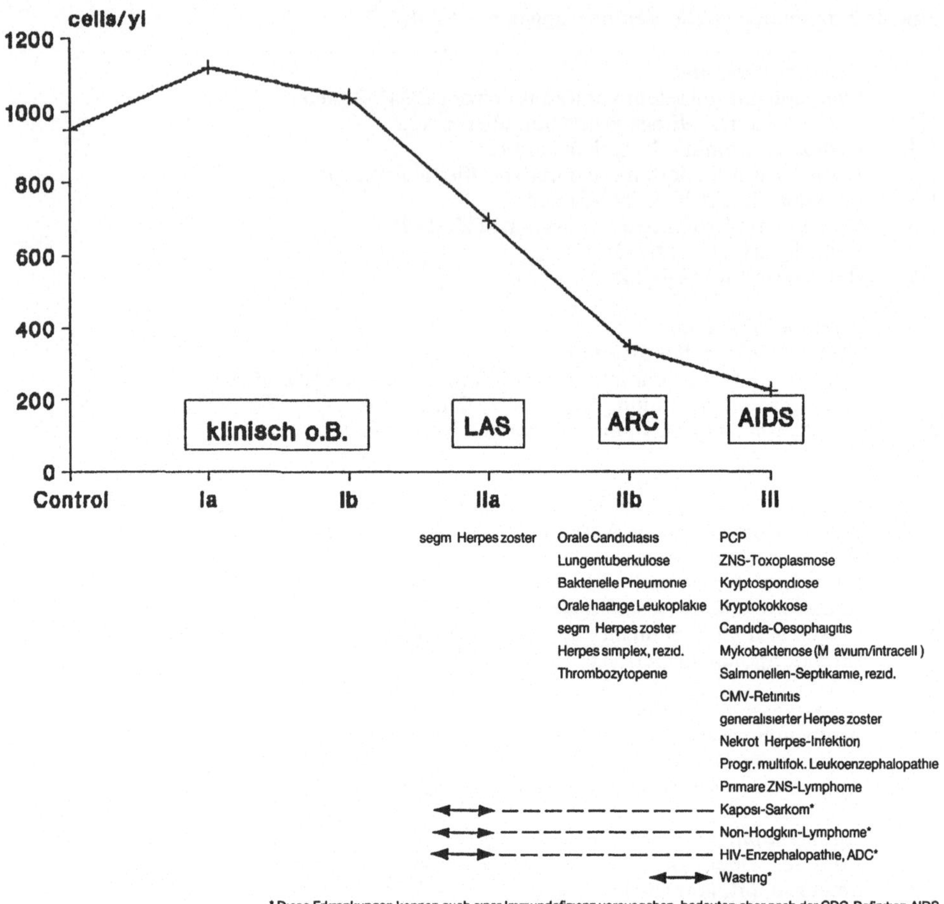



**Abb. 4.** Korrelation der CD4[+]-Zellzahl und dem Auftreten opportunistischer Infektionen im Verlauf der HIV-Infektion

Die HIV-Infektion ist gekennzeichnet durch das Auftreten einer schweren zellulären und humoralen Immundefizienz, die das Auftreten von opportunistischen Infektionen und malignen Erkrankungen begünstigt und letztlich zum Tode führt. Für die Entstehung der schweren Immundefizienz spielen die Depletion der CD4[+]-Zellen (sogenannte Helferzellen) und die Infektion des Monozyten/ Makrophagensystems eine entscheidende Rolle. Beide Zellsysteme spielen eine zentrale Rolle für die spezifische Immunabwehr und für die Interaktion des gesamten lymphatischen Systems. Durch den Ausfall bzw. Hemmung dieser zellulären Systeme werden nicht zuletzt auch zahlreiche andere immunologische Abwehrfunktionen negativ beeinflußt (Abb. 5).

Berücksichtigt man die einzelnen immunologischen Funktionen der CD4[+]-Zellen (Abb. 4) mit der Produktion verschiedener Cytokine, Aktivierung von Makrophagen, Induktion und Aktivierung von cytotoxischen Zellen, Stimulierung von

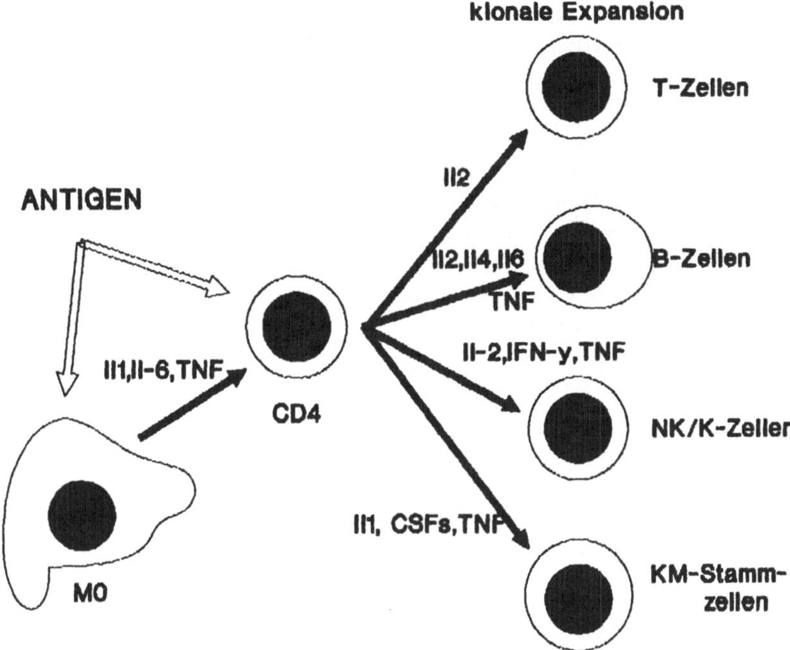


**Abb. 5.** Vereinfachte Darstellung der Bedeutung von CD4+-Zellen und Makrophagen für die Immunabwehr

B-Zellen und Knochenmarkstammzellen, so wird die Schwere der Immunsuffizienz durch die Depletion der CD4$^+$-Zellen im Vollbild des AIDS deutlich [24, 27, 18, 9, 6].

Über lange Zeit vernachlässigt wurde die Bedeutung der Monozyten und Makrophagen im Rahmen der HIV-Infektion. Nach dem derzeitigen Kenntnisstand müßte man davon ausgehen, daß wahrscheinlich bereits Precursor der Makrophagen HIV-infizierbar sind. Es wird hierdurch auch verständlich, daß nicht nur periphere Monozyten, sondern auch Mikrogliazellen, Bindegewebsmakrophagen der Milz, Kupfersche Sternzellen, Alveolarmakrophagen und Hautmakrophagen HIV infiziert werden. Einhergehend mit der Infizierung der Makrophagen kommt es dann zum Auftreten von Makrophagendysfunktionen.

Neben den CD4$^+$-Zellen und den Monozyten/Makrophagen können auch andere Zellpopulationen, allerdings zum geringen Anteil, HIV binden. In diesem Zusammenhang konnten HIV-Rezeptoren auf CD8$^+$-Zellen, B-Zellen und möglicherweise Knochenmarksstammzellen nachgewiesen werden [1, 28].

## Membranrezeptor für das HIV-Virus

Für die Virusbindung ist die Expression eines HIV-Rezeptors auf Zellmembranen notwendig. Bisherige Untersuchungen haben gezeigt, daß der HIV-Rezeptor mit einem Teil der Epitope auf dem CD4-Antigen identisch ist. Das HIV-Virus wird über ein Oberflächenantigen, das gp 120-Antigen, an den CD4-Rezeptor gebunden, und dann internalisiert. Das virale Genom wird schließlich mittels der reversen Transkriptase in die zelluläre DNA integriert und induziert nun seinerseits auch die Produktion viraler Proteine, die teilweise in die Zellmembran integriert werden und hier Antigencharakter gegenüber dem autologen Immunsystem erhalten [8, 14, 24]. Das genaue Epitope auf dem CD4-Rezeptor, das für die HIV-Bindung verantwortlich ist, wurde durch Blockierung der HIV-Bindung mit verschiedenen monoklonalen Antikörpern gegen das CD4-Antigen identifiziert [24]. Das Vorkommen von CD4-Antigenen, wenn auch in geringerer Dichte, auf Monozyten und verschiedenen Gewebsmakrophagen dürfte eine Erklärung für die Infizierbarkeit dieser Zellen durch HIV sein [14, 24].

## Mögliche pathophysiologische Mechanismen der CD4$^+$-Depletion

Welche Faktoren sind nun für die Depletion der CD4$^+$-Zellen verantwortlich, und warum tritt nach relativ langer Latenzzeit, bis zu mehreren Jahren, erst eine Progression auf?

Es gibt hierzu mehrere hypothetische Überlegungen, die eine Antwort auf mögliche Ursachen der CD4$^+$-Depletion geben könnten. Zum einen hat das HIV einen direkten cytopathischen Effekt auf die CD4$^+$-Zellen, und beeinflußt auch direkt die Funktion der befallenen Zellen [14]. Daneben spielen möglicherweise jedoch auch indirekte Mechanismen eine wichtige Rolle für die CD4$^+$-Depletion und das Auftreten der Immundefizienz.

Hier ist die Induktion von Supressorzellen sowie von Supressorfaktoren durch das HIV zu erwähnen. Virale Proteine können einen direkten inhibitorischen Effekt auf das Immunsystem entfalten [10, 18, 19].

Auftretende Immunkomplexe im Rahmen einer Infektion haben ebenfalls supprimierende Eigenschaften. Darüber hinaus werden im Rahmen der HIV-Infektion Autoimmunphänomene induziert mit Auto-Antikörperbildung und über die veränderten Membranantigene auch zu virusinduzierter gesteigerter Immunogenität gegen normale zelluläre Proteine. Zunehmendes Interesse gewinnt die Induktion autologer cytotoxischer Lymphozyten gegen autologe CD4$^+$-Zellen mit und schließlich auch ohne viral induzierte Membranantigene [14, 23, 27].

Von den Autoimmunphänomenen, die bei der HIV-Infektion bekannt sind, spielen weiterhin Auto-Antikörper gegen thrombozytäre Antigene eine relevante Rolle mit gehäufter Inzidenz von Immunthrombozytopenien. Weiterhin finden sich Auto-Antikörper gegen erythrozytäre und lymphozytäre Antigene, im letzteren Fall vorwiegend gegen CD4$^+$-Zellen, und antinukleärer Antikörper (Tabelle 2) [5, 16, 20, 28].

Ein weiterer Aspekt für den Progreß der Immundefizienz und der Infizierbarkeit der Zellen stellen Überlegungen dar, daß Aktivierungen von immunkompetenten Zellen, z.B. CD4$^+$-Zellen und Makrophagen, die Virusreplikation aber auch die Virusbindung dieser Zellen steigern können. Im Verlauf der HIV-Infektion finden wir in der Tat Hinweise dafür, daß das Immunsystem eine zunehmende

Aktivierung erfährt. So treten auf T-Zellen zunehmende Expressionen von DR-Antigenen und Transferrin-Rezeptoren auf als Zeichen der Aktivierung [4, 11, 26].

Zusammenfassend kann festgestellt werden, daß die zunehmende CD4-Depletion nicht allein durch direkte HIV-Infizierung dieser Zellpopulation bedingt sein dürfte, sondern daß hier ein multifaktorielles Geschehen angenommen werden muß.

## Literatur


1. Achour A, Hazan U, Nugeyre MT et al. (1986) A binding assay to identify HIV target cell. Ann Inst Pasteur 137:291−302
2. Bergmann L, Mitrou PS, Helm EB (1984) Lymphocyte subsets, alpha-interferon and immunoglobulins in male homosexuals in Frankfurt. Blut 49:221−222
3. Bergmann L, Mitrou PS, Demmer-Dieckmann M et al. (1984) Immunologische Veränderungen bei männlichen Homosexuellen und Patienten mit Hämophilie und von Willebrand-Syndrom. In: Helm EB, Stille W (Hrsg) AIDS. Zuckschwert, München, S 66−92
4. Bergmann L (1988) Immunologische Grundlagen und Verlaufsdiagnostik der HIV-Infektion. In: Landbeck G, Marx R (Hrsg) 18. Hämophilie-Symposion Hamburg 1987. Springer, Berlin Heidelberg New York Tokyo, S 117−128
5. Bowen DL, Lane HC, Fauci A (1986) Immunolocical abnormalitis in the acquirred immunodeficiency syndrome, Prog Allergy 37:207−223
6. Brodt HR, Helm EB, Werner A et al. (1986) Spontanverlauf der LAV/HTLV III-Infektion. Verlaufsbeobachtungen bei Personen aus AIDS-Risikogruppen. Dtsch Med Wochenschr 111:1175−1180
7. Clapham PR, Weiss RA, Dalgleish AG, Exley M, Whitby D, Hogg N (1987) Human immunodeficiency virus infection of monocytic and T-lymphocytic cells: rezeptor modulation and differentiation induced by phorbol ester. Virology 158:44−51
8. Dalgleish AG (1986) The T4 molecule: function and structure. Immunol. Today 7:142−144
9. Gerstoft J, Dickmeiss E, Mathiesen L (1985) Cytotoxic capabilities of lymphocytes from patients with the aquired immunodeficiency syndrome. Scand J Immunol 22:463−470
10. Gilmore N, Wainberg M (1985) Viral mechanisms of immunosuppression. Progr Leuk Biol 1:7
11. Gupta S (1986) Study of activated T-cell in man. Interleukin-2 receptor and transferrin receptor expression on T-cells and production of interleukin-2 in patients with AIDS and ARC. Clin Immunol Immunopathol 38:93−100
12. Helm EB, Bergmann L, Elbert M, Mitrou PS, Stille W (1984) Klinik und Verlaufsbeobachtungen bei Patienten mit Lymphadenopathie-Syndrom. Dtsch Med Wochenschr 109:1955−1962
13. Helm EB (1988) HIV-Lentovirosen. In: L'age-Stehr J (ed) AIDS und die Vorstadien. Springer, Berlin Heidelberg New York Tokyo, II S 2, 1−29
14. Ho DD, Pomerantz RJ, Kaplan JC (1987) Pathohenesis of infection with human immunodeficiency virus. N Engl J Med 317:278−286
15. Katz JR, Kron SE, Safai B, Oettgen HF, Hoffmann MK (1986) Antigen-specific and polyclonal B-cell response in patients with aquired immunodeficiency disease syndrome. Clin Immunol Immunopathol 39:359−367
16. Kopelmann RG, Zolla-Pazner S (1988) Association of human immunodeficiency virus infection and autoimmune plenomena. Am J Med 84:82−88
17. Kovanagi Y, Miles S, Mitsuvasu RT, Merill JE, Vinters HV, Chen SY (1987) Dual infection of the central nervous system by AIDS viruses with distinct cellular tropisms Science 236:819−822
18. Lane HC, Depper JM, Greene WC, Whalen G, Waldmann TA, Fanci AS (1985) Qualitative analysis of immune function in patients with the aquired immunodeficiency syndrome. N Engl J Med 313:79−84

19. Leist TP, Cobbold SP, Waldmann H, Agnet M, Zinkernagel RM (1987) Functional analysis of T-lymphocyte subsets in antiviral host defense. J Immunol 138:2278–2281
20. Lelie van der J et al. (1987) Autoimmunity against blood cells in human immundeficiency-virus (HIV) infection. Br J Haematol 67:109–114
21. Murray HW, Rubin BY, Masur H, Roberts RB (1984) Impaired production of lymphokines and immune (gamma) interferon in the aquirred immunodefeciency syndrome. N Engl J Med 310:883–888
22. Poli G, Bottazzi B, Acero R et al. (1985) Monocyte function in intravenous drug abusers with lymphadenophathy syndrome and in patients with aquired immunodeficiency syndrome: selective impairment of chemotaxis. Clin Exp Immunol 62:136–142
23. Ruscetti FW, Mikovitis JB, Kalyanaraman VS, Overton R, Stevenson H, Stromberg K, Heberman RB, Farrar WL, Ortaldo JR (1986) Analysis of efector mechanisms against HTLV I and HTLV III/LAV-infected lymphoid cells. J Immunol 136:3619–3623
24. Sattenau QL, Dalgleish AG, Weiss RA, Beverly PC (1986) Epitopes of the CD4 antigen and HIV infection. Science 234:1128–1123
25. Schnittmann SU et al. (1986) Direkt polyclonal activation of human B-lymphocytes by the aquired immune deficiency syndrome. Science 233:1084–1086
26. Stites DP, Gasavant CH, McHugh TM et al. (1986) Flow cytometric analysis of lymphocyte phenotypes in AIDS using monoclonal antibodies and simultaneous dual immunofluorescence. Clin Immunol Immunopathol 38:161–177
27. Stricker R et al. (1987) An AIDS-related cytotoxic autoantibody reacts with a specific antigen on stimulated CD4+ – T-cells. Nature 327:710–717
28. Treacy M, Lai L, Costello C, Clark A (1987) Peripheral blood and bone marrow abnormalities in patients with HIV related disease. Br J Haematol 65:289–294
29. Zigler JC (1987) AIDS and cancer. Ann Inst Pasteur Immunol 138:253–260

# Diskussion

KAMPS (Bonn):

Ich möchte noch eine kurze Anmerkung zur Einbeziehung des Western Blots in das prognostische Beobachtungsinstrumentarium machen. Ich habe vor kurzem etwa 1000 Western Blots aus den Jahren 1986 bis 1988 untersucht. Interessant war die Analyse von etwa 200 Patienten, Anfang bis Mitte 1986 untersucht, die damals im Stadium II und III waren. Etwa 160 dieser Patienten hatten sehr stark ausgeprägte oder nur sehr leicht abgeschwächte Banden. Zwei Jahre danach waren noch 87% dieser Patienten in den Stadien II und III. 13% hatten ARC, AIDS oder waren verstorben. Von den anderen 40 Patienten, bei denen p17 oder p24 entweder nicht mehr vorhanden oder nur noch sehr schwach ausgeprägt waren, waren nach zwei Jahren 2% der Patienten im Stadium IV. Das heißt also, daß wir da eine 40prozentige Vorhersagewahrscheinlichkeit haben. Damit liegt die prognostische Aussagekraft des Western Blots durchaus im Bereich der anderen guten prognostischen Marker.

GÜRTLER (München):

Ich danke für den Beitrag und möchte hinzufügen, daß wir eine solche Aussage nur dann wagen, wenn wir mindestens drei Serumproben haben, die wenigstens ein Dreivierteljahr auseinander liegen. Diese werden im selben Ansatz untersucht, so daß man dann wirklich diese Aussage machen kann.

KAMPS (Bonn):

Alle Proben sind mit dem gleichen Test gemacht worden. Sehr interessant ist in diesem Zusammenhang vielleicht noch die Beobachtung — das ist aber jetzt nur eine Beobachtung —, daß wir eine Reihe von Patienten haben, die seit etwa ein bis eineinhalb Jahren sehr niedrige Helferzellzahlen von unter 100 haben und die klinisch völlig symptomlos sind. In den Western Blots haben alle diese Patienten ausgeprägte Banden gezeigt.

GÜRTLER (München):

Das heißt, in dem Fall wäre die Immunantwort, die Sie im Western Blot sehen, der absoluten T4-Zellzahl überlegen.

**KAMPS (Bonn):**

Ja, möglicherweise ein Ausdruck eines protektiven Effektes.

**DEINHARDT (München):**

Ich glaube, daß man das generell nicht sicher sagen kann, aber ich stimme völlig zu, daß ein Western Blot unter den richtigen Umständen mit der richtigen Technik, durchgeführt im selben Ansatz, uns statistisch eine sehr gute Aussage geben kann. Leider stimmt es nicht in jedem Falle, nämlich nur in 40% der Fälle.

**KÖSTERING (Göttingen):**

Herr Gürtler, ich vermisse in der Diskussion die Angaben über Titerstufen im Plasma, wie sie 1984 von Herrn Koch vom BGA mitgeteilt worden sind. Er hatte bei Hämophilen deutliche Unterschiede beobachtet. Unterschiede in den Titerstufen müssen doch für den Verlauf von besonderer Bedeutung sein.

**GÜRTLER (München):**

Das ist richtig. Antikörpertiter-Bestimmungen werden von uns nur dann durchgeführt, wenn wir Serum und Liquor zur Frage einer neurologischen Manifestation vergleichend untersuchen. Sonst führen wir keine Titerbestimmungen durch, weil deren Standardisierung sehr schwierig ist. Bei gleichbleibendem Titer kann es auch durchaus passieren, daß eine Zunahme von gp41 und eine Abnahme von p24 zu verzeichnen ist. Das können Sie aus dem Titer nicht erkennen. Gerade deswegen sind wir auf den Western Blot übergegangen, da dessen Aussage als wichtiger einzustufen ist.

**LECHNER (Wien):**

Gerade bei den asymptomatischen Hämophilen hat man ja das ungeheure Bedürfnis, prognostische Faktoren zu haben.

**GÜRTLER (München):**

Ja, z.B. auch zur Frage, ob mit einer Interventionstherapie eingegriffen werden soll oder nicht.

**LECHNER (Wien):**

Kann man Ihren Ausführungen entnehmen, daß die Konzentration bzw. Qualität der Antikörper keine Aussage über die Prognose zulassen?

**GÜRTLER (München):**

Nein, keinesfalls. Wir haben durchaus die Möglichkeit mit langfristiger Verfolgung der Antikörpertiter prognostische Aussagen zu machen. Wenn Sie sehen, daß bei einem Patienten die Titer gegen gewisse virusspezifische Komponenten abfallen oder Patienten von vornherein nicht mit dem vollen Muster auf den Antikörpertiter reagieren, dann sollten Sie in der prognostischen Einschätzung vorsichtig sein und diese Patienten möglichst alle 6 Monate kontrollieren, um den Verlauf zu erkennen. Für diese ist die Wahrscheinlichkeit, AIDS zu entwickeln, wesentlich größer einzuschätzen als bei solchen, die das volle Antikörpermuster zeigen und mit diesem über Jahre hinweg reagieren.

LECHNER (Wien):

Mir geht es um die Langzeitprognose. Das, was sie gezeigt haben, ist mir schon klar geworden. Aber aus Ihren Kurven konnte man sehen, daß die Testverläufe über 5 oder 6 Jahre keinerlei Veränderungen aufweisen.

GÜRTLER (München):

Der älteste Patient, den wir in München haben, ist im Mai 1980 serokonvertiert. Seit dieser Zeit zeigt er das gleiche Muster, absolut identisch. Er hat bisher keinerlei Symptome gezeigt. Er ist klinisch gesund. Wir haben aber auch andere Patienten, die nach drei Jahren ein manifestes AIDS entwickeln.

LECHNER (Wien):

Ursprünglich waren die ganz gleich, nicht wahr?

DEINHARDT (München):

Es gibt keine Garantie, daß selbst der Patient, der über Jahre virale Antikörper gegen die meisten HIV-Antigene bilden konnte mit deutlicher Bande im Western Blot, übermorgen nicht plötzlich abfällt, d.h. seine Antikörper verliert. Längere Voraussagen kann man aus diesen Untersuchungen also nicht ableiten.

ZENZ (Graz):

Es gibt ja auch kommerziell erhältliche Tests gegen Anti-p24 und Anti-gp41 vom ELISA-Test. Haben Sie damit in Kombination mit Western Blot Erfahrungen gesammelt?

GÜRTLER (München):

Unsere Erfahrungen damit sind sehr schlecht. Es gibt viele falschpositive Ergebnisse. Ich kann Ihnen auch sagen, daß die Firma diese Tests vom Markt zurücknimmt.

WINTERGERST (München):

Zytotoxische Reaktionen gegen infizierte Zellen sind ja eigentlich eine normale Immunreaktion. Es ist ja auch bekannt, daß nur jede zehntausendste bis jede hunderttausendste Zelle tatsächlich das HIV trägt. Haben Sie eine Erklärung dafür, warum es nicht gelingt, HIV zu eliminieren?

BERGMANN (Frankfurt):

Es ist das Problem der HIV-Infektion, daß die Zielzelle des Virus eine immunkompetente Zelle ist, womit sich auch der zytotoxische Eliminationsmechanismus gegen immunkompetente Zellen richtet. Durch Zytolyse werden wieder Viren frei und können von neuen CD4-Zellen oder Makrophagen gebunden werden und diesen Kreislauf fortsetzen.

DEINHARDT (München):

Es ist mir nicht verständlich, ein Stadium als Krankheitsstadium IA zu bezeichnen, wenn keine HIV-Infektion vorliegt. Außerdem haben Sie noch eine Kontrollgruppe und deutliche Unterschiede zwischen der Kontrollgruppe und Ihrer Gruppe IA gezeigt. Ist die Gruppe IA denn eine, die sich durch ihr Verhalten von der Kontrollgruppe unterscheidet? Das wäre etwas grundsätzlich Anderes, als vom Fortschreiten einer Infektion zu sprechen.

BERGMANN (Frankfurt):

Ich bin Ihnen für diese Frage dankbar. Was in der Frankfurter Stadieneinteilung als Gruppe IA bezeichnet wird, entspricht keinem Krankheitsstadium. Die Gruppe wurde mit aufgenommen, da sich Angehörige von Risikokollektiven offensichtlich von anderen Gesunden unterscheiden. Um dieses zu berücksichtigen, ist seinerzeit die Gruppe IA mit aufgenommen worden. Veränderungen bei Angehörigen eines Risikokollektivs können sich durch Infektionen mit anderen Krankheitserregern ergeben, wie venerische Krankheiten, CMV oder andere virale Antigene. Zudem können Personen in dieser Gruppe vorhanden sein, die zum Zeitpunkt der Untersuchung HIV-infiziert, aber noch seronegativ waren.

DEINHARDT (München):

Aber das sind doch wenige, die kaum eine Rolle spielen sollten.

BERGMANN (Frankfurt):

Ja. Doch meine ich, daß diese Patienten Veränderungen durch andere Infektionen aufweisen können.

DEINHARDT (München):

Dennoch wird es ein Unterschied sein, ob Sie ein Kollektiv von Drogensüchtigen oder ein Kollektiv von promiskuitiven Heterosexuellen oder promiskuitiven Homosexuellen nehmen. Das sind ganz andere Verhaltensweisen und Umstände, die man differenzieren müßte. Auch ist es nicht ungefährlich, wenn Sie nicht mehr zwischen IA und IB differenzieren, sondern beide als Gruppe I zusammennehmen.

BERGMANN (Frankfurt):

Ich bin schon der Meinung, daß eine HIV-negative Vergleichsgruppe wichtig ist, z.B. auch bei Hämophilen. Sind doch bei diesen einige der immunologischen Parameter bereits verändert.

DEINHARDT (München):

Darüber gibt es gar keine Frage, nur würde ich diese nicht als Krankheitsstadium IA in der HIV-Diagnostik bezeichnen.

BROCKHAUS (Nürnberg):

Herr Gürtler, könnten Sie die Verlaufsbefunde der 4 Patienten kommentieren, über die auch in den Annals of Internal Medicine berichtet worden ist, die erst Antikörper-positiv und dann nur noch PCR-positiv waren?

GÜRTLER (München):

Wir gehen davon aus, daß diese Untersuchungsbefunde nicht zutreffen können. Uns ist auch kein Hämophiler mit positivem HIV-Antikörperbefund bekannt, der rekonvertiert ist, so daß keine Antikörper mehr nachweisbar waren.

DEINHARDT (München):

Wir haben es erlebt, daß außerhalb unseres Instituts unser Befund falsch abgeschrieben worden ist. Uns wurde ein Serum eingeschickt, das von uns als negativ befunden und herausgegeben worden ist. Der Einsender hat dann durch einen einfachen Schreibfehler bei der Übertragung von einem Befundbogen auf den anderen aus „negativ" „positiv" gemacht mit allen sich daraus ergebenden Konsequenzen. Bei einer Nachuntersuchung 1 Jahr später stellt sich dann heraus, was passiert war. Soweit zur Frage der Serokonverter.

Ich möchte noch grundsätzlich etwas zur polymerase chain reaction (PCR) sagen. Alle reden darüber, in der Vorstellung, das letzte infektiöse Virus nachweisen zu können. Die PCR ist eine sehr gute Technik, aber auch sehr gefährlich. Wir müssen in den nächsten Jahren erst einmal lernen, die Grenzen der Spezifität dieser Technik zu finden, bevor aufgrund des PCR-Befundes weitreichende Schlüsse gezogen werden.

GÜRTLER (München):

Ich möchte Herrn Bergmann zwei Fragen stellen. Sie haben gesagt, daß der Nachweis von Autoantikörpern für die Prognose sehr wichtig ist. Wie können Sie Autoantikörper bei einem hämophilen Patienten nachweisen? Weiterhin haben Sie die Bedeutung der CD4-Zellzahl hervorgehoben. Reicht es, deren Bestimmung im Fluoreszenzmikroskop vorzunehmen oder fordern Sie für die Reproduzierbarkeit der Bestimmung einen FACS?

BERGMANN (Frankfurt):

Für einen Erfahrenen ist die Methodik der Immunfluoreszenz mit der der Durchflußzytometrie vergleichbar, wenn eine genügende Zellzahl ausgezählt wird. Man sollte jedoch vermeiden, im Verlauf die Methodik zu wechseln.

Der Nachweis von Autoantikörpern ist methodisch sehr problematisch, selbst bei lang etablierten Krankheiten wie der ITP. Ich sehe derzeit keine Möglichkeit, eine Methodik in die Routine zu übernehmen, deren Ergebnisse dazu noch von prognostischer Bedeutung sind.

SCHRAMM (München):

Wie verläuft die HIV-Infektion in den verschiedenen Risikogruppen? Sie haben die Zahlen von Frau Prof. HELM aus Frankfurt gezeigt, nach denen innerhalb von 5 Jahren 68% aller Patienten ein manifestes AIDS entwickelt hatten. Wir übersehen 38 Patienten, von denen wir sogar die Serokonversion wissen, und haben nach 5—6 Jahren eine Manifestationsrate von unter 20%. Verläuft die HIV-Infektion bei Hämophilen vielleicht doch langsamer?

BERGMANN (Frankfurt):

Das ist eine wichtige Frage, doch kenne ich keine vergleichende Untersuchung. Bei den Frankfurter Patienten, die ich hier gezeigt habe, ist sicherlich zu berücksichtigen, daß ein Teil bereits über eine längere Zeit hinweg HIV-infiziert gewesen sein muß. Es waren also keine Patienten, die noch seronegativ waren und vom Zeitpunkt der Konversion nachbeobachtet worden sind. Das könnte einen Unterschied in den Zahlen bedingen. Zum anderen könnten zusätzliche Infektionen im Krankheitsverlauf eine Rolle spielen. Das aber ist derzeit noch nicht verbindlich zu sagen.

DEINHARDT (München):

Ich möchte dazu anmerken, daß wir anfänglich von wesentlich geringeren Prozentzahlen für das Auftreten von AIDS ausgegangen sind, daß sich diese Prozentsätze sehr schnell erhöht haben und daß es durchaus möglich ist, daß am Ende — nach 20 oder 25 Jahren — alle einmal Infizierten an AIDS erkranken. Es fällt aber auf, daß die Frankfurter Zahlen wesentlich höher liegen, und zwar nicht nur im Vergleich zu den Hämophilen, sondern auch im Vergleich zu vielen anderen Kollektiven. Ich glaube, wir brauchen hier wesentlich mehr Informationen. Auch die meisten amerikanischen Studien sind nicht in der aus Frankfurt berichteten Größenordnung, sondern fallen geringer aus. Die Zeit wird uns lehren, woran das liegt.

BALLEISEN (Hamm):

Ich möchte noch einmal auf die Frage von Herrn Lechner eingehen. Für nichtwissenschaftliche Betreuung eines HIV-positiven, sei er hämophil oder nicht, reichen an Labordiagnostik dann ja wohl das Differentialblutbild und die Elektrophorese. Der wichtigste Verlaufsparameter ist die klinische Untersuchung.

GÜRTLER (München):

Neben dem Differentialblutbild ist die Bestimmung der Thrombozyten- und Leukozytenzahl erforderlich. Hierzu sind virologische Parameter nicht verzichtbar, d.h. der Western Blot und vielleicht auch, wenn wir die Titer richtig standardisieren können, der ELISA. Die Klinik ist sicherlich das Wesentliche und auch hier wird man bestimmte Parameter nehmen müssen.

BERGMANN (Frankfurt):

Neben der Virologie sollten ansonsten auch die CD4-Zellzahlen bestimmt werden.

# Interventionstherapiestudien bei HIV-Infektion

J. R. BOGNER, A. MATUSCHKE, B. HEINRICH, H. S. FÜESSL, F.-D. GOEBEL
(München)

Zunächst stellt sich die Frage, welche Eigenschaften eine ideale antiretrovirale Substanz aufweisen müßte. Die Antworten klingen einfach. Folgendes müßte gewährleistet sein: Eine effektive Hemmung der Virusreplikation, nicht nur in vitro, sondern auch in vivo; eine Toxizität, die auch in einer Langzeittherapie nicht limitierend ist; eine maximale therapeutische Breite; Fehlen von Resistenzentwicklung; günstige pharmakokinetische Eigenschaften bezüglich Passage der Blut-Hirn-Schranke, Plasmahalbwertszeit und Bioverfügbarkeit bei oraler Applikation. Nicht zuletzt ist hinsichtlich des Langzeiteinsatzes idealerweise eine kostengünstige Substanz wünschenswert [1].

Eine Aufstellung über die Selektivität von antiretroviralen Substanzen haben DE CLERCQ et al. zusammengestellt [2]. Ein Selektivitätsindex wurde gebildet aus dem Quotienten von Zytotoxizitätsdosis in der Zellkultur $CD_{50}$ und in vitro-Effektivitätsdosis $ED_{50}$. Hierbei wurde ein günstiger Selektivitätsindex gefunden einerseits für verschiedene Dideoxynukleotide wie z.B. Azidothymidin und Dideoxycytidin, andererseits aber aber auch für Substanzen, die hauptsächlich Wirksamkeit an der Zelloberfläche von Zielzellen entfalten, wie z.B. Dextransulfat und Heparin. Substanzen, die klassischerweise als Hemmstoffe der Reversen Transkriptase (RT) untersucht wurden, wie z.B. Suramin und Ribavirin, zeigen bei relativ hoher Toxizität in dieser Untersuchung einen relativ ungünstigen Selektivitätsindex.

## Erfolgsparameter für Studien mit antiretroviralen Substanzen

Die Effektivität einer antiretroviralen Substanz ist bei geeigneter Technik in vitro unproblematischer zu beurteilen als in einer klinischen Studie. Hier gelten als Erfolgsparameter:

- eine Verringerung der RT Aktivität
- eine Verminderung des zytopathischen Effekts von HIV
- und die Inhibition der Syncytienbildung.

Die Beurteilung der klinischen Effektivität einer antiviralen Substanz muß sich am natürlichen Verlauf der Infektion, an der Auswirkung auf den klinischen Zustand des Patienten, sowie an immunologischen und virologischen Parametern orientieren.

Je früher im Verlauf der HIV-Infektion eine Therapie klinisch getestet werden soll, desto schwieriger ist die Erfolgsbeurteilung, da die mittlere Inkubationszeit mit 8 bis 10 Jahren geschätzt wird.

Wenn man für HIV-Infizierte ohne bekanntes Infektionsdatum eine jährliche Progressionsrate zum AIDS-Vollbild von 7–10% veranschlagen darf, so bedarf es sehr hoher Patientenzahlen und langer Behandlungsjahre um eine Beeinflussung des natürlichen Verlaufs statistisch zu sichern.

Bei symptomatischen Patienten der Diagnosegruppe CDC III und IV-A kann neben der Beurteilung des subjektiven Wohlbefindens der Patienten auch auf klinisch objektivierbare Befunde zurückgegriffen werden: Verlauf des Körpergewichtes, Häufigkeit von HIV-assoziierten Symptomen und Häufigkeit sowie Schwere der unter Therapie auftretenden opportunistischen Infektionen.

An virologischen Erfolgsparametern haben sich die Bestimmung von p24-Antigenspiegeln und die Anzüchtbarkeit von HIV in der Zellkultur als übliche Methoden herauskristallisiert. Über die antiretrovirale Auswirkung der studierten Substanz auf die Virusreplikation in Gewebsmakrophagen und anderen Körperzellen wird allerdings mit diesen Methoden keine Aussage gemacht.

An immunologischen Parametern wird bisher üblicherweise der Verlauf der CD4-Zellen in Prozent oder absolut verwendet. Solange die Pathogenese der CD4-Zell-Depletion nicht ausreichend geklärt ist, besteht die Frage, ob nicht auch andere pathogenetisch wichtige Parameter zur Beurteilung einer Therapie gefunden werden müssen. Ein neuer Ansatzpunkt hierzu wäre, die Zahl der bereits im frühen Stadium vermehrten aktivierten T-Lymphozyten heranzuziehen.

Außerdem können indirekte, unspezifische Parameter als Maß für die Aktivierung der zellulären Immunität wie Neopterin und Beta-2-Mikroglobulin für die Verlaufs- und Effektivitätsbeurteilung eine größere Bedeutung gewinnen [3].

Die Messung der Hautreaktivität auf Recall-Antigene ist bisher in allen Studien gebräuchlich. Die Aussage hierdurch stößt aber insofern auf Grenzen, da einerseits mit Boosterreaktionen gerechnet werden muß, andererseits eine Vergleichbarkeit der Ergebnisse strenggenommen nur gewährleistet ist, wenn sie von demselben Untersucher abgelesen werden.


## Angriffspunkte im HIV-Replikationszyklus

Neben den besonders gründlich untersuchten Hemmstoffen der RT und DNA-Synthese-Inhibitoren sind folgende Angriffspunkte von Interesse. Auf der Rezeptorebene an der Zelloberfläche kann die Adhäsion von HIV-Partikeln an den CD4-Rezeptor mehr oder weniger spezifisch inhibiert werden, z.B. durch Substanzen wie AL721, Dextransulfat, Peptid T und monoklonale CD4-Antikörper. Löslichen CD4-Antikörpern und gereinigten neutralisierenden Antikörpern (Anti-GP120, Anti-p24) wird die neutralisierende Wirkung noch vor der Virus-Adhäsion zugeschrieben [3a].

Auf der Ebene des „uncoating" der viralen RNA wird Interferonen eine hemmende Wirkung zugeschrieben.

Auf der Ebene der reversen Transkription und DNA-Komplementierung können RT-Hemmstoffe und Nukleotide, die zum Kettenabbruch der DNA-Synthese führen, zur Wirkung kommen. Hier seien die klassischen RT-Inhibitoren Suramin, HPA 23, Ribavirin und Foscarnet einerseits, und die Gruppe der Dideoxynukleotide andererseits genannt.

Weitere Wirkungsmechanismen sind auf der Ebene der Translation und des „virus assembly" möglich.

Hier wurde in letzter Zeit die Aufmerksamkeit auf Protease-Inhibitoren und Glykosylierungs-Hemmstoffe gelenkt. Für d-Penicillamin wird beispielsweise ebenfalls eine diesbezügliche Aktivität diskutiert [4].

Von besonderem theoretischen Interesse sind natürlich Therapiestudien, in welchen an zwei unterschiedlichen Zielpunkten im Replikationszyklus angesetzt wird, z.B. die Kombination von AZT mit Interferon.

**Studien mit antiretroviralen Substanzen**

Für niedermolekulares *Dextransulfat* sind als Wirkungsmechanismen eine Blockade der Virusadhäsion an den CD4-Rezeptor und eine Verhinderung der Syncytienbildung aus in-vitro-Studien bekannt. Bei einer 8wöchigen Pilotstudie an 34 Patienten mit ARC und AIDS kam es zu einem leichten CD4-Anstieg ohne signifikante Änderung der p24-Antigen-Spiegel [5]. An Nebenwirkungen traten vor allem Hepatotoxizität und Leukopenie auf. Weitere Studienergebnisse werden mit Spannung erwartet.

Die Abkürzung *AL 721* steht für „active lipids". Das Mischungsverhältnis von Triglyceriden, Phosphatidylcholin und Phosphatidylethanolamin ist 7:2:1. Es wirkt über Membranfluidisierung und Oberflächeneffekte, die bisher nicht eindeutig charakterisiert sind. Ergebnisse aus vorliegenden Studien sind eher widersprüchlich [6, 7]: Einerseits: Hemmung der RT-Aktivität und subjektive Besserung. Andererseits: Abnahme der CD4-Zellen und Zunahme von opportunistischen Infekten bei AIDS-Vollbild-Patienten. Immerhin gilt die Substanz als nebenwirkungsfrei und wird derzeit in multizentrischen Studien an Patienten ohne AIDS-Vollbild getestet.

Von *Peptid T* wird als Wirkungsmechanismus ebenfalls eine Virusrezeptor-Interaktion postuliert [8]. Es wurde zwar über eine Zunahme von Helferzellen und Besserung von HIV-Enzephalitis berichtet, virologische Daten fehlen jedoch noch, so daß ein Wirkungsnachweis noch nicht als gesichert gilt.

*CD4-Antikörper* können durch ihre spezifische Reaktion mit HIV-Oberflächenprotein eine vollständige Blockade der Virusbindung an zellständiges CD4-Protein der Zielzellen bewirken. Allerdings hat der CD4-Rezeptor eine physiologische Funktion in der Zellinteraktion von Lymphozyten. An Mäusen wurde eine Blockade der Helferzellfunktion gezeigt [9]. Eine Beurteilung als Therapeutikum steht derzeit noch aus. *Lösliches CD4-Antigen* kann spezifisch an gp120 von HIV binden und damit eine Neutralisierung vor der Virusadhäsion einerseits und eine Inhibition der Syncytienbildung andererseits bewirken. Es besteht aber auch hier die Frage, ob nicht physiologische Immunfunktionen gehemmt werden [9a].

Für *alpha-Interferon* gilt die therapeutische Wirksamkeit für die Rückbildung des Kaposi-Sarkoms in einem gewissen Prozentsatz der Behandelten als gesichert [10]. Außerdem kommt es zu einer Abnahme von p24-Antigen-Spiegeln. Allerdings handelt es sich um eine nebenwirkungsreiche Therapie. In weiteren Studien wurde die Indikation für alpha-Interferon in jüngster Zeit auf HIV-Infizierte ohne Kaposi-Sarkom ausgedehnt. Die Möglichkeit einer oralen Applikation wird gegenwärtig überprüft.

*Foscarnet* hemmt virale DNA-Polymerasen, nicht nur von HIV. Es kommt zwar zu einer RT-Hemmung in vivo, die Hauptschwierigkeiten mit der Substanz liegen jedoch in der mangelnden enteralen Resorption und im Nebenwirkungsreichtum. Neben Niereninsuffizienz und Anämie traten auch subjektive Nebenwirkungen auf [11].

Für *Ribavirin* ist bisher ein eindeutiger Wirkungsnachweis in vivo nicht erbracht. Bei einer ersten placebokontrollierten Studie traten bei Patienten der Placebogruppe mehr opportunistische Infektionen auf als in der Verum-Gruppe. Allerdings wurden Zweifel an dieser Untersuchung geäußert, da die Patienten der Placebogruppe offensichtlich bei Studienbeginn einen schlechteren immunologischen Ausgangsstatus aufwiesen [12].

Neben Azidothymidin gibt es auch unter den Purinen *2,3-Deoxynukleotide,* das Dideoxyadenosin und Dideoxyinosin. Mit ersterem wurde im Februar 88 eine Phase I Studie begonnen.

Ergebnisse mit *Dideoxycytidin* deuten auf eine gute Wirksamkeit hin: ein Abfall von p24-Antigen und ein vorübergehender Anstieg der Helferzellen [13]. Allerdings zeigte sich bei einigen Patienten, die länger als 6 Wochen behandelt wurden, eine periphere sensomotorische Neuropathie. Auch Fieber, Abgeschlagenheit, Exanthem und Schleimhautulzerationen wurden als Nebenwirkungen beobachtet. Phase II Studien werden nur in Kombination mit AZT durchgeführt.

In einer Pilotstudie mit dieser Kombination *(AZT + ddC)* über 9 Wochen mit wöchentlichem Wechsel der beiden Substanzen kam es zu einer CD4-Zunahme und p24-Antigen-Abnahme. Ein Patient, der bereits zuvor ddC erhalten hatte, entwickelte ebenfalls eine Neuropathie. In weiteren Studien wird wöchentlicher Substanzwechsel versus vierwöchentlichen Wechsel getestet.

Neben der genannten Kombination von AZT und ddC wird AZT in weiteren *Kombinationen* getestet, z.B. mit Interferon, Acyclovir, Granulozyten-Makrophagen colony stimulating factor (GM-CSF) zur Verhinderung der Myelotoxizität, und mit Interleukin.

Die Kombination von *AZT mit alpha-Interferon* wurde nach den bisher vorliegenden Ergebnissen zwar relativ gut vertragen, ist aber insgesamt eher zurückhaltend bewertet worden. FISCHL berichtet über enttäuschende virologische Ergebnisse [14], ORHOLM [15] über verstärkte Myelotoxizität und BRATZKE über das Fehlen einer verbesserten Effektivität gegenüber der Monotherapie mit Interferon [16]. Interessant ist allerdings, daß durch die Kombination von AZT und Interferon alpha bei Mäusen eine retrovirale Neuinfektion verhindert werden kann [17].

Als interessant wurde auch die Kombination von *AZT mit Acyclovir* angesehen. Nach den vorliegenden Ergebnissen kann als gesichert gelten, daß diese Kombination nicht zu einer veränderten Pharmakokinetik der Einzelsubstanzen führt. Eine verbesserte immunologische oder virologische Wirksamkeit dieser

Kombination bezüglich der HIV-Infektion wurde von keiner Gruppe schlüssig nachgewiesen. Allerdings kann aus der doppelblinden, placebokontrollierten europäischen Multicenterstudie immerhin vorläufig gefolgert werden, daß nach 48 Behandlungswochen weniger Herpes-Virusinfektionen und weniger opportunistische Infektionen bei Kombinationsbehandlung auftraten als bei Monotherapie mit AZT [18].

*Weitere Studien mit Azidothymidin* beziehen sich im wesentlichen auf eine erweiterte Indikationsstellung der antiretroviralen Therapie und eine differenziertere Dosierung des Medikaments. An Kaposi-Patienten wird die 8stündliche versus 4stündliche Applikation untersucht, bei HIV-dementia-complex werden 1000 mg/d versus 2000 mg/d untersucht. Bei Hämophilen ohne Immundefekt wird eine doppelblinde placebokontrollierte Studie mit einer täglichen Dosierung von 1500 mg durchgeführt. Über die kontinuierliche intravenöse AZT-Therapie bei 21 Kindern zwischen 14 Monaten und 12 Jahren wurde kürzlich im New England Journal of Medicine berichtet [19]: Bei einer Behandlungsdauer von bis zu 50 Wochen konnte eine deutliche Besserung der Intelligenzleistungen und eine Verminderung der opportunistischen Infektionen gezeigt werden. Allerdings traten bei immerhin 10 Patienten lokale oder systemische bakterielle Komplikationen im Zusammenhang mit dem für die Therapie verwendeten Katheter auf.

Eine nicht kausale, nicht direkt im Replikationszyklus von HIV ansetzende Therapie, stellt die Therapie mit *Immunglobulinen* dar. Es sei aber darauf hingewiesen, daß bisher an pädiatrischen Patienten dennoch über einen Anstieg von CD4-Zellen, eine gesteigerte Mitogen-Reaktivität von Lymphozyten und einen Rückgang der Lymphadenopathie berichtet wurde [20]. Außerdem kann bei Patienten mit B-Zell-Dysfunktion eine Verminderung der febrilen Episoden, ein Rückgang der bakteriellen Infektionen und opportunistischen Infekte erzielt werden [21].

## Literatur


1. Yarchoan R, Broder S (1987) Strategies for the pharmacologic intervention against HTLV III/LAV. In: Broder S (ed) AIDS: Modern concepts and therapeutic challenges. Dekker, New York, pp 335–360
2. DeClercq E (1988) Antiviral treatment for HIV-infection. In: AIDS/HIV experimental treatment directory 2; 1–6I/1988
3. Bogner J.R. et al (1988) Serum neopterin levels as predictor of AIDS. Klin Wochenschr 66:1015–1018, 1988
3a. Jackson GG et al. (1988) Passive imunoneutralization of HIV p24 antigenemia in patients with advanced AIDS by infusion of human plasma. Abstract 3064, IV. Int. Conf on AIDS, Stockholm
4. Paruti DM et al. (1987) D-penicillamine (DPA) treatment for lymphadenopathy syndrome (LAS) and AIDS-related complex. Abstract TP.220; III. Int. Conf. on AIDS, Washington
5. Mitsuya H et al. (1988) Dextran sulfate suppression of viruses in the HIV family. Inhibition of virion binding to $CD4^+$ cells. Science 240:646–649
6. Yust I et al. (1988) Reduction of circulation HIV-antigen in seropositive patients after treatment with AL 721, Abstract 3530, IV. Int. Conf. on AIDS, Stockholm
7. Goebel F-D et al. (1988) Clinical findings after administration of lipids in AIDS. A pilot study. Abstract 3531, IV. Int. Conf. on AIDS, Stockholm

8. Pert CB, Ruff MR (1986) Peptide T(4−8)-a pentapeptide sequence in the AIDS virus envelope which blocks infectivity is essentially conserved across 9 isolates. Clin Neuropathol 9:482−484

9. Carteron NL et al. (1988) Induction of immune tolerance during administration of monoclonal antibody to L3T4 does not depend on depletion of L3T4+ cells. J Immunol 140:713−716

9a. Weiss RA (1988) Receptor molecule blocks HIV. Nature 331:15

10. Abrams DI et al. (1987) Alpha interferon therapy of AIDS-associated Kaposi's sarcoma. Semin Oncol 14:527−531

11. Bergdahl S et al. (1988) Antiviral effect against HIV in patients with AIDS-related complex given intermittent i.v. foscarnet. Abstract 3588, IV. Int. Conf. on AIDS, Stockholm

12. Mansell PWA, Heseltine PNR et al. (1987) Ribavirin delays progression of the lymphadenopathy syndrome (LAS) to the acquired immunodeficiency syndrome (AIDS), Abstract T.8.5., III. Int. Conf. on AIDS, Washington

13. Yarchoan R et al. (1988) Phase I studies of 2'3'-dideoxycytidine in severe human immunodeficiency virus infection as a single agent and alternating with zidovudine (AZT). Lancet I:76−81

14. Fischl M et al. (1988) Phase I study of interferon alpha and AZT in patients with AIDS-related Kaposi's sarcoma. Abstract 3133, IV. Int. Conf. on AIDS; Stockholm

15. Orholm M et al. (1988) Effect on serum p24 antigen of a combination therapy with low dose interferon and zidovudine. Abstract 3626, IV. Int. Conf. on AIDS, Stockholm

16. Bratzke B et al. (1988) Combination of interferon (ra2a-IFN) and zidovudine for the therapy of HIV-associated Kaposi-sarcoma (KS). Abstract 3631, IV. Int. Conf. on AIDS, Stockholm

17. Ruprecht RM et al. (1988) Postexposure therapy with azidothymidin and interferon alpha prevents retroviral infection. Abstract 3632, IV. Int. Conf. on AIDS, Stockholm

18. Seligman M (1988) Zidovudine, plus or minus acyclovir, in the treatment of AIDS patients post-opportunistic infection. Wellcome-Satelliten-Symposium, Stockholm

19. Pizzo PA et al. (1988) Effect of continuous intravenous infusion of zidovudine (AZT) in children with symptomatic HIV infection. N Engl J Med 319:889−896

20. Calvelli TA, Rubinstein A (1986) Intravenous gamma globulin in infant acquired immunodeficiency syndrome. Pediatr Infect Dis 5:207−210

21. Brunkhorst U et al. (1988) I.v. gammaglobulin in treatment of symptomytic HIV-1 infection. Abstract 7251, IV. Int. Conf. on AIDS, Stockholm

# Diskussion

GÜRTLER (München):

Von den Substanzen, die Sie genannt haben, sind Surinam oder das AL 721 heute doch wohl nicht mehr zu empfehlen?

BOGNER (München):

Das AL 721 ist auf dem sog. grauen Markt weit verbreitet und wird sicherlich von vielen Patienten genommen. Kontrollierte Studien sind mir nicht bekannt. Solange kein günstiger Effekt bewiesen ist wie beim Azidothymidin, sollte man keine Substanzen außerhalb einer Studie anwenden.

Frau SCHARRER (Frankfurt):

Sind Ihnen Studien mit alternierendem Einsatz des AZT bekannt?

BOGNER (München):

Nein, aber es gibt Berichte darüber, daß das Absetzen von Azidothymidin vorübergehend zu Encephalitis oder Myelitis führen kann. Absetzen oder Dosisreduktion sollten daher mit Vorsicht gehandhabt werden.

WINTERGERST (München):

Wann beginnen Sie mit einer Azidothymidin-Therapie?

BOGNER (München):

Wenn ein Immundefekt bei ARC oder das Vollbild eines AIDS vorliegt. Für diese Indikationen ist die Substanz in der Bundesrepublik zugelassen und danach richten wir uns auch. Als erweiterte Indikationsstellung ist die HIV-Thrombozytopenie und die HIV-Encephalopathie zu nennen, die beide auf diese Substanz sehr gut ansprechen.

LECHNER (Wien):

Gibt es Informationen über den weiteren Verlauf der placebokontrollierten AZT-Studie der USA?

Bogner (München):

Genaue Zahlen kann ich Ihnen nicht geben. Soviel ich weiß, haben auch behandelte Patienten weitere opportunistische Infektionen bekommen und sind auch gestorben, so daß man lediglich von einer Verzögerung des natürlichen Verlaufs sprechen kann.

Lechner (Wien):

Unsere Kenntnisse beziehen sich im wesentlichen auf diese eine placebokontrollierte Studie. So finde ich es erstaunlich, daß wir keine Informationen über den weiteren Verlauf bei diesen Patienten haben.

Bogner (München):

Wir haben die Information, daß diese nicht geheilt worden sind und wiederum opportunistische Infektionen bekommen haben, aber später und weniger heftig.

Deinhardt (München):

Es ist klar: Heilung nein, Verzögerung ja. Von der einen placebokontrollierten Studie kann zur Langzeitprognose relativ wenig abgeleitet werden, wer aber würde heute noch eine placebokontrollierte AZT-Studie anfangen? Das ist unser aller Problem.

Frau Brunckhorst (Hannover):

Es liegt zum Teil wohl auch daran, daß die Studie abgebrochen worden ist und dann alle Patienten mit AZT weiterbehandelt worden sind. Für den Langzeitverlauf ergeben sich daher keine verbindlichen Aussagen.

Deinhardt (München):

Das ist richtig. Herr Bogner, wie stehen Sie zu einer prophylaktischen AZT-Gabe nach einer unfallbedingten HIV-Inokkulation, z.B. Nadelstichverletzung?

Bogner (München):

Danach werden wir häufig gefragt, weil in jeder Klinik Verletzungen vorkommen können. Aufgrund einer an Mäusen durchgeführten Studie, die zeigt, daß eine Infektion verhindert werden kann, tendieren wir zu der Empfehlung, Azidothymidin für einen begrenzten Zeitraum zu geben.

Gürtler (München):

Ich möchte dieser Aussage zustimmmen. Wie lange AZT in einem solchen Fall gegeben werden sollte, ist eine noch offene Frage. Nach einem „Lancet"-Artikel sollten das 4 Tage sein. Bei dieser Behandlungsdauer wird man kaum mit wesentlichen Nebenwirkungen und Folgeschäden rechnen müssen.

Zur Studie an Mäusen möchte ich anfügen, daß die Mäuse nach Inokkulation keine Virämie gezeigt haben, und das Virus nicht nachgewiesen werden konnte.

Aber die Hälfte der Mäuse hatte Antikörper gegen das Virus entwickelt. Die Infektion ist also angegangen. Daraus wäre zu folgern, daß in der Hälfte der Fälle das AZT nicht in der Lage war, die Virusinfektion zu verhindern.

KÖSTERING (Göttingen):

Wie häufig sind HIV-Infektionen nach Nadelstichverletzungen beobachtet worden?

DEINHARDT (München):

Nach den letzten Zahlen kommt das auf 1 Infektion bei weniger als 700 Verletzungen, und das ist in jedem Fall eine tragische Situation. Wenn dabei die Hoffnung besteht, mit einer 4tägigen AZT-Prophylaxe die Infektion im Keim zu ersticken und keine schweren Nebenwirkungen dabei in Kauf zu nehmen sind, sollte man sich diese Maßnahme durchaus überlegen.

WINTERGERST (München):

Die Effektivität dieser Prophylaxe ist nicht erwiesen und läßt sich aufgrund der geringen Serokonversionszahlen auch nicht beweisen. Andererseits ist aber auch unklar, welche Nebenwirkungen des AZT in Kauf genommen werden müssen.

BROCKHAUS (Nürnberg):

Nach Angabe des Herstellers soll man das AZT 6 Wochen lang geben, 4 Tage würden nicht ausreichen. So habe ich Bedenken bezüglich der langzeitigen Prophylaxe wie auch gegenüber der Empfehlung von 4 Tagen. Wie lange Zeit hat man nach Exposition, um mit einer Prophylaxe zu beginnen? Ist ein Abwarten von 3 Tagen tatsächlich noch vertretbar?

DEINHARDT (München):

3 Std. wären schon zu lange, denn sobald es zu einer Infektion gekommen ist, geht alles sehr schnell. 3 Tage halte ich für viel zu lange. Wenn Sie z.B. die Hepatitis B nehmen, da sind selbst hohe Gaben von Immunglobulinen nach 3 Tagen schon ziemlich wirkungslos. Wenn man sich überhaupt zu einer Prophylaxe mit AZT entscheidet, sollte diese so rasch wie möglich einsetzen. Ob man AZT über 4 Tage, 4 Wochen oder 6 Wochen verabfolgen sollte, dafür gibt es keine wissenschaftlichen Beweise. Die theoretische Überlegung ist nur, wenn ich diese Infektion in 3 oder 4 Tagen mit einer annehmbaren Dosis nicht verhindert habe, dann dürfte sie nicht zu verhindern sein, und ich würde mich keiner 6wöchigen Therapie aussetzen. Wir wissen zu wenig über unerwünschte Wirkungen im Frühstadium einer HIV-Infektion.

BOGNER (München):

Ich möchte das kurz kommentieren. Innerhalb der ersten 8 Wochen der AZT-Behandlung tritt ein Abfall des Hämoglobins auf, und wir beobachten einen Anstieg des MCV. Die Wirkung auf die Thrombozyten spielt dabei keine wesentliche Rolle. So kann man feststellen, daß bei einer Prophylaxe über einige Tage, die Nebenwirkungen sicherlich in Grenzen zu halten sind. Auch wissen wir, daß noch relativ gesunde Patienten mit einem nur leichten ARC die Substanz auch subjektiv völlig problemlos vertragen.

SEDLAK (Linz):

Könnten Sie auch ganz kurz zum letzten Stand der Impfstoffe Stellung nahmen?

DEINHARDT (München):

Keiner der Schimpansen, die in den einzelnen Studien gegen HIV immunisiert worden sind, war danach resistent gegenüber einer Infektion mit Lebendviren. Konnten auch hohe Titer neutralisierender Antikörper induziert werden, so ist es also nicht gelungen, die Tiere vor einer Infektion zu schützen.

Haben wir die Möglichkeit einer Impfung vor 1 oder 2 Jahren noch sehr enthusiastisch gesehen, so sind wir heute also sehr viel pessimistischer geworden. Man könnte natürlich sagen, daß diese Tiere nicht vor einer Infektion, vielleicht aber doch vor einem Krankwerden geschützt worden sind. Das ist aber Spekulation, denn bisher sind Schimpansen überhaupt noch nicht krank geworden. Eine Aussicht auf einen Impfstoff morgen oder übermorgen haben wir jedenfalls leider nicht.

# 2. *Spontanverlauf der HIV-Infektion*

Diskussionsleitung:
G. Landbeck (Hamburg)
K. Lechner (Wien)

zusammen mit
L. Bergmann (Frankfurt): Immunologie
J. Bogner (München): ARC/AIDS-Klinik
F. Deinhardt (München): Virologie

# Verlaufsbeobachtung der HIV-Infektion bei Patienten mit hämorrhagischen Diathesen

F. Störkel, E. Aygören, L. Bergmann, H. W. Dörr, E. B. Helm, W. Preiser, A. Werner, I. Scharrer (Frankfurt)

Im Hämophiliezentrum Frankfurt werden 450 Patienten mit verschiedenen hämorrhagischen Diathesen betreut, wovon 132 regelmäßig mit Faktorenkonzentraten substituiert werden. 88 der 132 Patienten sind an einer Hämophilie A, 15 an einer Hämophilie B, 28 an einem von Willebrand-Syndrom und eine an einer angeborenen Thrombozytopathie erkrankt. 88 (67%) Patienten sind HIV-negativ und 44 (33%) HIV-positiv. Seit 1983 werden Verlaufsbeobachtungen durchgeführt; der vorläufige Beobachtungsendpunkt ist 1/88. Neben regelmäßigen (mindestens 2 × pro Jahr) körperlichen, immunologischen und serologischen Untersuchungen wurden bei den HIV-Infizierten auch wiederholt Anti-p24 und Anti-gp41 und HIV-Antigen im Serum bestimmt. Entsprechend der Befunde am jeweiligen Untersuchungsdatum wurden die Patienten gemäß der Frankfurter Stadieneinteilung bei HIV-Infektionen [1, 2] klassifiziert. Die Diagnose AIDS erfolgte entsprechend der neuen CDC-Definition von 1987 [3].

Art und Schweregrad der hämorrhagischen Diathese der 44 HIV-positiven Patienten sind in Tabelle 1 aufgeführt. Je nach Datum der Erstuntersuchung erfolgte eine Einteilung der Patienten in verschiedene Gruppen:

Gruppe I    umfaßt als Zeitraum der Erstuntersuchung 1/83−12/83 (n = 10)
Gruppe II   1/84−12/84 (n = 17)
Gruppe III  1/85−12/85 (n = 10) und
Gruppe IV  1/86−12/86 (n = 7).

**Tabelle 1.** Patientenkollektiv der HIV-positiven Patienten, aufgeteilt nach Art und Schweregrad der hämorrhagischen Diathese

| Schweregrad | Hämophilie A | Hämophilie B | vWS | versch. | n |
|---|---|---|---|---|---|
| Hemmkörper | 3 | | | | |
| schwer | 19 | 7 | 2 | 1 | |
| mittelschwer | 5 | | | | |
| mild | 2 | 2 | | | |
| Subhämophilie | 3 | | | | |
| n | 32 | 9 | 2 | 1 | 44 |

**Ergebnisse**

*HIV-negative Patienten*

Von den 88 HIV-negativen Patienten konnten 79 regelmäßig nachuntersucht werden. Bei keinem dieser Patienten wurde bei den wiederholt durchgeführten Untersuchungen auf HIV-Antikörper bis zum jetzigen Zeitpunkt eine Serokonversion festgestellt, wobei der längste Beobachtungszeitraum, analog zu den Rekrutierungszeiträumen der positiven Patienten, 55 Monate betrug. Dieses Ergebnis bezieht sich sowohl auf die 37 der 79 Patienten, die ausschließlich mit virusinaktivierten Konzentraten behandelt wurden, als auch auf solche, die vor Mitte 1984 nicht-virusinaktivierte Konzentrate erhielten.

*HIV-positive Patienten*

Die Stadieneinteilung der 44 HIV-positiven Patienten zum Zeitpunkt der Erstuntersuchung ist in Tabelle 2 beschrieben. Die Mehrzahl (33/44) der erstmalig untersuchten Patienten befand sich, unabhängig vom jeweiligen Rekrutierungszeitraum, im Stadium 1b oder 2a. Weiterhin sind in dieser Tabelle die Zahlen der sogenannten drop-out-Patienten aufgeführt (9/44). Für die weiteren Auswertungen wurden nur noch die 35 Patienten berücksichtigt, die sich bis zum Endpunkt der Untersuchung 1/88 regelmäßig zu den Kontrolluntersuchungen vorgestellt haben.

**Tabelle 2.** Stadium bei Erstvorstellung und Anzahl der drop-out-Patienten

| Stadium b. Erstvorstellung | Gruppe I (1/83−12/83) | | Gruppe II (1/84−12/84) | | Gruppe III (1/85−12/85) | | Gruppe IV (1/86−12/86) | | Gesamtzahl d. Pat./Stadium | |
|---|---|---|---|---|---|---|---|---|---|---|
| | ges[a] | d.o.[b] | ges. | d.o. | ges. | d.o. | ges. | d.o. | ges. | d.o. |
| | 10 | − | 17 | 5 | 10 | 3 | 7 | 1 | 44 | 9 |
| 1 b | 3 | | 5 | 3 | 1 | 1 | 1 | 1 | 10 | 5 |
| 2 a | 3 | | 9 | 2 | 7 | 2 | 5 | − | 24 | 4 |
| 2 b | 4 | | 3 | − | 1 | − | 1 | − | 9 | − |
| 3 | − | | − | | 1 | − | − | | 1 | − |

[a] ges.: Gesamtzahl der bei Erstvorstellung untersuchten Patienten
[b] d.o.: Anzahl der „drop-out"-Patienten

Den Verlauf der HIV-Infektion während des Beobachtungszeitraumes zeigt Tabelle 3. Betrachtet man alle untersuchten Patienten, unabhängig vom Zeitpunkt der Erstuntersuchung (Tabelle 3, letzte Spalte), so befanden sich 25 von 35 Patienten bei der Erstuntersuchung im Stadium 1b oder 2a. Am Endpunkt der Untersuchung waren es noch 9 Patienten, während 26 sich im Stadium 2b oder 3 befanden. Dieses Ergebnis besagt folgendes: unahängig vom Zeitunkt der Erstuntersuchung ließ sich bei den meisten Patienten eine Tendenz zur Verschlechterung des Gesundheitszustandes feststellen.

**Tabelle 3.** Stadium der *follow-up-Patienten* bei Erstuntersuchung und am Endpunkt der Beobachtung 1/88

| Gruppen<br>Stadium | Gruppe I<br>(55 Monate)<br>n = 10<br>A[a] | E[b] | Gruppe II<br>(47 Monate)<br>n = 12<br>A | E | Gruppe III<br>(35 Monate)<br>n = 7<br>A | E | Gruppe IV<br>(23 Monate)<br>n = 6<br>A | E | Gesamt Pat.-Zahl<br>für I – V<br>n = 35<br>A | E |
|---|---|---|---|---|---|---|---|---|---|---|
| 1 b | 3 | 2 | 2 | 2 | – | – | – | – | 5 | 4 |
| 2 a | 3 | 1 | 7 | 3 | 5 | 0 | 5 | 1 | 20 | 5 |
| 2 b | 4 | 3 | 3 | 4 | 1 | 5 | 1 | 4 | 9 | 16 |
| 3 | 0 | 4 | 0 | 3 | 1 | 2 | 0 | 1 | 1 | 10 |

[a] A: Erstuntersuchung
[b] E: Endpunkt der Beobachtung

Dennoch gab es im Ablauf der Erkrankung bedeutsame interindividuelle Unterschiede, i.e. ein Patient ist beispielsweise nach 47 Mon. Beobachtungsdauer noch im Stadium 1b, während ein anderer Patient innerhalb dieses Zeitraumes die Stadien 2a, 2b und 3 durchlaufen hatte.

Die AIDS-Prävalenz der Anti-HIV-positiven Patienten nahm mit der Dauer der Infektion zu (Tabelle 4). Während 1/85 bzw. 1/86 bei der Gruppe mit der längsten Beobachtungsdauer (Gruppe I; n = 10) noch keine AIDS-Erkrankung auftrat, war dies bei 4 Patienten am vorläufigen Ende der Beobachtungszeit 1/88 der Fall. Für die Gruppen II – IV verschob sich das Auftreten von AIDS in die frühen Beobachtungszeiträume, wobei jedoch berücksichtigt werden muß, daß die Patienten dieser Gruppen bereits kurze Zeit nach der Erstuntersuchung einen ausgeprägteren Immundefekt hatten als die Patienten der Gruppe I. Dies kann dahingehend interpretiert werden, daß die Mehrzahl der Patienten sich mit hoher Wahrscheinlichkeit im gleichen Zeitraum infiziert hat. Insgesamt waren am Endpunkt der Beobachtung 10 Patienten an AIDS erkrankt, dies entspricht 23% bzw. 28,5% der untersuchten 44 bzw. 35 HIV-positiven Patienten.

Zum Zeitpunkt der klinischen Erstmanifestation des Immundefektes hatten 9 der 10 an AIDS Erkrankten eine opportunistische Infektion; ein Patient zeigte eine neurologische Symptomatik. Bemerkenswerterweise trat auch bei den von uns beobachteten Patienten kein Kaposi-Sarkom auf. Die Überlebensdauer der AIDS-Patienten (n = 4) innerhalb des Beboachtungszeitraumes betrug minimal 14 Tage und maximal 1,5 Jahre. Die 6 derzeit an AIDS Erkrankten haben, bezo-

**Tabelle 4.** AIDS-Prävalenz der follow-up-Patienten

| Zeitpunkt der<br>Bilanz | Gruppe I<br>(n = 10)<br>Beobachtungs-<br>dauer in<br>Monaten | Patienten<br>an AIDS<br>erkrankt | Gruppe II<br>(n = 12)<br>Beobachtungs-<br>dauer in<br>Monaten | Patienten<br>an AIDS<br>erkrankt | Gruppe III<br>(n = 7)<br>Beobachtungs-<br>dauer in<br>Monaten | Patienten<br>an AIDS<br>erkrankt | Gruppe IV<br>(n = 6)<br>Beobachtungs-<br>dauer in<br>Monaten | Patienten<br>an AIDS<br>erkrankt |
|---|---|---|---|---|---|---|---|---|
| 1/85 | 12 – 23 | – | | | | | | |
| 1/86 | 24 – 35 | – | 12 – 23 | 1 | | | | |
| 1/87 | 36 – 47 | 1 | 24 – 35 | 2 | 12 – 23 | 1 | | |
| 1/88 | 48 – 55 | 4 | 36 – 48 | 3 | 24 – 35 | 2 | 12 – 23 | 1 |

gen auf das Stadium 3, eine Beobachtungszeit von 2,5 Monaten bis zu 2 Jahren. Vergleicht man die Anzahl der Todesfälle durch sogenannte „bluterbedingte Erkrankungen" (chronische Hepatitis und deren Komplikationen; tödliche Blutungen) (n = 3 von 35) mit den an AIDS Verstorbenen (n = 4 von 35), so zeigt sich im Vergleich zu früheren Statistiken nunmehr eine Zunahme der durch AIDS verursachten Todesfälle.

## Verlauf von Anti-p24- und Anti-gp41-Antikörpern und von HIV-Antigen

Zusätzlich gingen wir der Frage nach, inwieweit wiederholte Bestimmungen von Anti-core-(p24) und Anti-env-(gp41) Antikörper und HIV-Antigen eine prognostische Bedeutung haben. 33 der 35 follow-up-Patienten wurden mehrfach untersucht. Bei 22 Patienten konnte, unabhängig vom jeweiligen Stadium ihrer HIV-Infektion, wiederholt folgende Befundkonstellation ermittelt werden: Nachweis von Anti-core-(p24) und Anti-env-(gp41) Antikörper im Serum bei fehlender Antigenämie.

Bei 11 Patienten traten im Verlauf Änderungen der HIV-Marker auf. Dies zeigte sich in einer Abnahme oder einem Fehlen von Anti-p24 (core) und/oder Auftreten von HIV-Antigen. Anti-gp41 (env) hingegen war bei allen Patienten während des gesamten Beobachtungszeitraumes konstant nachweisbar. Zum Auftreten einer HIV-Antigenämie, mit oder ohne Verlust von Anti-p24, kam es bei 8 der 11 Patienten, und zwar 10 bis 48 Monate vor Übergang in das nächste Stadium (2a nach 2b; 2b nach 3). Vergleicht man die Stadieneinteilung der untersuchten Patienten mit und ohne Änderung der HIV-Marker (Tabelle 5), so läßt sich am Endpunkt der Beobachtung feststellen, daß es bei knapp der Hälfte der Patienten im Stadium 2b und der Mehrzahl der Patienten im Stadium 3 zu Veränderungen der HIV-Marker im Serum kam.

**Tabelle 5.** Patienten mit und ohne Änderungen der HIV-Marker (n = 33)

| Stadium | Endpunkt der Beobachtung 1/88 | | |
| | Gesamtzahl der Patienten | Patienten mit konstanten HIV Markern | Patienten mit veränd. HIV Markern |
| | (n = 35) | (n = 22) | (n = 11) |
|---|---|---|---|
| 1 b | 4 | 4 | – |
| 2 a | 5 | 4 | 1 |
| 2 b | 16 | 11 | 5 |
| 3 | 10[a] | 3 | 5 |

[a] hiervon jedoch nur 8 untersucht

## Zusammenfassung und Schlußfolgerung

1. Bei den HIV-negativen Patienten trat keine Serokonversion auf (längste Beobachtungsdauer 55 Monate).

2. Bei den HIV-positiven Patienten war die Tendenz zur Verschlechterung des Gesundheitszustandes in jedem Stadium der Erkrankung sichtbar. Während bei Erstuntersuchung 71% der Patienten sich im Stadium 1b oder 2a befanden, waren es am Endpunkt der Beobachtung nur noch 25%, 23 bzw. 28,5% der untersuchten 44, bzw. 35 HIV-positive Patienten waren innerhalb von 5 Jahren an AIDS erkrankt.
3. Die AIDS-Prävalenz stieg mit der Dauer der Infektion. Es läßt sich jedoch keine Prognose für den Individualfall ableiten.
4. HIV-Antigen wurde bei Patienten in fortgeschrittenen klinischen Stadien häufiger gefunden.
5. Zwischen den hier vorliegenden Ergebnissen bei Patienten mit Gerinnungsstörungen und den bei anderen Gruppen HIV-infizierter Hämophiler und Nicht-Hämophiler gefundenen Daten besteht Übereinstimmung.


**Literatur**

1. Helm EB, Bergmann L, Elbert M, Mitrou PS, Stille W (1984) Klinik und Verlaufsbeobachtung bei Patienten mit Lymphadenopathie-Syndrom. DMW 109:1955−1962
2. Brodt HR, Helm EB, Werner A, Joetten A, Bergmann L, Klüver A, Stille W (1986) Verlaufsbeobachtungen bei Personen aus AIDS-Risikogruppen bzw. mit LAV/HTLV III Infektionen. DMW 111:1175−1180
3. Center for Disease Control (1987) Leads from MMWR, Supplement 15. Revision of the CDC surveillance case definition for Acquirerd Immunodeficiency Syndrome. JAMA 258, 1143−1154

# Diskussion

Gürtler (München):

Haben Sie bei Ihren HIV-infizierten Patienten einen progredienten Infektionsverlauf beobachtet, obwohl diese mit Immunglobulinen, Azidothymidin oder anderen Substanzen behandelt worden sind? Weiterhin möchte ich Sie fragen, ob der Infektionsverlauf mit der verabfolgten Gerinnungsfaktorenmenge korreliert?

Frau Störkel (Frankfurt):

AZT haben bisher nur Patienten mit AIDS erhalten, aber keine Patienten im früheren Stadium der HIV-Infektion. Über einen Zusammenhang zwischen Substitutionsmenge und Verlauf der HIV-Infektion können wir bisher keine Aussage machen. Unter unseren AIDS-Patienten befinden sich einige mit milder oder mittelschwerer Hämophilie, die nur relativ wenig Faktorenkonzentrate bekommen haben. Andererseits haben wir einige Hochsubstituierte, die auch derzeit noch keine Progredienz der HIV-Infektion aufweisen.

Lechner (Wien):

Wir haben dieses bei unseren Patienten mathematisch analysiert und absolut keine Beziehung gefunden.

Köstering (Göttingen):

Habe ich Sie richtig verstanden, daß seit Beginn der HIV-Bestimmungen die Patienten, die das erste Mal positiv waren, positive Befunde behalten haben, aber keiner, der 1985 noch nicht positiv war, später noch positiv geworden ist?

Frau Störkel (Frankfurt):

Richtig. Auch die negativen Patienten wurden von uns nachuntersucht, und auch mit Western Blot. Wir haben keine Serokonversion gesehen. Das gilt auch für Patienten, die bis zur Umstellung auf hitzeinaktivierte Präparate nichtinaktivierte bekommen haben.

Bergmann (Frankfurt):

Würden Sie aus Ihren Untersuchungen bei HIV-Seronegativen schließen, daß neue Infektionsfälle bei Hämophilen inzwischen sehr unwahrscheinlich geworden sind?

Frau STÖRKEL (Frankfurt):

Soweit dieses aus unseren Untersuchungen zu schließen ist, kann diese Frage zustimmend beantwortet werden. Die letzte Serokonversion haben wir Anfang 1986 gefunden.

Frau SCHARRER (Frankfurt):

Damit keine Mißverständnisse entstehen: Wir haben 1986 keine Serokonversion durch ein Präparat erlebt, sondern 1986 einige Patienten erstmals untersuchen können.

LECHNER (Wien):

Das ist ein wesentlicher Unterschied.

# Partielle Verbesserung immunologischer in vitro-Parameter bei HIV-infizierten Hämophiliepatienten während eines Überwachungszeitraumes von mindestens zwei Jahren

V. Daniel, R. Weimer, Kl. Schimpf, G. Opelz (Heidelberg)

Etwa 50% der Hämophiliepatienten in Deutschland sind mit dem Humanen Immundefizienzvirus (HIV) infiziert [1]. Die HIV-Infektion führt zu einem fortschreitenden Verlust von CD4+-T-Helferlymphozyten. Reicht die Anzahl von T-Helferlymphozyten für die Infektabwehr nicht mehr aus, so treten opportunistische Infektionen auf, die zum Tode des Patienten führen [2]. Im Gegensatz zu diesem progredienten Krankheitsverlauf fanden wir bei einigen HIV+-Patienten eine Erholung der Immunfunktionen.

## Material und Methoden

121 Hämophiliepatienten wurden länger als 2 Jahre überwacht. Die Erstuntersuchung des Immunstatus erfolgte 1984–1986 und zuletzt 1987 oder 1988. 73 Patienten waren bei der Erstuntersuchung HIV-positiv (HIV+) und 41 HIV-negativ (HIV−). 5 weitere Patienten serokonvertierten im Laufe der Studie. Der mittlere Überwachungszeitraum für HIV-infizierte Patienten betrug 35 ± 7 Monate (25–49 Monate), für HIV-Patienten 34 ± 7 Monate (24–47 Monate) und für die 5 serokonvertierten Patienten 38 ± 7 Monate (30–36 Monate). 12 Patienten erkrankten bislang an AIDS, einer an AIDS-related complex (ARC). 6 AIDS-Patienten wurden mit Azidothymidin (AZT), 11 Patienten mit Immunglobulinpräparaten und 1 Patient mit Alpha-Interferon behandelt. Alle Patienten erhielten hochgereinigte lyophilisierte Gerinnungsfaktoren.

Wir untersuchten 8 verschiedene Immunparameter: Anzahl CD4+-T-Lymphozyten/µl, CD4/CD8-Quotienten, Serumneopterinspiegel, in vitro-Stimulierbarkeit mit allogenen Stimulatorzellen sowie mit 4 verschiedenen Mitogenen.

Die T-Lymphozytensubpopulationen wurden aus Vollblut mit den monoklonalen Antikörpern OKT4 (CD4+-T-Helferlymphozyten, Ortho, Raritan, NJ) und OKT8 (CD8+ Suppressor/zytotoxische T-Lymphozyten, Ortho) bestimmt. Die Analyse der Zellen sowie die Bestimmung der Absolutzellzahlen CD4+-Lymphozyten erfolgte mit einem Durchflußzytometer (Ortho Spectrum III, Ortho). CD4/CD8-Quotienten von <1,0 galten als pathologisch erniedrigt.

Die Serumneopterinspiegel wurden mit einem RIA-Kit (Hennige, Berlin) gemessen. Serumspiegel von >15 nmol/l galten als pathologisch erhöht [3].

Die in vitro-Stimulierbarkeit der Patientenlymphozyten wurde mit den Mitogenen Pokeweed Mitogen (PWM), Concanavalin A (ConA), Phytohämagglutinin (PHA) und dem monoklonalen Antikörper OKT3 bestimmt. Alle Mitogene wur-

den in jeweils 3 verschiedenen Konzentrationen ausgetestet. Die allogene Stimulierbarkeit wurde mit Stimulaturzellen von 3 gesunden HLA-inkompatiblen Spen-
dern untersucht. Alle Kulturen wurden als Dreifachansätze angelegt. Die Stimulierbarkeit der Patientenlymphozyten wurde als Relative Response (RR) nach der
Formel berechnet:

$$RR = \frac{\text{cpm von Patientenlymphozyten mit Mitogen kultiviert minus cpm von Patientenlymphozyten mit Medium kultiviert}}{\text{cpm von Kontrollymphozyten mit Mitogen kultiviert minus cpm von Kontrollymphozyten mit Medium kultiviert}}$$

Für die Auswertung wurden nur die höchsten Stimulationsergebnisse von jedem
Mitogen benutzt. Relative Responses von <0,5 wurden als pathologisch erniedrigt angesehen.

## Ergebnisse

Die meisten HIV+-Hämophiliepatienten haben seit mindestens 2 Jahren stark
erniedrigte CD4+-Zellen von <300/µl oder fielen während der letzten beiden
Jahre auf Werte <300/µl ab. Nur 18 HIV+-Patienten hatten nach mehr als 2 Jah-
ren noch >300 CD4+-Zellen/µl. Interessanterweise fand sich bei 13 HIV+-
Patienten ein Anstieg der CD4+-Zellen von <300/µl auf >300/µl. HIV-Patienten
und Patienten, die erst 1983 serokonvertiert waren, hatten ebenfalls noch annä-
hernd normale (300−500/µl) oder sogar normale CD4+-Zellzahlen (>500/µl)
(Tabelle 1). Von den 22 HIV+-Patienten, die seit mindestens 2 Jahren <300
CD4+-Zellen/µl besitzen, entwickelten bislang 10 Patienten AIDS und 1 Patient
ARC (Tabelle 1).

**Tabelle 1.** Verlauf der CD4+-Lymphozyten nach einem Untersuchungsintervall von >2 Jahren
(Erste Untersuchung → letzte Untersuchung)

|  | CD4+-Lymphozyten/µl | | | |
|---|---|---|---|---|
|  | <300 → <300 | <300 → >300 | >300 → <300 | >300 → >300 |
| HIV+ | 22[a] | 13[b] | 20[c] | 18 |
| HIV− | 3 | 6 | 2 | 30 |
| Serokonverter | 0 | 0 | 1 | 4 |

[a] 10 Patienten mit AIDS, 1 mit ARC
[b] 1 Patient mit AIDS
[c] 1 Patient mit AIDS

Bei einem Teil der Patienten konnten noch weitere Immunparameter bestimmt
werden (Tabelle 2). Patienten, die während der letzten beiden Jahre immer <300
CD4+-Zellen/µl hatten oder auf Werte <300/µl abgefallen waren, verschlechterten sich auch zunehmend bei anderen immunologischen Tests, wie Serumneopte-

**Tabelle 2.** Immunparameter bei HIV+-Hämophiliepatienten nach einem Überwachungszeitraum von >2 Jahren (Erste Untersuchung → letzte Untersuchung)

| CD4+-Lymphozyten/ μl | <300→ <300[a] (N = 22) | <300→ >300[b] (N = 13) | >300→ <300[c] (N = 8) | >300→ >300 (N = 10) |
|---|---|---|---|---|
| CD4/CD8 <1,0 | 20→21 | 11→11 | 6→8 | 5→10[e] |
| Neop. >15 nmol/l | 9→19[d] | 6→ 5 | 3→7 | 1→ 2 |
| MLC RR <0,5 | 15→20 | 4→ 4 | 1→4 | 6→ 3 |
| PWM RR <0,5 | 10→ 9 | 2→ 2 | 1→5 | 0→ 1 |
| Con A RR <0,5 | 10→10 | 2→ 0 | 1→4 | 2→ 0 |
| PHA RR <0,5 | 4→10 | 3→ 0 | 1→2 | 1→ 0 |
| OKT3 RR <0,5 | 8→13 | 2→ 1 | 0→3 | 0→ 1 |

[a] 6 Patienten mit AIDS, 1 mit ARC, 1 mit AZT, 4 mit Ig i.v.
[b] 1 Patient mit AIDS, 1 mit Ig i.v., 1 mit Alpha-Interferon
[c] 1 Patient mit AIDS behandelt mit AZT und Ig i.v.
[d] $p = 0{,}004$
[e] $p = 0{,}03$

rinspiegel und in vitro-Stimulierbarkeit mit Mitogenen und allogenen Stimulatorzellen. Patienten hingegen, deren CD4+-Zellen immer über 300/μl lagen oder von <300 auf >300/μl angestiegen waren, zeigten eine Verbesserung ihrer Immunfunktionen in vitro. Diese Patienten zeigten zumeist eine normale Lymphozytenstimulierbarkeit und normale Serumneopterinspiegel. Patienten mit pathologischen Werten bei der Erstuntersuchung wiesen sogar eine Normalisierung dieser gestörten Parameter auf. Interessanterweise waren jedoch bei fast allen Patienten die CD4/CD8-Quotienten weiterhin erniedrigt (Tabelle 2).

Nur 2 der 13 HIV+-Patienten mit wiederangestiegenen CD4+-T-Lymphozyten erhielten neben der Substitution mit Gerinnungsfaktoren noch weitere Medikamente. Ein AIDS-Patient wurde mit Immunglobulinen i.v. behandelt, ein asymptomatischer HIV+-Patient mit Alpha-Interferon (Tabelle 2).

## Diskussion

Unsere Daten, wie auch die Untersuchungen anderer Autoren [4, 5], zeigen bei HIV-infizierten Patienten eine fortschreitende Verschlechterung der immunologischen Abwehrfunktionen. Bei unseren Untersuchungen ließ sich jedoch eine Gruppe von HIV+-Patienten definieren, deren CD4+-Zellen bereits auf Werte <300/μl abgefallen waren, in der Folge jedoch wieder auf Werte >300/μl anstiegen, ohne daß die Patienten mit immunmodulierenden Substanzen behandelt worden waren.

Möglicherweise lassen sich daraus prognostische Rückschlüsse ziehen. Diese Patienten hatten bei der Erstuntersuchung trotz verminderter CD4+-Zellen größtenteils normale Lymphozytenstimulationstests und normale Serumneopterinspiegel. Bislang ist unklar, wie lange die Erholungsphase des Immunsystems anhält und ob diese Patienten vielleicht nicht an AIDS erkranken werden. Aus unseren bisherigen Daten können wir nur schließen, daß die Patienten zumindest einen milderen, d.h. prolongierten Verlauf der Infektion zeigen. Die Ursache der spontanen immunologischen Rekonvaleszenz ist unklar. Weitere Verlaufsuntersuchungen an einem wachsenden Kollektiv von langzeitkontrollierten HIV-infizierten Hämophiliepatienten können hierüber Aufschluß geben.

*Danksagung*

Diese Untersuchungen wurden vom Bundesministerium für Forschung und Technologie, Bonn, gefördert.

## Literatur

1. Daniel V, Opelz G, Schäfer AJ, Schimpf K, Wendler J, Hunsmann G (1986) Correlation of immune defects in hemophilia with HTLV-III antibody titers. Vox Sang 51:35−39
2. Acquired Immunodeficiency Syndrome 1986. In: Klein E (ed), Progress in Allergy, Vol 37. Karger, Basel München
3. Schäfer AJ, Daniel V, Dreikorn K, Opelz G (1986) Assessment of plasma neopterin in clinical kidney transplantation. Transplantation 41:454−459
4. Knutsen AP, Bouhasin JD, Lawrence DN, Roodman ST, Mueller KR, McDougal JS, Joist JHJ (1986) Time relationship of immune changes to HTLV-III/LAV seroconversion in patients with hemophilia. Ann Allergy 57:376−384
5. Eyster ME, Gail MH, Ballard JO, Al-Mondhiry H, Goedert JJ (1987) Natural history of human immunodeficiency virus infections in hemophiliacs: effect of T-cell subsets, platelet counts, and age. Ann Intern Med 107:1−6

# Spontane und Mitogen-stimulierte B-Zell-Differenzierung bei HIV-infizierten Hämophiliepatienten

R. Weimer, T. Schweighoffer, V. Daniel, Kl. Schimpf, G. Opelz (Heidelberg)

Wir haben B-Lymphozyten-Funktionen bei 54 Hämophiliepatienten und 50 gesunden Kontrollpersonen untersucht. 20 Patienten waren HIV-negativ (Gruppe 1), 22 HIV-positiv ohne ARC/AIDS (Gruppe 2), und 12 hatten ARC/AIDS (Gruppe 3). PWM wurde verwendet zur T-Zell-abhängigen B-Zell-Stimulation in allogenen Cokulturen von Patienten-B-Zellen und Kontroll-T-Zellen, SAC I zur T-Zell-unabhängigen B-Zell-Stimulation. Die B-Zell-Antwort wurde mit Hilfe eines Protein-A-Plaque-Assays (Bestimmung der Konzentration Plaque-bildender Zellen (PFC)) und mittels ELISA-Tchnik (Messung von IgG und IgM in den Zellkulturbeständen) untersucht. Nach SAC I-Stimulation fand sich bei Gruppe 1-Patienten eine reduzierte PFC-Antwort (p < 0,0001), jedoch eine mit der Kontrollgruppe vergleichbare IgG- und IgM-Sekretion. Gruppe 2-Patienten zeigten zusätzlich eine verminderte IgG-Sekretion (p < 0,0005). Auch nach PWM-Stimulation war bei Gruppe 1-Patienten nur die PFC-Antwort beeinträchtigt (p < 0,01), während Gruppe 2-Patienten zusätzlich eine beeinträchtigte IgG-Sekretion zeigten (p < 0,01). Diese ging einher mit einer gesteigerten IgG-Sekretion unstimulierter autologer Kulturen (p < 0,01) und erhöhten Serum-IgG-Spiegeln. Gruppe 3-Patienten zeigten eine stark verminderte B-Zell-Antwort (PFC-Antwort, IgG- und IgM-Sekretion) nach T-Zell-abhängiger und -unabhängiger Stimulation (p < 0,05). Unsere Ergebnisse weisen daraufhin, daß selbst bei normaler T-Helferfunktion die PWM-stimulierte IgG-Sekretion in der Mehrzahl HIV-infizierter Patienten beeinträchtigt ist.

Bei AIDS findet man Funktionsstörungen der T- als auch der B-Lymphozyten [1, 2]. AIDS-Patienten zeigen eine erhöhte Anzahl Immunglobulin-sezernierender Zellen im peripheren Blut und erhöhte Serum-Immunglobuline. Die Antigen- und Mitogen-stimulierte Immunglobulin-Sekretion in vitro ist beeinträchtigt [3−6]. Dies könnte jedoch sowohl durch einen intrinsischen B-Zell-Defekt als auch durch T-Zell-Suppression bedingt sein [7, 8], da mononukleäre Zellen aus peripherem Blut (PBMC) als Testzellen verwendet wurden. Dies trifft auch zu für zwei Studien an Hämophiliepatienten (Gorski et al. [9], Matheson et al. [10]). In einem PWM-stimulierten Cokultursystem von Patienten-B- und Kontroll-T-Zellen konnten Lane et al. [11] einen intrinsischen B-Zell-Defekt bei 4 AIDS-Patienten nachweisen.

In unserer Studie wurden T-Zellen aus PBMC entfernt, um einen T-Zell-vermittelten Suppressor-Effekt auszuschließen und intrinsische B-Zell-Funktionen untersuchen zu können. Wir verglichen B-Zell-Funktionen in gesunden Kontrol-

len, HIV-negativen und HIV-positiven Patienten mit verschiedenen Stadien der
HIV-Infektion.

## Material und Methoden

### Patienten

Es wurden Blutproben von 53 Patienten mit Hämophilie A oder B und 1 Patienten
mit von Willebrand-Syndrom untersucht. Die Patienten wurden im Heidelberger
Hämophiliezentrum betreut und mit lyophilisierten kommerziellen Faktor VIII-
bzw. IX-Konzentraten mittlerer oder hoher Reinheit substituiert. Hitzeinaktivierte Präparate wurden seit 1984 benutzt. 20 Patienten waren HIV-negativ
(Gruppe 1), 22 HIV-positiv ohne ARC/AIDS (Gruppe 2) und 12 mit ARC/AIDS
(Gruppe 3). 50 gesunde Blutspender dienten als Kontrollen.

### HIV-Antikörper

IgG-Antikörper gegen HIV-1 und -2 wurden im Labor von Professor GÜRTLER
(Max-v.-Pettenkofer-Institut, München) mit ELISA, Western-Blot und Immun-
fluoreszenztechnik untersucht. HIV-2-Antikörper wurden bei keinem Patienten
nachgewiesen.

### Durchflußzytometrie

Lymphozytensubpopulationen wurden mittels indirekter Immunfluoreszenz und
Durchflußzytometrie bestimmt unter Verwendung der folgenden monoklonalen
Antikörper: OKT3, OKT4, OKT8 und OKB7 (Ortho, Raritan, N.J., USA).

### Zellseparation

Lymphozyten aus peripherem Blut (PBL) wurden durch Rosettierung mit AET-
gekoppelten Schafserythrozyten in T- und non-T-Zellen (im folgenden B-Zellen
genannt) getrennt. Monozyten wurden nicht speziell depletiert.

### Kulturbedingungen

Die Zellkulturen wurden als Doppelansätze in Rundbodenplatten (Greiner,
Solingen, BR Deutschland) bei 37° und 5% $CO_2$ durchgeführt. $5 \times 10^4$ B-Zellen
und $10^5$ T-Zellen wurden mit bzw. ohne PWM (Gibco, Grand Island, N.Y., USA)
cokultiviert, $10^5$ B-Zellen mit bzw. ohne SAC I (Calciochem, San Diego, Cal.,
USA). Wegen begrenzter Zellzahlen konnte nicht jeder Assay bei jedem Patienten durchgeführt werden. Je $10^5$ B-Zellen bzw. $10^5$ T-Zellen wurden mit PWM sti-

muliert, um die Qualität der Zellseparation zu kontrollieren. Die PFC-Antwort dieser Ansätze war nicht höher als die von unstimulierten B- oder T-Zell-Kulturen, so daß eine in funktioneller Hinsicht ausreichende Trennung vorlag.

*Protein-A-Plaque-Assay*

Nach 6 Tagen Zellkultur wurden die Zellen gewaschen und die Kulturen mit Hilfe eines Protein-A-Plaque-Assays ausgewertet. Die B-Zell-Funktionen der Patienten wurden aus den Ergebnissen (PFC/$10^6$ B-Zellen) der folgenden Kulturansätze berechnet:

SAC I-stimulierte B-Zell-Funktion: $(B(P) + SAC\ I) - (B(P) + M)$

PWM-stimulierte B-Zell-Funktion: $\dfrac{(B(P) + T(K) + PWM) - (B(P) + T(K) + M)}{(B(K) + T(K) + PWM) - (B(K) + T(K) + M)}$

B(K), B(P) = B-Zellen der Kontrolle (K) bzw. des Patienten (P)
T(K), T(P) = T-Zellen der Kontrolle (K) bzw. des Patienten (P)
M = Kulturmedium

*IgG und IgM in den Kulturüberständen*

Die IgG- und IgM-Bestimmung erfolgte mittels ELISA-Technik. Rundbodenplatten wurden mit Ziege-anti-human IgG (Dianova, Hamburg, BR Deutschland) bzw. Kaninchen-anti-human IgM (Dako Immunoglobulins A/S, Kopenhagen, Dänemark) gecoatet, nach Waschen der Platten mit den Kulturüberständen in 1:10-oder 1:100-Verdünnung inkubiert und nach erneutem Waschen mit Peroxidase-gekoppeltem Ziege-anti-human-IgG (Dianova) bzw. Peroxidase-gekoppeltem Kaninchen-anti-human-IgM (Dako) versetzt. Nach 2 Stunden Inkubation und anschließendem Waschen der Platten wurde Substrat zugegeben. Die IgG- bzw. IgM-Konzentrationen der Proben wurden durch Vergleich ihrer optischen Dichte mit den optischen Dichtewerten einer Standardreihe bekannter IgG- bzw. IgM-Konzentrationen bestimmt und in ng pro $10^6$ kultivierten B-Zellen angegeben. Die B-Zell-Funktionen hinsichtlich IgG- und IgM-Sekretion wurden nach den oben angegebenen Formeln berechnet.

*Serum-Immunglobulinspiegel*

Serum-IgG, -IgM und -IgA wurden nephelometrisch bestimmt.

*Statistik*

Mittelwerte ± SEM sind angegeben. Chi-Quadrat-Test und Wilcoxon-Rangsummentest wurden als zweiseitige Tests für die statistische Auswertung benutzt.

**Ergebnisse**

Gruppe 1-Patienten zeigten seltener eine Faktor VIII- bzw. IX-Aktivität unter
1% als Gruppe 2- oder Gruppe 3-Patienten (50% der Gruppe 1-Patienten gegenüber 86% und 83% der Gruppe 2- bzw. 3-Patienten, $p < 0{,}05$). Erhöhte Serum-
IgG-Spiegel waren in Gruppe 2 (82%) und 3 (75%) häufiger als in Gruppe 1 (35%,
$p < 0{,}05$). IgM-Spiegel waren in 20% der Gruppe 1-, 41% der Gruppe 2- und 58%
der Gruppe 3-Patienten erhöht (Gruppe 1 gegenüber Gruppe 3: $p < 0{,}05$). IgA-
Spiegel waren in 20% der Gruppe 1-, 5% der Gruppe 2- und 67% der Gruppe 3-
Patienten erhöht (Gruppe 1 gegenüber Gruppe 3: $p < 0{,}05$). Die B-Zell-Konzen-
tration im peripheren Blut war bei HIV-infizierten Patienten nicht erhöht gegenüber nicht infizierten Patienten (299 $\pm$ 45/µl, Gruppe 1; 244 $\pm$ 58/µl, Gruppe 2;
90 $\pm$ 22/µl, Gruppe 3). Das CD4/CD8-Verhältnis war in Gruppe 2 (0,7 $\pm$ 0,1) und
3 (0,3 $\pm$ 0,1) signifikant niedriger als in Gruppe 1 (1,4 $\pm$ 0,1; $p < 0{,}0001$).

*Spontane B-Zell-Antwort ohne mitogene Stimulation*

Bei Gruppe 2-Patienten fanden wir eine gesteigerte IgG-Sekretion in autologen
B- und T-Zell-Kulturen (1302 $\pm$ 203 ng/$10^6$ B-Zellen in Gruppe 2 gegenüber 701
$\pm$ 105 ng/$10^6$ B-Zellen in der Kontrollgruppe, $p < 0{,}01$). Die IgG-Sekretion war
in Gruppe 3 nicht signifikant erhöht (1199 $\pm$ 450 ng/$10^6$ B-Zellen), da die spontane IgG-Sekretion dieser Patienten eine hohe Variabilität der spontanen IgG-
Sekretion in vitro und der Serum-IgG-Spiegel zeigte. Zwischen Kontrollgruppe
und Patientengruppen waren keine weiteren signifikanten Unterschiede in der
spontanen B-Zell-Antwort (PFC-Antwort, IgM- oder IgG-Sekretion) nachzuweisen.

*T-Zell-unabhängige B-Zell-Stimulation*

Sowohl HIV-positive als auch HIV-negative Hämophiliepatienten zeigten eine
signifikant reduzierte SAC I-stimulierte PFC-Antwort (Tabelle 1). Keine PFC-
Antwort ($<100$ PFC/$10^6$ B-Zellen) war bei Gruppe 3-Patienten zu finden. Interessanterweise war die IgG- und IgM-Sekretion bei Gruppe 1-Patienten nicht vermindert, obwohl die PFC-Antwort signifikant reduziert war. Bei HIV-infizierten
Patienten waren jedoch sowohl die PFC-Antwort als auch die IgG-Sekretion vermindert, bei Gruppe 3-Patienten auch die IgM-Sekretion (Tabelle 1).

*T-Zell-abhängige B-Zell-Stimulation*

Eine signifikant verminderte PFC-Antwort war in Gruppe 2 und 3 zu finden
($p < 0{,}05$ bzw. $p < 0{,}0001$), während der Unterschied zwischen Gruppe 1 und
Kontrollgruppe das Signifikanzniveau nicht erreichte ($p < 0{,}1$; Tabelle 2). Eine
fehlende PFC-Antwort ($<10\%$ der Kontrollzellen) war jedoch in allen Patientengruppen häufiger zu finden als in der Kontrollgruppe (4% in der Kontrollgruppe,

**Tabelle 1.** SAC I-stimulierte B-Zell-Antwort bei Kontrollpersonen, HIV-negativen Hämophiliepatienten (Gruppe 1), HIV-positiven Hämophiliepatienten ohne ARC/AIDS (Gruppe 2) und Hämophiliepatienten mit ARC/AIDS (Gruppe 3).

| | | PFC-Antwort PFC/$10^6$ B-Zellen | IgM-Sekretion ng/$10^6$ B-Zellen | IgG-Sekretion |
|---|---|---|---|---|
| Kontrollen | n = 40[a] | 2423 ± 479 | 862 ± 210 | 464 ± 95 |
| Gruppe 1 | n = 20 | 592 ± 188 (p < 0,0001[b]) | 1062 ± 358 (NS) | 1502 ± 901 (NS) |
| Gruppe 2 | n = 22 | 289 ± 95 (p < 0,0001) | 270 ± 95 (NS) | 50 ± 33 (p < 0,0005) |
| Gruppe 3 | n = 12 | 4 ± 4 (p < 0,0001) | 95 ± 56 (p < 0,001) | 0 ± 0 (p < 0,0001) |

Mittelwerte ± SEM sind angegeben. [a] Die Anzahl untersuchter Personen in jeder Gruppe und [b] die P-Werte aus dem Vergleich (Wilcoxon-Rangsummentest) der Patientengruppen mit der Kontrollgruppe sind angegeben (NS = nicht signifikant)

40% in Gruppe 1, 45% in Gruppe 2, 83% in Gruppe 3; p < 0,01). Die IgG- und IgM-Sekretion war in Gruppe 1 nicht vermindert gegenüber der Kontrollgruppe. Eine fehlende IgG-Antwort (<10% der Kontrollzellen) war häufiger in Gruppe 2 (60%) als in der Kontrollgruppe (17%; p < 0,01) oder in Gruppe 1 (25%; p < 0,05). Bei Gruppe 3-Patienten war die IgG- und IgM- Sekretion signifikant reduziert (Tabelle 2).

**Tabelle 2.** PWM-stimulierte B-Zell-Antwort bei Kontrollpersonen, HIV-negativen Hämophiliepatienten (Gruppe 1), HIV-positiven Hämophiliepatienten ohne ARC/AIDS (Gruppe 2) und Hämophiliepatienten mit ARC/AIDS (Gruppe 3)

| | | PFC-Antwort | IgM-Sekretion % der Kontroll-B-Zell-Antwort | IgG-Sekretion |
|---|---|---|---|---|
| Kontrollen | n = 25[a] | 199 ± 97 | 149 ± 55 | 140 ± 45 |
| Gruppe 1 | n = 20 | 145 ± 85 (NS[b]) | 169 ± 65 (NS) | 79 ± 16 (NS) |
| Gruppe 2 | n = 22 | 85 ± 30 (p < 0,05) | 60 ± 22 (NS) | 69 ± 31 (NS) |
| Gruppe 3 | n = 12 | 1 ± 1 (p < 0,0001) | 20 ± 12 (p < 0,05) | 20 ± 8 (p < 0,01) |

Mittelwerte ± SEM sind angegeben. [a] Die Anzahl untersuchter Personen in jeder Gruppe und [b] die P-Werte aus dem Vergleich (Wilcoxon-Rangsummentest) der Patientengruppen mit der Kontrollgruppe sind angegeben (NS = nicht signifikant)

## Diskussion

B-Lymphozyten von Hämophiliepatienten können durch Gabe von Gerinnungsfaktoren, HIV-Infektion und andere Virusinfektionen stimuliert sein [10, 12]. Bei

Gruppe 2-Patienten fanden wir in unstimulierten B-Zell-Kulturen eine gesteigerte IgG-Sekretion, die mit erhöhten Serum-IgG-Spiegeln einherging. Unsere Ergebnisse bestätigen die von GIUDIZI et al. [13], die eine erhöhte spontane IgG-Sekretion in vitro bei HIV-positiven gegenüber HIV-negativen symptomfreien Hämophiliepatienten fanden, und die von McGRATH et al. [14], die höhere mittlere Serum-IgG-Spiegel bei HIV-positiven gegenüber HIV-negativen Hämophiliepatienten feststellten. Der zugrundeliegende Mechanismus ist jedoch nicht unbedingt auf die HIV-Infektion zurückzuführen, zumindest bei unseren Patienten, da ein starker Faktor VIII- oder IX-Defekt häufiger in Gruppe 2 als in Gruppe 1 auftrat. Unterschiedliche Dosis und Frequenz der Gerinnungsfaktorapplikation könnten die Unterschiede der in vivo B-Zell-Stimulation verursacht haben.

Das interessanteste Ergebnis unserer Studie besteht darin, daß bei Gruppe 1-Patienten die PWM- und SAC I-stimulierte PFC-Antwort, nicht jedoch die IgG- und IgM-Antwort beeinträchtigt war. Die IgG-Sekretion war sowohl in Gruppe 2 als auch 3 reduziert, während die IgM-Sekretion in Gruppe 3 vermindert war. Somit besteht kein Zusammenhang zwischen PFC-Antwort und Immunglobulin-Sekretion. In der Literatur wird ein solcher Zusammenhang kontrovers diskutiert [15, 16]. Unsere Ergebnisse sprechen dafür, daß der Protein-A-Plaque-Assay sensitiver ist im Nachweis einer defekten B-Zell-Antwort als die Bestimmung von Immunglobulinen in Kulturüberständen.

Wir bedanken uns für die ausgezeichnete technische Assistenz von Marita Heilke und Sabine Helm.


## Literatur


1. Lane HC, Fauci AS (1985) Immunologic abnormalities in the acquired immunodeficiency syndrome. Ann Rev Immunol 3:477
2. Ganser A (1988) Abnormalities of hematopoesis in the acquired immunodeficiency syndrome. Blut 56:49
3. Yarchoan R, Redfield RR, Broder S (1986) Mechanisms of B cell activation in patients with the acquired immunodeficiency syndrome and related disorders: contribution of antibody-producing B cells, of Epstein-Barr virus-infected B cells, and of Ig production induced by human T cell lymphotropic virus, type III/lymphadenopathy-associated virus. J Clin Invest 78:439
4. Pahwa S, Pahwa R, Good RA, Gallo RC, Saxinger C (1986) Stimulatory and inhibitory influences of human immunodeficiency virus on normal B lymphocytes. Proc Natl Acad Sci USA 83:9124
5. Pahwa S, Pahwa R, Saxinger C, Gallo RC, Good RA (1985) Influence of the human T-lymphotropic virus/lymphadenopathy-associated virus on functions of human lymphocytes: evidence for immunosuppressive effects and polyclonal B-cell activation by banded viral preparations. Proc Natl Acad Sci USA 82:8198
6. Katz IR, Krown SE, Safai B, Oettgen HF, Hoffmann MK (1986) Antigen-specific and polyclonal B-cell responses in patients with acquired immunodeficiency disease syndrome. Clin Immunol Immunopathol 39:359
7. Weimer R, Schweighoffer T, Schimpf K, Opelz G (1989) Helper and supressor T cell function in HIV infected hemophilia patients. Blood 74:298
8. Benveniste E, Schroff R, Stenvens RH, Gottlieb MS (1983) Immunoregulatory T cells in men with a new acquired immunodeficiency syndrome. J Clin Immunol 3:359
9. Gorski A, Gjerset GF, Martin PJ, Counts RB, Hansen JA (1986) Abnormal B-cell function in hemophiliacs treated with cryoprecipitate and factor VIII and IX concentrates. Clin Immunol Immunopathol 40:447

10. Matheson DS, Green BJ, Fritzler MJ, Poon M, Bowen TJ, Hoar DI (1987) Humoral immune response in patients with hemophilia. Clin Immunol Immunopathol 4:41
11. Lane HC, Masur H, Edgar LC, Whalen G, Rook AH, Fauci AS (1983) Abnormalities of B-cell activation and immunoregulation in patients with the acquired immunodeficiency syndrome. N Engl J Med 309:453
12. Biagiotti R, Giudizi MG, Almerigogna F, Mazzetti M, Alessi A, del Prete GF, Rafanelli D, Fiorilli M, Morfini M, Romagnani S (1986) Abnormalities of in vitro immunoglobulin production in apparently healthy haemophiliacs: relationship with alterations of T cell subsets and with HTLV-III seropositivity. Clin Exp Immunol 63:354
13. Giudizi MG, Biagiotti R, Almerigogna F, Mazzetti M, Alessi A, Massai G, Longo G, Scano G, Morfini M, Romagnani S (1986) HTLV-III seropositivity in symptom-free Italian haemophiliacs. Correlation with consumption of commercial concentrate and abnormalities of T and B lymphocytes. Scand J Haematol 36 (2):198
14. McGrath KM, Spelman D, Barnett M, Kellner S (1986) Spectrum of HTLV-III infection in a hemophilic cohort treated with blood products from a single manufacturer. Am J Hematol 23:239
15. Munoz J, Pryjma J, Fudenberg HH, Virella G (1980) Immunoglobulin quantitation and enumeration of immunoglobulin-producing cells: comparison of two indexes of B-cell activation. Scand J Immunol 12:345
16. Lüdemann J, Utecht B, Gross WL (1985) Protein A plaque assay and ELISA: Comparison of two methods to analyze B-cell function. Immun Infekt 13:139

# Diskussion

DEINHARDT (München):

Herr Daniel, haben Sie Ihre Kollektive, die sich immunologisch verbesserten, verschlechterten oder gleich blieben, auch mit virologisch-serologischen Verlaufsparametern geprüft, also Ihre Untersuchungsbefunde mit Antikörpermustern gegen verschiedene Virusantigene verglichen?

DANIEL (Heidelberg):

Diese Untersuchungen stehen noch aus.

NIESSNER (Wiener Neustadt):

Zu der Unterteilung der CD4-Zellzahlen unter 300 bzw. über 300 möchte ich fragen, wie dieses statistisch gesichert ist? Man wird methodische Schwankungen, wie z.B. auch einen vorübergehenden Infekt, in Rechnung stellen und generell mit Schwankungen dieser Befunde rechnen müssen.

DANIEL (Heidelberg):

Das ist richtig. Im Prinzip zeigen die Auswertungen auch immer nur ein Momentanbild, aber bei fast allen Patienten, die einen Anstieg der CD4-Zellen gezeigt haben, ergab sich doch, daß zumindest die beiden letzten Werte über 300 und die ersten deutlich unter 300 lagen.

VINAZZER (Linz):

Ich habe bei 12 HIV-positiven hämophilen Jugendlichen, die keine klinischen Erscheinungen zeigen, über einen Zeitraum von jetzt nahezu 5 Jahren die Beobachtung gemacht, daß sich bei einem Teil der Patienten die CD4-Zellzahlen normalisiert haben bzw. sehr deutlich angestiegen sind. Desgleichen hat sich das Neopterin normalisiert. Bei einem anderen Teil der Patienten war dieses nicht festzustellen, obwohl klinisch bis jetzt keinerlei Unterschiede bestehen. Ich kann diese Beobachtung also nur bestätigen.

BERGMANN (Frankfurt):

Hinsichtlich der positiven Verläufe möchte ich einige Fragen stellen, glaube ich doch, daß man hinter diesen noch ein Fragezeigen setzen sollte. Haben Sie im Stu-

dienverlauf die Bestimmungsmethodik geändert? Ist bei diesen Patienten irgend-
wann ein anderes Faktorenpräparat substituiert worden? Haben die Patienten im
Rahmen dieser Verlaufsbeobachtungen andere virale Infektionen durchgemacht,
die sich jeweils auch in Verschlechterung immunologischer Parameter ausdrücken
und nach Überstehen der Infektion auch wieder erholen können? In einem Beispiel haben Sie gezeigt, daß nach vorübergehendem Anstieg ein Einbruch auf 260
und dann wieder ein Anstieg auf 300 zu beobachten war. Das ist also schon ein
undulierendes Verhalten.

DANIEL (Heidelberg):

Die Methodik haben wir seit 1984 nicht verändert. Bis spätestens 1985 sind alle
Patienten auf virusinaktivierte Präparate umgestellt worden. Virale Infektionen
habe ich bei diesen Langzeitbeobachtungen nicht berücksichtigt. Das Gesamter-
gebnis sollte davon kaum beeinflußt sein.

# Klinischer Verlauf der HIV-1-Infektion bei 51 Patienten mit Hämophilie

U. Brunkhorst, M. Barthels, B. Tschechne, I. Schedel, H. Deicher
(Hannover)

Einen wichtigen Hinweis auf die Virusätiologie des Acquired Immunodeficiency Syndroms (AIDS) lieferte die Beobachtung, daß Empfänger von Blut und Blutprodukten, insbesondere auch von Gerinnungsfaktorenpräparationen, häufig an AIDS erkrankten [1]. Bis zur Einführung von Tests auf HIV-1-Antikörper Ende 1984 und der Hitzeinaktivierung müssen die Faktorenpräparate als HIV-1-verseucht angesehen werden; auch später wurden noch bei einigen Präparaten Verfahren angewendet, die keine genügende Sicherheit gaben (z.B. Trockenerhitzung).

Retrospektive Testungen von Serumproben häufig substituierter Hämophiler aus den Jahren 1981–1984 zeigten bei den Patienten des Hämophiliezentrums Hannover eine Zunahme der HIV-1-Infektionen bis nahezu 90% im Jahre 1985. Sicher handelt es sich nicht um passiv (durch die Faktoren) erworbene Antikörper, sondern um eine individuelle Immunantwort auf das Virus. In den Jahren 1985–1987 wurden nur noch vereinzelte Serokonversionen beobachtet, die entweder auf eine verzögerte Antikörperbildung oder auf die Anwendung ungenügend behandelter Präparate zurückzuführen waren.

Nachdem sich Ende 1986 erste therapeutische Möglichkeiten abzeichneten, wurden 47 Hämophiliepatienten aus dem nordwestdeutschen Raum in unserer immunologischen Ambulanz vorgestellt. Lymphknotenvergrößerungen, Leber- und Milzgröße, bestehende und vorangegangene Infektionen, Allgemeinsymptomatik (Gewichtsverlust, Fieber, Diarrhoe, Nachtschweiß), Hautveränderungen und Häufigkeit der Faktorensubstitutionen wurden dokumentiert. Blut- und Serumuntersuchungen mit Bestimmung des Blutbildes und der Thrombozytenzahl, der Zahl CD4-(T-Helfer) und CD8-(T-Suppressor) positiver Zellen, Antikörper gegen HIV, CMV, EBV, Herpes simplex, Varicella zoster, Toxoplasma, Hepatitis B und quantitative Immunglobulinbestimmung (IgG, IgA, IgM) wurden durchgeführt. Außerdem wurde die Immunreaktion vom verzögerten Typ mit Hilfe des Multitestes (Merieux) bestimmt.

Nach den vorliegenden klinischen und Laborbefunden wurde eine Stadieneinteilung vorgenommen. 13/47 Patienten konnten dem Stadium CDC II zugeordnet werden und 24/47 dem Stadium CDC III. Diese wiesen generalisierte Lymphknotenschwellungen auf. 10/47 zeigten bereits eine klinische Manifestation im Sinne des Stadiums CDC IV der HIV-1-Infektion. Im Verlauf von 18 Monaten wurde bei 2 Patienten das Fortschreiten der Erkrankung von CDC III nach IV beobachtet, 4 weitere Patienten mit klinischer Manifestation wurden zusätzlich aus anderen Zentren bei uns vorgestellt (Abb. 1). Der Manifestationsindex für AIDS liegt mit 21–25% ähnlich hoch wie in anderen Risikogruppen (5–35%) [2].

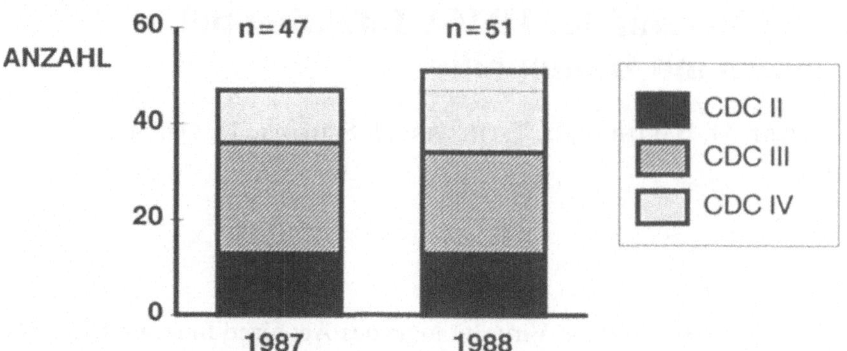


**Abb. 1.** Verteilung der CDC-Stadien der HIV-Infektion bei hämophilen Patienten

Die Auswertung der T-Helferzellzahl (Abb. 2) zeigte, daß in allen Stadien im Vergleich zum Normalwert erniedrigte Werte gefunden werden konnten. Zwischen der Helferzellzahl der Patienten der Stadien II und III lagen nur 1987 signifikante Unterschiede vor, allerdings war im Stadium CDC III der Anteil derer, die Werte kleiner als 400/µl aufwiesen deutlich höher (1:11 in 1987 bzw. 3:9 in 1988). Eine signifikante Verminderung der Helferzellzahl im Vergleich zu Patienten der Stadien II und III wurde bei den Patienten festgestellt, die dem Stadium CDC IV angehörten.

Bei 16 Patienten sind im Beobachtungszeitraum opportunistische Infektionen aufgetreten (Tabelle 1). Diese 16 Patienten unterschieden sich weder hinsichtlich

**Tabelle 1.** Infektiöse Komplikationen bei 16 HIV-infizierten Hämophiliepatienten im Stadium CDC IV

| Pat.-Nr. | | Art und Datum der O.I. | | Therapie seit |
|---|---|---|---|---|
| 1 | 17 | 10/85 | Sepsis, verst. 12/85 | – |
| 2 | 18 | 12/85 | Herpes zoster | |
| 3 | 26 | 11/86 | Sepsis, 12/86 orale Cand., 4/87 Sepsis | IVIG 12/86 |
| 4 | 36 | 12/86 | Cryptospor., KS, 4/87 CMV, verst. 6/87 | AZT 6/87 |
| 5 | 33 | 1/87 | orale Cand., PCP, Lymphom, verst. 4/87 | – |
| 6 | 19 | 2/87 | PCP, orale Cand., 1/88 PCP, orale Cand. | AZT 6/87 |
| | | 2/88 | Haarleukoplakie | |
| 7 | 49 | 4/87 | PCP, orale Cand., CMV Retinitis, 2/88 PCP | AZT 6/87 |
| 8 | 51 | 6/87 | orale Cand., 5/88 PCP | AZT 5/88 |
| 9 | 27 | 8/87 | Soorösophagitis, 9/87 Sepsis, verst. 9/87 | IVIG 2/87 |
| 10 | 34 | 10/87 | orale Cand., 11/87 Sepsis | –' |
| 11 | 20 | 2/88 | orale Cand. | AZT 5/88–7/88 |
| 12 | 47 | 2/88 | Sepsis, 3/88 orale Cand., 4/88 Sepsis | IVIG 5/88 |
| 13 | 42 | 3/88 | orale Cand. | AZT 4/88 |
| 14 | 25 | 4/88 | PCP, 6/88 Sepsis | IVIG 10/87, + AZT 6/88 |
| 15 | 11 | 6/88 | Soorösophagitis | – |
| 16 | 15 | 9/88 | PCP | AZT 9/88 |

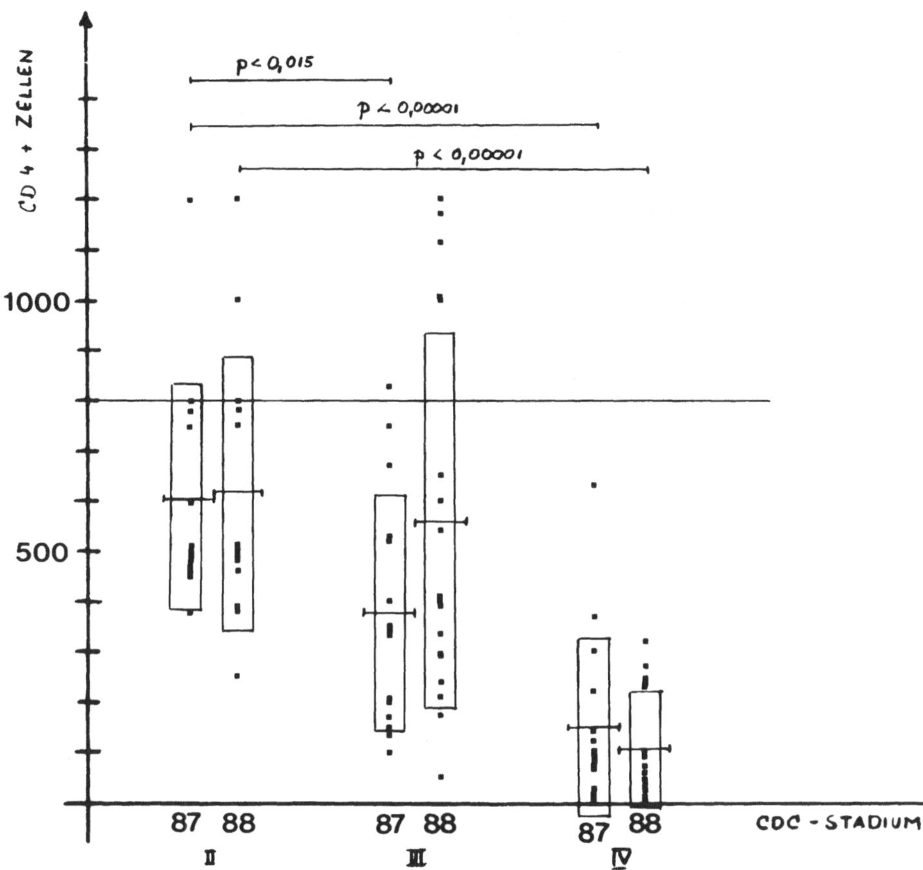



**Abb. 2.** Anzahl der CD 4 + T-Lymphozyten im peripheren Blut bei 51 HIV-1-infizierten hämophilen Patienten in 1987 (87) und 1988 (88)

ihres Alters, noch der Dauer der Infektion, noch der Häufigkeit der Faktorensubstitution signifikant von den anderen Patienten. Als Basistherapie wurde den Patienten seit 6/87 Zidovudin $4 \times 200-250$ mg/die empfohlen, bei Unverträglichkeit, Ablehnung der virostatischen Therapie, Häufung von Septikämien oder reaktivierter Zytomegalievirusinfektion werden allein oder zusätzlich intravenös applizierbare Immunglobulinpräparate (200 mg/kg Körpergewicht in 14tägigen Abständen) verabreicht. Außerdem erhalten die Patienten nach der ersten Candidainfektion und Pneumocystis carinii Pneumonie (PCP) eine medikamentöse Candida- bzw. PCP-Prophylaxe.

Das Keimspektrum der opportunistischen Infektionen (Abb. 3) ist vergleichbar mit dem anderer AIDS-Erkrankter. Am häufigsten und oft auch als Erstmanifestation treten Candidainfektionen und Pneumocystis Pneumonien auf. Die hohe Zahl septischer Komplikationen ist ein Hinweis darauf, daß neben dem T-zellulären Abwehrsystem auch B-Zell- und Makrophagenfunktionen beeinträchtigt sind [3, 4].

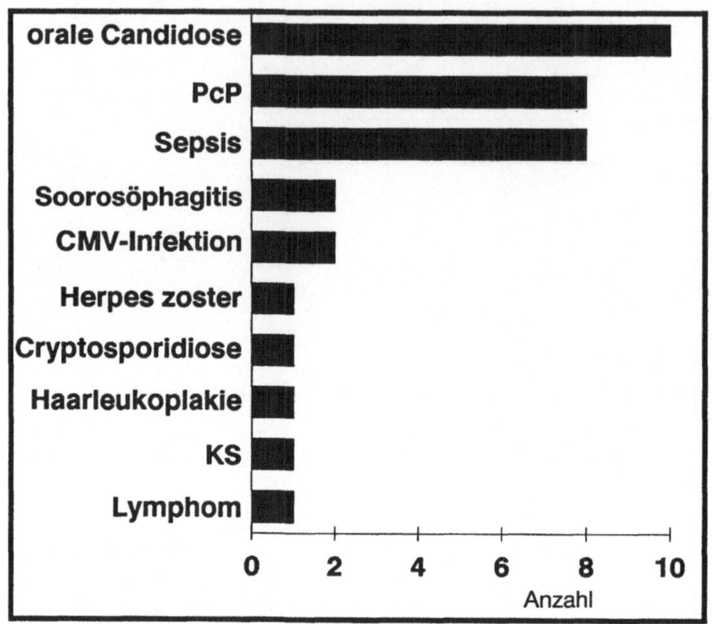



**Abb. 3.** Infektiöse Komplikationen bei Hämophiliepatienten mit HIV-1-Infektion bis 10/88

Eine deutliche Abnahme der Häufigkeit opportunistischer Infektionen konnten wir trotz therapeutischer Maßnahmen nicht beobachten (Abb. 4).

2 Patienten verstarben an einer Sepsis, bei 2 weiteren traten kombinierte Manifestationen (Tumor plus Infektion) auf (Tabelle 2), die als besonders letal beschrieben werden [5].

Die HIV-1-Infektion zeigt bei den von uns untersuchten Hämophilen einen sehr unterschiedlichen Verlauf. Während ca. ein Viertel der Patienten keine Symptome zeigte und (noch?) keine Hinweise auf ein geschwächtes Abwehrsystem aufweist, ist es bei einem weiteren Viertel bereits zu einem Immundefekt gekommen. Knapp die Hälfte der Patienten weist eine Lymphadenopathie auf, wobei bei diesen Patienten der Anteil derer, die eine herabgesetzte T-Helferzellzahl zeigen, höher liegt als bei den asymptomatischen Patienten.

Die Häufigkeit und das Keimspektrum der opportunistischen Infektionen im Stadium CDC IV zeigt keine auffälligen Unterschiede zu anderen Kollektiven. Selten beobachtet wurden Allgemeinsymptomatik (CDC IV-A, 1 Patient) und das Kaposi-Sarkom (1 Patient).

**Tabelle 2.** Anzahl der verstorbenen Patienten und Todesursache

| 1984 | 1985 | 1986 | 1987 | 1988 |
|------|------|------|------|------|
| 1. Sepsis | | | 1. Lymphom + PCP<br>2. CMC + KS<br>3. Sepsis | |

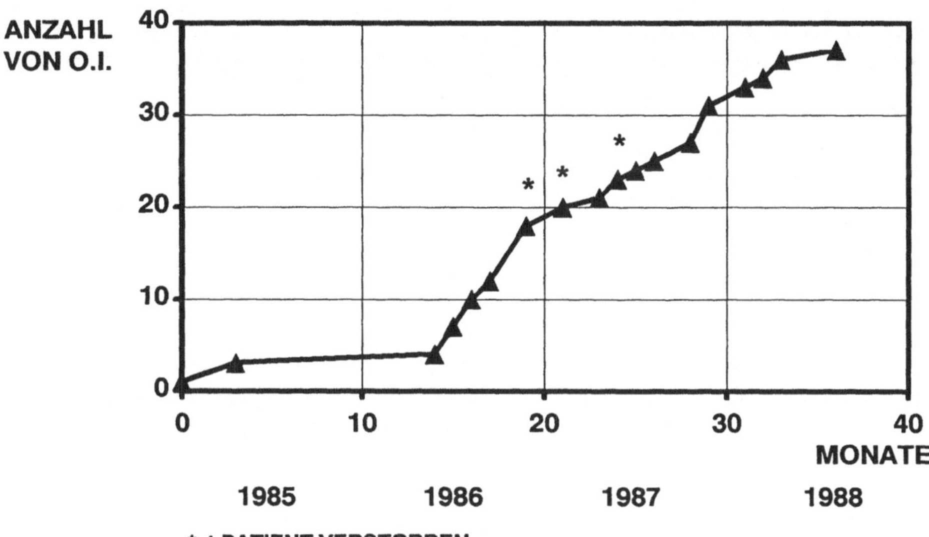


**Abb. 4.** Häufigkeit opportunistischer Infektionen bei Patienten mit Hämophilie (n = 47)

Zusammenfassend beobachteten wir in dem Kollektiv von 47 HIV-infizierten Patienten mit Hämophilie seit Ende 1984 einen Anstieg der Häufigkeit opportunistischer Infektionen, jedoch keinen entsprechenden Anstieg der Letalität. Dies ist möglicherweise auf konsequente Überwachung und frühzeitige Therapie der opportunistischen Infektionen und die Einführung von AZT in die Therapie zurückzuführen.

## Literatur

1. Evatt Bl, Gomperts ED, McDougal JS et al. (1985) Coincidental appearance of LAV/ HTLV III antibodies in hemophiliacs and the onset of the AIDS epidemic. N Engl J Med 312:483−486
2. Helm EB, Brodt R, Wegner R, et al. (1987) Spontanverlauf der HIV-Infektion. AIFO 10:567−572
3. Yarchoan R, et al. (1986) Mechanisms of B-cell activation in patients with acquired immunideficiency syndrome and related disorders. J Clin Invest 73:439−447
4. Ho DD, et al. (1986) Infection of monocyte/macrophage by human T-lymphotropic virus III. J Clin Invest 77:1712−1715
5. Rothenberg P, Woelfel M, Stoneburner R, et al. (1987) Survival with the acquired immunodeficiency syndrome. N Engl J Med 317:1297−1302

# Korrelation von immunologischen und virologischen Parametern zum Krankheitsverlauf bei Hämophilie-Patienten mit HIV-1-Infektion

B. Tschechne, M. Barthels, U. Brunkhorst, I. Schedel, H. Deicher
(Hannover)

Seit Oktober 1986 wurde in der Immunologischen Ambulanz der Medizinischen Hochschule Hannover in einem HIV-1-infizierten Hämophilie-Patientenkollektiv (n = 51) mit einer Infektionszeit von 4–6 Jahren die Häufigkeit des Auftretens von AIDS in Abhängigkeit von klinischen, immunologischen und virologischen Parametern untersucht.

Neben dem klinischen Untersuchungsbefund wurden Blut- und Serumuntersuchungen mit Bestimmmung des Blutbildes und der Thrombozytenzahl, der Zahl CD4- und CD8-positiver Lymphozyten, Antikörper gegen core- und env-Proteine des HI-Virus und der Nachweis von frei zirkulierendem Antigen im Serum durch-

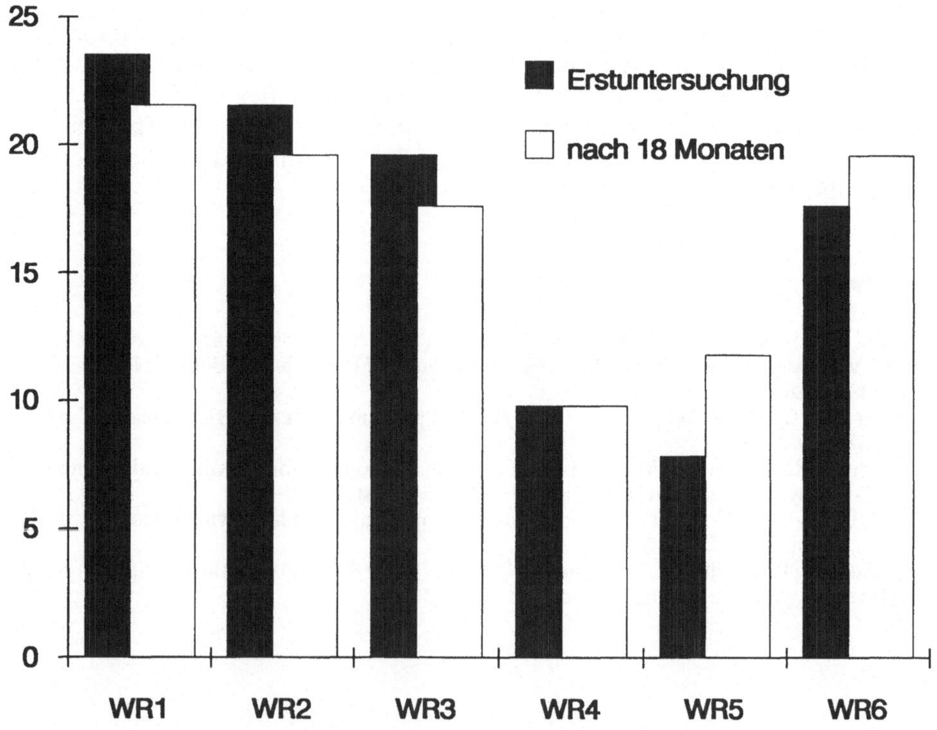


**Abb. 1.** Stadieneinteilung der HIV-1-infizierten Hämophiliepatienten nach der Walter-Reed-Klassifikation

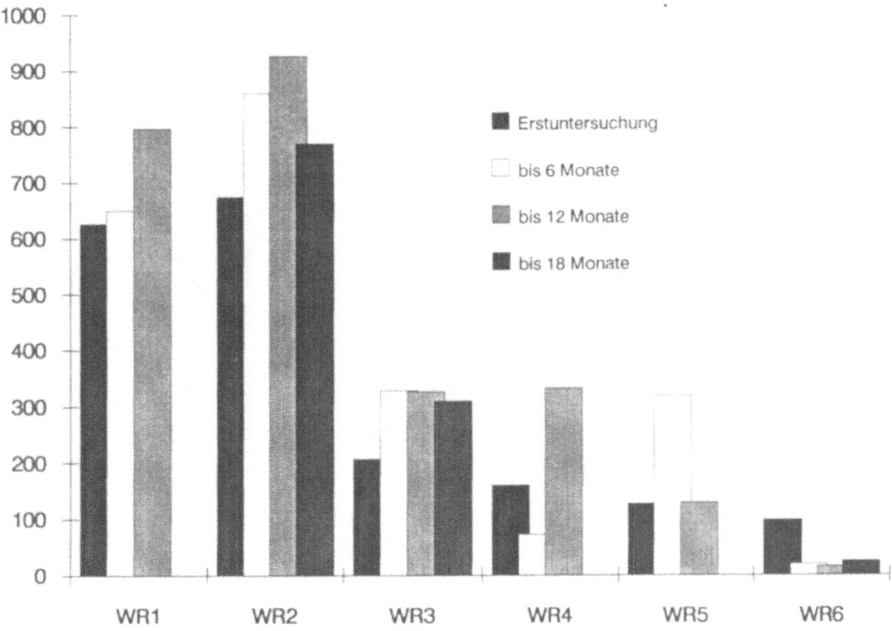



**Abb. 2.** Verlauf der CD4-positiven Zellen während des Beobachtungszeitraumes

geführt und dokumentiert. Die Patienten wurden anhand klinischer und laborchemischer Befunde analog der Walter-REED-Klassifikation (WR) klassifiziert.

Die Patienten unterschieden sich nicht hinsichtlich ihres Alters, der Dauer der Infektion oder der Häufigkeit der Faktorensubstitution. Während die Zahl der Patienten im Stadium WR1-WR3 abnahm, stieg die der Patienten in den Stadien WR4-WR6 am Ende des Beobachtungszeitraumes an (Abb. 1). Insgesamt 9,8% (n = 5) der Patienten sind am Vollbild der Erkrankung verstorben.

Die Auswertung der Verläufe der Lymphozytensubsetbestimmungen zeigte, daß alle Patienten unabhängig vom Krankheitsstadium erniedrigte Werte für CD4-positive Lymphozyten im peripheren Blut besaßen. Während bei Patienten in den klinischen Stadien WR1 bis WR4 jedoch eine Stabilisierung der Lymphozytensubsets während des Beobachtungszeitraumes zu verzeichnen war, konnte bei Patienten in den Stadien WR5 und WR6 eine zunehmende Reduktion der CD4-positiven Zellen beobachtet werden (Abb. 2).

Bei insgesamt 16% der untersuchten Patienten konnte zu Beginn des Beobachtungszeitraumes freizirkulierendes p24-Antigen im Serum nachgewiesen werden. Der Antigennachweis korrelierte mit dem Krankheitsstadium (Abb. 3). Im Verlauf der Untersuchung wurde bei 8 Patienten der Test auf p24-Antigen im Serum positiv, bei 5 dieser Patienten trat auch ein klinischer Progress auf. Im Stadium WR1 waren nur ca. 11% der Patienten p24-Antigen-positiv, während 75% der Patienten im Stadium WR6 p24-Antigen im Serum nach 6monatigen bzw. 12monatigen Beobachtungszeitraum aufwiesen.

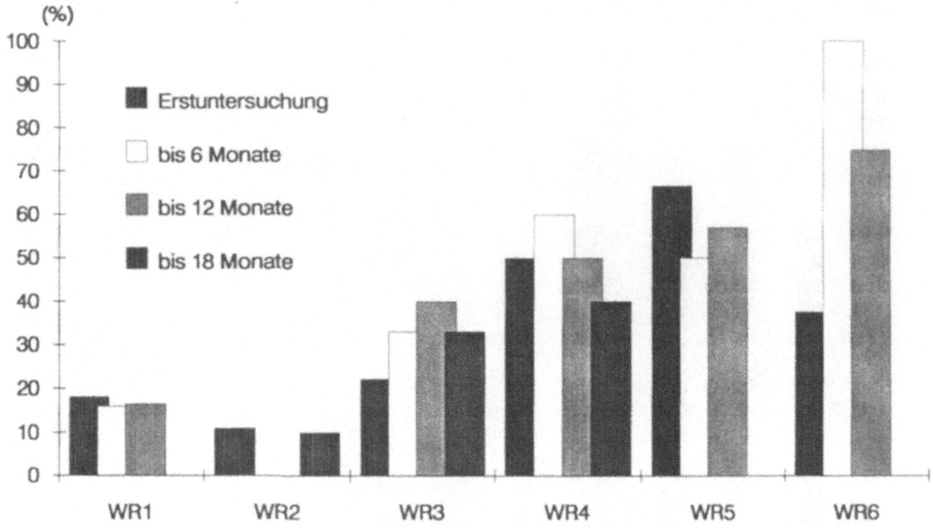



**Abb. 3.** HIV-1-Antigennachweis i. S. während des Beobachtungszeitraumes

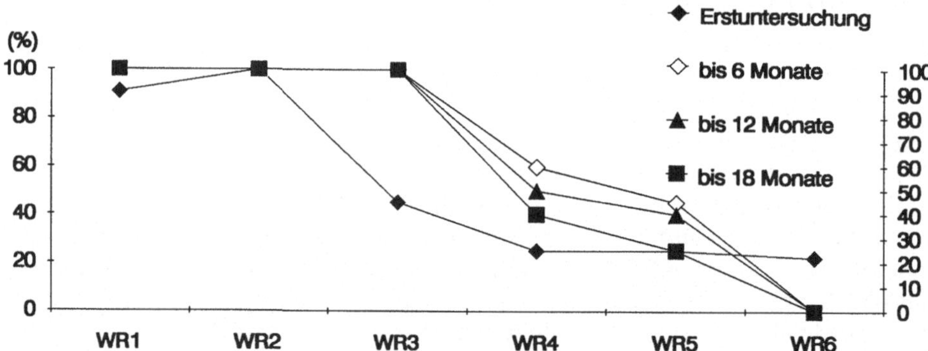



**Abb. 4.** Nachweisrate spezifischer Antikörper gegen p24-core-Proteine i. S. HIV-1-infizierter Hämophiliepatienten

Die vorliegenden Ergebnisse zeigen ferner, daß der Nachweis von Antikörpern gegen core- und env-Proteine von prognostischer Bedeutung ist, wobei ein serologisches Profil, das Antikörper gegen core-Proteine nicht mehr enthält, auf eine Progression der HIV-1-Infektion hinweist (Abb. 4). Zwischen dem Nachweis von frei zirkulierendem Antigen im Serum und der Nachweisrate von spezifischen Antikörpern gegen core-Proteine des Virus (p24-Antikörper) besteht eine inverse Korrelation von 0,94 (Abb. 5). In Kombination mit dem Verlauf der Lymphozytensubsetbestimmung ist es frühzeitig möglich, eine Progression des Krankheitsverlaufes festzustellen und gegebenenfalls eine spezifische virusstatische Therapie einzuleiten.

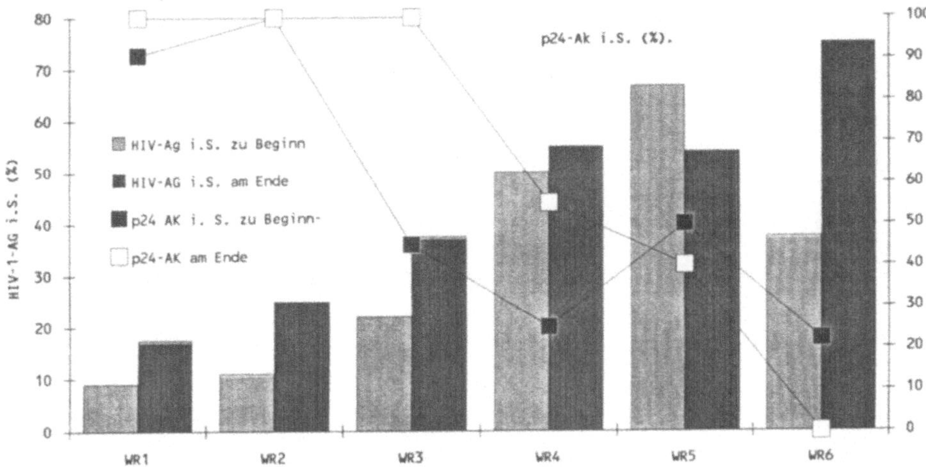


**Abb. 5.** Prognostische Bedeutung des Nachweises von p24-Antigen in Kombination mit spezifischen Antikörpern gegen p24-core-Protein

## Zusammenfassung

Zur Erkennung von Prognosefaktoren im Krankheitsverlauf der HIV-1-Infektion wurden während der letzten Jahre neben immunologischen Untersuchungen auch Verlaufsuntersuchungen zum Nachweis von HIV-1-Antigen und von HIV-spezifischen Antikörpern gegen core- und env-Proteine durchgeführt und mit dem klinischen Verlauf korreliert [1, 4]. Diese Verlaufsstudien wurden vorwiegend an HIV-1-infizierten homosexuellen Kollektiven durchgeführt. Die hier vorliegenden Ergebnisse bestätigen, daß auch bei HIV-1-infizierten Hämophilie-Patienten der Progreß der Infektion mit dem Auftreten von p24-Antigen im Serum, dem Abfall der CD4-positiven Lymphozyten und dem Verlust spezifischer Antikörper gegen core-Proteine des Virus korreliert [2, 3].

## Literatur

1. Farzadegan H, Polis MA, Wolinski SM et al. (1988) Loss of human immunodeficiency virus type 1 (HIV-1) antibodies with evidence of viral infection in asymptomatic homosexual men. Ann Int Med 108:785−790
2. Helm EB, Brodt R, Wegner R et al. (1987) Spontanverlauf der HIV-Infektion. AIFO 10:567−572
3. Phair JP (1987) Human immunodeficiency virus antigenaemia. JAMA 258:1218−1220
4. Weber JN, Clapham PR, Weiß RA et al. (1987) Human immunodeficiency virus infection in two cohorts of homosexual men: neutralising sera and association of anti-gag antibody with prognosis. Lancet I:119−122

# Diskussion

DEINHARDT (München):

Haben Sie die Immunglobuline verabfolgt in der Hoffnung, die CMV-Infektion oder die HIV-Infektion oder beides zu beeinflussen?

Frau BRUNKHORST (Hannover):

Bis zur Einführung des AZT haben wir eine placebokontrollierte Immunglobulin-Studie durchgeführt. Unsere jetzige Studie ist als Folge zu sehen. Wir geben Immunglobuline gegen die begleitenden septischen Komplikationen der HIV-Infektion und gegen die CMV-Infektion. Die Wirkung auf den Verlauf der HIV-Infektion ist bis jetzt weder genau untersucht worden, noch können wir Näheres dazu sagen.

DEINHARDT (München):

Wenn Sie Immunglobuline zur Beeinflussung der CMV-Infektion gegeben haben, wie hoch war dann die Antikörperkonzentration gegen CMV?

Frau BRUNKHORST (Hannover):

Die sind natürlich von Charge zu Charge etwas verschieden. Wir haben aber Immunglobulin-Präparationen ausgewählt, die die gleichen Konzentrationen wie ein Hyperimmunglobulin gegen CMV aufweisen.

DEINHARDT (München):

Haben Sie irgendeinen Einfluß auf die CMV-Infektion durch die Immunglobuline objektivieren können?

Frau BRUNKHORST (Hannover):

Objektivieren ist sehr schwierig. Wir haben bei Patienten mit CMV-Retinitis und solchen mit CMV-Nachweis in der Lavage, die eine sehr niedrige Leukozytenzahl und Fieber hatten, auch höher dosiert Immunglobuline gegeben und Entfieberung sowie Stabilisierung des Krankheitsbefundes erreichen können, aber natürlich nicht bei jedem Patienten.

RISTER (Kiel):

Haben Sie eine Pneumocystis carinii-Prophylaxe durchgeführt?

Frau BRUNKHORST (Hannover):

Ja. Das hatte ich leider zu sagen vergessen. Nach der ersten Pneumocystis-Pneumonie und nach der ersten Candida-Infektion wurde eine Candida-Prophylaxe bzw. Pneumocystis-Prophylaxe durchgeführt.

BROCKHAUS (Nürnberg):

Sie hatten mehrere Sepsis-Fälle. Welche Erreger haben Sie gefunden?

Frau BRUNKHORST (Hannover):

Wie Sie wissen, ist es nur bei einem Teil der Sepsis-Fälle möglich, einen Erreger zu isolieren. Wir haben jedoch bei vielen Patienten erhöhte Endotoxin-Werte festgestellt, so daß wir eine gramnegative Sepsis annehmen konnten. Zum anderen haben wir ausgehend von Zahnherden und Sinusitiden Sepsen mit Staphylococcus aureus und Staphylococcus epidermidis, also auch weniger pathogene Erreger, beobachtet.

BOGNER (München):

Wir haben bei ca. 150 Patienten mit Vollbild AIDS nur eine Sepsis erlebt. Das ist eine gewisse Diskrepanz, die man klären müßte.

Frau BRUNKHORST (Hannover):

In mehreren Studien aus den USA wird über eine Sepsis-Häufigkeit von 30 bis zu 37% berichtet, so daß dieses Ereignis sicherlich nicht so selten ist.

BERGMANN (Frankfurt):

Sie haben in Ihrem Kollektiv einen Patienten mit einem malignen Lymphom gehabt. Welche Histologie hat vorgelegen?

Frau BRUNKHORST (Hannover):

Das war ein immunoblastisches Lymphom.

BERGMANN (Frankfurt):

Also wie auch sonst häufig bei HIV-Infizierten.

KÖSTERING (Göttingen):

Frau Tschechne, Sie haben gesagt, daß es zwischen Hämophilie-Patienten und anderen an AIDS erkrankten Gruppen keine Unterschiede gibt. Trifft dieses wirklich zu? So ist doch z.B. das Kaposi-Sarkom bei Hämophilen deutlich seltener.

Frau TSCHECHNE (Hannover)

Ich habe versucht, die virologischen und immunologischen Parameter der Patienten in dem Beobachtungszeitraum seit Oktober 1986 darzustellen. Die Verläufe sind durch regelmäßige Untersuchungen der Patienten dokumentiert worden. Wenn man den Verlauf der spezifischen Antikörpermuster gegen das HIV, das Auftreten von p24-Antigen und den klinischen Verlauf der Infektion über diesen Zeitraum von knapp 2 Jahren mit den Zahlen vergleicht, die wir bei dem anderen Patientenkollektiv gesammelt haben, so kann ich nur feststellen, daß in beiden Patientengruppen weder in der Antikörperkonstellation noch in der Zahl verstorbener Patienten, die in dem Beobachtungszeitraum von knapp 2 Jahren ungefähr 10% beträgt, keine Unterschiede bestehen. Auch das Auftreten opportunistischer Infektionen und das Keimspektrum weist keine Unterschiede auf. Das entspricht im übrigen auch den publizierten Erfahrungen anderer.

WESEMEYER (Kiel)

Sie haben auch in peripheren Lymphozyten HIV-Antigene nachgewiesen. Wie sind Sie dabei vorgegangen?

Frau TSCHECHNE (Hannover):

Diese Untersuchungen sind nur bei dem zweiten Patientenkollektiv, das ich zum Schluß demonstriert habe, durchgeführt worden. Hinsichtlich der Technik bin ich überfragt.

GÜRTLER (München):

Dazu kann ich Stellung nehmen. An peripheren gereinigten Lymphozyten wird eine PHA-Stimulation vorgenommen und in Gegenwart von Interleukin mit stimulierten Spenderlymphozyten cokultiviert. Dann wird versucht, das p24-Antigen im Überstand zu messen. Das ist also eine echte Virusisolierung.

# Verlaufsbeobachtungen zur HIV-Infektion hämophiler Kinder und Jugendlicher

R. Bialek, N. Wagner, H. Radinger, M. Becker, H.-H. Brackmann, D. Niese, K. E. Schneweis (Bonn)

Seit März 1987 werden 51 hämophile HIV-positive Patienten im Alter von 6 bis 20 Jahren in der HIV-Ambulanz der Universitäts-Kinderklinik Bonn betreut. Entsprechend den Empfehlungen des wissenschaftlichen Beirates der Bundesärztekammer [5] werden die Patienten in 3- bis 6monatigem Abstand untersucht. Neben den empfohlenen Untersuchungen, inklusive eines vollständigen neurologischen Status, Kontrolle verschiedener Laborparameter sowie Röntgen-Thorax und Oberbauchsonographie werden auch mikrobiologische Untersuchungen von Rachenabstrichen, Sputen und Stuhlproben auf pathogene Erreger durchgeführt. Weiterhin wird eine regelmäßige EEG-Kontrolle und ein MRT des Gehirns angestrebt.

12 unserer Patienten sind unter 13 Jahren, 39 zwischen 13 und 20 Jahren alt. In einem Beobachtungszeitraum von 3 bis 19 Monaten (Median 16 Monate) sahen wir die Patienten zwischen ein- und sechsmal ambulant (Median viermal). Die Stadieneinteilung der Patienten entsprechend der CDC-Klassifikation [3, 4] zeigt die Tabelle 1. Eine Progredienz der Erkrankung der Patienten unter 13 Jahren läßt sich im Beobachtungszeitraum anhand der Klassifikation schwer ablesen. Alle 12 Patienten zeigen erhöhte Immunglobulin G-Werte zwischen 14,0 und 34,8 g/l. Damit sind sie als symptomatisch im Sinne der Klassifikation anzusehen. Bei 11 Patienten ist die $T_4/T_8$-Ratio unter 1 und bei 10 Patienten ist ein LAS nachweisbar.

**Tabelle 1.** Stadieneinteilung der 51 in der UKK Bonn betreuten HIV-positiven hämophilen Kinder und Jugendlichen, entsprechend der CDC-Klassifikation bei Erstvorstellung und nach einem Beobachtungszeitraum von 3 bis 19 (Median 16) Monaten

| Stadium | Erstvorstellung | Oktober 1988 |
|---|---|---|
| P 1 B | 6 | 3 |
| P 2 A | 6 | 8 |
| P 2 F | 0 | 1 |
| II A | 24 | 11 |
| B* | 0 | 0 |
| III A | 14 | 20 |
| B* | 0 | 3 |
| IV A | 1 | 2 |
| C−1 | 0 | 1 |
| C−2 | 0 | 2 |

B*: $CD_4$ + Zellen $\leq$ 350/µl

Aufgrund einer rezidivierenden Impetigo sowie einer Thrombozytopenie von zeitweise 30 000/µl wurde ein Patient der Gruppe P 2 F zugeordnet, 8 Patienten wurden wegen einer zum LAS persistierenden, auch sonographisch nachweisbaren Hepato-, Spleno- oder Hepatosplenomegalie der Gruppe PIIA zugeordnet, bei 2 Patienten trat diese Veränderung im Beobachtungszeitraum auf. Von den 13- bis 20jährigen Patienten weisen nur noch 11 eine symptomlose HIV-Infektion auf, während 20 Patienten ein Lymphadenopathie-Syndrom haben. Da erhöhte Immunglobulin G-Werte bei 19 der 39 Patienten und die $T_4/T_8$-Ratio bei 35 von 39 Patienten unter 1 liegt, benutzen wir nur eine T-Helferzellzahl unter 350/µl als Merkmal der Subklasse B, so daß 3 weitere Patienten mit LAS der Klasse III B zugeordnet werden müssen. Während bei Erstvorstellung nur 1 Patient der Gruppe 4 mit einem Wasting-Syndrom im Sinne des Vollbildes AIDS, zugeordnet war, sind im Oktober 1988 5 Patienten hier einzustufen. Ein weiterer Patient hat das Vollbild AIDS mit einer Toxoplasmose Chorioretinitis und anhaltendem Soor entwickelt, 2 Patienten haben eine Herpes-Zoster-Infektion geboten und ein weiterer Patient leidet seit 3 Monaten an Fieber unklarer Ätiologie.

Wiederholt wird in der Literatur über den frühen ZNS-Befall bei der HIV-Infektion berichtet [12], und auch bei HIV-positiven Kindern werden häufig neurologische Symptome beobachtet, zum Beispiel Paresen [1, 6]. Da die häufig zur Diagnostik verwendete Liquoruntersuchung sich bei unserem Patientengut verbietet, muß auf andere Verfahren wie EEG [13, 15] oder die als sensitivste geltende Methode, die Kernspintomographie, zurückgegriffen werden [8, 14]. Die bei unseren Patienten sehr ausführlich durchgeführten neurologischen Untersuchungen waren bis auf einen AIDS-Patienten ebenso unauffällig wie die anamnestischen Angaben von Patienten und Eltern hinsichtlich Schulleistung, Konzentrations- und Merkfähigkeit. Die Tabelle 2 gibt Auskunft über 127 durchgeführte EEG's von 49 unserer Patienten, wovon 110 unauffällig waren. Nur bei 8 Patienten lassen sich wiederholt Verlangsamungen der Grundaktivität darstellen, 1 Patient ist manifest an AIDS erkrankt, 2 Patienten gehören in die Gruppe IV-C2, Patienten mit T-Helferzellen unter 300/µl und Varicella-Zoster-Infektion. Die weiteren Patienten gehören zur Gruppe PIIA, IIA und IIIA. Eine MR-Untersuchung des Gehirns liegt nur vom Patienten mit AIDS vor, das ebenso unauffällig ist wie 11 weitere MR- und 2 CT-Untersuchungen von 13 weiteren Patienten.

Anzumerken ist, daß von bereits 8 an AIDS verstorbenen hämophilen Jugendlichen, die in der Betreuung der Hämophilieambulanz Bonn waren, 4 an einer Enzephalopathie und einer an einer multifokalen Leukenzephalopathie verstor-

**Tabelle 2.** Neurologische Befunde von 51 hämophilen HIV-positiven Patienten

---

– Die klinisch-neurologische Untersuchung war bei 50 Patienten komplett unauffällig.
– Bei 1 Patienten mit Toxoplasmose Chorioretinitis auffälliger Hirnnerven-Befund.
– 127 EEGs von 49 Patienten wurden ausgewertet, davon waren
    110 EEGs altersentsprechend.
        15 EEGs von 8 Patienten zeigten eine Verlangsamung der Grundaktivität mit z.T. fokalem
            Thetarhythmus.
– 12 MR- und
    2 CT-Untersuchungen von insgesamt 14 Patienten waren unauffällig.

---

**Tabelle 3.** Bakteriologische Befunde von insgesamt 187 Rachenabstrichen und 187 Sputumproben von 51 hämophilen HIV-positiven Patienten

| Nachweis von | Probenanzahl/Patienten[a] | | Stadium des Patienten |
|---|---|---|---|
| Normalflora der oberen Luftwege inkl. Hämophilus influenzae, Enterokokken, Streptococcus pneumoniae, Staphylococcus aureus | 165 | | – |
| β-hämolysierende Streptokokken der Gruppe | | | |
| A | 9/8 | | IIIA; IIA; PIIA |
| C | 11/5 | | IIIA; P1B |
| F | 1/1 | | IIIA |
| G | 2/1 | | P1B |

[a] 2mal Mehrfachbefall und bei 7 Patienten wiederholt positive Kulturen; insgesamt Nachweis von β-hämolysierenden Streptokokken bei 13 Patienten.
– In 187 Proben kein Nachweis von säurefesten Stäbchen

ben sind. Für einen ZNS-Befall lassen sich bei unserem zur Zeit betreuten Patientengut nur diskrete Hinweise finden.

Von mehreren Autoren sind bakterielle Infektionen, zum Beispiel Pneumonien und Septikämien auch bei Kindern mit bisher asymptomatischen HIV-Infektionen beschrieben worden [2, 7, 10], wobei das Erregerspektrum Hämophilus influenzae, Streptococcus pneumoniae, Salmonella spp. und Staphylococcus aureus umfaßt. Um frühzeitig eine Besiedelung mit pathogenen Keimen als potentielle Infektionsgefahr und damit fraglich auch als Cofaktor der HIV-Infektion zu erkennen, wurden bei unseren Patienten regelmäßig Rachenabstriche, Sputum und Stuhlproben mikrobiologisch untersucht.

Die Ergebnisse von 187 Rachenabstrichen und Sputumproben stellt die Tabelle 3 dar. Die potentiellen Infektionserreger Hämophilus influenzae und Streptococcus pneumoniae lassen sich in fast allen Rachenabstrichen nachweisen. β-hämolysierende Streptokokken verschiedener Lancefield-Gruppen gelten besonders bei Immunsupprimierten als pathogene Keime, da sie ein breites Spektrum an Infektionen hervorrufen können. Bei insgesamt 13 Patienten ließen sich diese Keime nachweisen, zweimal als Mehrfachbefall, bei 7 Patienten wiederholt. Eine Therapieindikation ergab sich hingegen nicht, da alle Patienten, wie an der Stadieneinteilung erkennbar, einen unauffälligen Immunstatus hatten. Bei 2 Patienten wiesen wir wiederholt in den Rachenabstrichen C-Streptokokken nach, die auch als tierpathogen gelten; da beide Patienten in der Landwirtschaft tätig sind, kann mit einer raschen Wiederbesiedelung nach einer eventuellen Therapie gerechnet werden.

Mykobakterien ließen sich bei keinem der Patienten nachweisen. Ein ähnliches Bild ergibt das bakteriologische und parasitologische Screening der Stuhlproben (Tabelle 4). Außer zwei Lamblieninfektionen bei 2 Kindern unter 13 Jahren, die therapiert wurden, waren keine Helminthen oder Protozoen nachweisbar, insbesondere auch keine Kryptosporidien. Bakteriologisch ergaben 5 Stuhlproben von 5 verschiedenen symptomlosen Patienten den Nachweis von Gastroenteritis-Erre-

**Tabelle 4.** Bakteriologische und parasitologische Befunde von insgesamt 143 Stuhlproben von 44 hämophilen HIV-positiven Patienten

| Erreger | Anzahl der Proben | Stadium der Patienten |
|---|---|---|
| Nachweis von: | | |
| – Lamblia intestinalis | 2 | P1B, P2A |
| – Cambylobacter jejuni | 3 | IIA, IIA, IIA |
| – Salmonella choleraesuis subsp. choleraesuis | | |
|    Serotyp virchow/indiana | 1 | IIIA |
| – Yersinia enterocolitica 0–9 | 1 | P1B |
| – Keine pathogenen Mikroorganismen | 136 | |

gern. Da keine Symptome bestanden und zudem Kontrolluntersuchungen negativ waren, wurde auf eine Therapie auch hier verzichtet. Da diese Erreger insbesondere wieder bei Immunsupprimierten schwere systemische Infektionen hervorrufen können, erscheint eine Therapie wohl auch bei wiederholtem Nachweis trotz fehlender Symptomatik indiziert.

Zusammenfassend unterscheidet sich die gefundene Flora der HIV-infizierten Patienten nicht von der gesunder gleichaltriger, es bleibt daher abzuwarten, ob das mikrobiologische Screening bei Progredienz der Erkrankung mehr Aufschluß bringt.

Bei 28 Patienten wurde zum Teil wiederholt versucht, das HIV anzuzüchten. Das Ergebnis war positiv bei insgesamt 8 Patienten, einer davon ist manifest an AIDS erkrankt. Ein weiterer Patient ist erst im zweiten Anzuchtversuch innerhalb von zwei Jahren positiv geworden und entwickelte nach asymptomatischem Beginn ein Lymphadenopathie-Syndrom und hat nun seit 3 Monaten Fieber ungeklärter Ätiologie. Bei den Patienten im Stadium P2F mit Thrombozytopenie und rezidivierender Impetigo konnte das Virus ebenfalls angezüchtet werden, die T-Helferzellzahl liegt im Normbereich. Von den weiteren in der Virusanzucht positiven Patienten ist einer im Stadium IIIB (T-Helferzellzahl 246/µl), ein anderer Patient ist im Stadium IIIA. Die übrigen drei in der Virusanzucht positiven Patienten sind dem Stadium P2A zuzuordnen, wobei ein Patient eine T-Helferzellzahl unter 350/µl hat.

Zum Nachweis von anti-p24 wurde die Darstellung von p24-Bande im Western Blot (Dupont) gewählt. Bei 6 der oben genannten in der Virusanzucht positiven Patienten ist die Bande nachweisbar, jedoch fehlt sie bei einem Patienten des Stadiums P2A mit T-Helferzellen von 190/µl, ebenso aber bei den Patienten im Stadium IIIA mit normaler T-Helferzellzahl.

Die Tabelle 5 zeigt das bei unseren Patienten aufgetretene Krankheitsspektrum im Beobachtungszeitraum. Hervorzuheben ist die Varicella-zoster-Virusinfektion, zumal wiederholt über die mögliche Rolle der Herpesviren als Cofaktoren der HIV-Infektion berichtet wurde [9]. LEPAGE et al. [11] stellten bei ihrem pädiatrischen Patientengut in Ruanda die Varicella-zoster-Infektion als einen guten Indikator für HIV-Screening dar. Bei unseren Patienten mit Varizellazoster-Infektion ergibt sich, daß 2 Patienten ein Lymphadenopathie-Syndrom mit T-Helferzellen größer als 350/µl haben, daß die anderen aber T-Helferzellwerte

**Tabelle 5.** Beobachtetes Krankheitsspektrum bei 51 hämophilen HIV-positiven Patienten

| Erkrankung | Anzahl der Patienten | Stadium der HIV-Infektion | $CD_4$ + Zellzahl/µl |
|---|---|---|---|
| – Rezidivierende Bronchitiden, Rhinitiden, Otitiden, Sinusitiden | 8 | PIIA; IIA; IIIA | N |
| – Varicella zoster-Virus-Infektionen | 5 | $2\times$IIIA; IIIB; $2\times$IVC-2 | $2\times$N; $3\times\leq300$ |
| – Rezidivierende Diarrhoen | 4 | P1B; IIIA | N |
| – Parotisschwellungen | 4 | IIA; IIIA; IVC-2 | $3\times$N; 190 |
| – Dermatomykosen | 3 | IIA; IIIA; IIIB | $2\times$N; 246 |
| – Thrombozytopenien | 3 | P2F; IIA; IIIA | N |
| – Impetigo | 1 | P2F | N |
| – Toxoplasmose/anhaltender Soor | 1 | AIDS | 1 |

[a] $N = CD_4 +$ Zellen $\geq350$/µl

unter 300/µl aufweisen und den Stadien IIIB bzw. zweimal IVC-2 zugeordnet werden müssen, einer der Patienten litt jahrelang unter beidseitigen Parotisschwellungen, der andere berichtet wiederholt über Diarrhoen.

Zusammenfassend ergibt sich, daß neben verschiedenen immunologischen und virologischen Parametern zumindest bei einem Teil unserer Patienten das Auftreten von Varicella-zoster-Virusinfektionen eine Progredienz der Erkrankung ankündigen kann.


## Literatur


1. Belman AL, Diamond G, Dickson D, Horoupian D, Llena J, Lantos G, Rubinstein A (1988) Pediatric acquired immunodeficiency syndrome. Neurologic syndroms. Am J Dis Child 142:29–35
2. Bernstein LJ, Krieger BZ, Novick B, Sicklick MJ, Rubinstein A (1985) Bacterial infection in the acquired immunodeficiency syndrome of children. Pediatr Infect Dis 4:472–475
3. CDC (1986) Classification system for human T-lymphotrophic virus type III/lymphoadenopathy-associated virus infections. MMWR 35:334–339
4. CDC (1987) Classification system for human immunodeficiency virus (HIV) infection in children under 13 years of age. MMWR 36:225–235
5. Empfehlungen des Wissenschaftlichen Beirates der Bundesärztekammer (1988) Bedeutung des Nachweises einer HIV-Infektion bei Kindern. Dtsch Ärztebl 85:B1964–B1967
6. Espstein LG, DiCarlo FJ jr, Joshi VV, Connor EM, Oleske JM, Kay D, Königsberger MR, Sharer LR (1988) Primary lymphoma of the central nervous system in children with acquired immunodeficiency syndrome. Pediatrics 82:355–363
7. Estreich S, Goh BT, Forster GE, Winceslaus SJ, Lau RKW, Shaw E (1988) Bacterial infectious in patients with human immunodeficiency virus infection. IV.Internat. Conf. on AIDS: Abstr 7087
8. Henkes H, Schörner W, Felix R (1988) Diagnosis of cerebral manifestations in AIDS: Comparison of computed tomography and magnetic resonance imaging. IV. Internat. Conf. on AIDS: Abstr 7023
9. Holmberg SD, Gerber AR, Stewart JA, Lee FC, O'Malley PM, Nahmias AJ (1988) Herpesviruses as co-factors in AIDS. Lancet II:746–747
10. Krasinski K, Borkowski W, Bonk S, Lawrence R, Chandwani S (1988) Bacterial infections in human immunodeficiency virus-infected children. Pediatr Infect Dis J 7:323–328

11. Lepage P, van de Perre P, Orbinski J, van Goethem C, Nsengumuremyi F, Dabis F (1988) Evaluation and simplification of the WHO clinical case definition of pediatric AIDS in Rwanda. IV. Internat. Conf. on AIDS: Abstr 4601
12. Lüer W, Haas J, Poser S, Malin J-P, Pohle HD, Deicher H, Felgenhauer F (1988) Frequency of chronic HIV encephalitis in asymptomatic cirus carriers. IV. Internat. Conf. on AIDS: Abstr 7004
13. Möller AA, Simon O, Jäger H (1986) EEG-Ableitung bei HIV-Enzephalitis. Dtsch Med Wochenschr 111:1900−1901
14. Pedersen C, Thomsen C, Søoborp, Hansen HS, Kjaer L, Boesen F, Praestholm J, Nielsen JO (1988) A prospective study of central nervous system involvement in patients with HIV infection. IV. Internat. Conf. on AIDS: Abstr 7024
15. Schnurbus R, Henkes H, Hartmann M, Kubicki S, Scheuler W, Girke W (1988) Neurological and EEG findings in the course of the HIV infection. IV. Internat. Conf. on AIDS: Abstr 7041

# Diskussion

VON KRIES (Düsseldorf):

Sie haben bei etwa 10% der Kinder ein abnormes EEG gefunden. Das kommt auch vor, wenn Sie ein Kindergartenkollektiv untersuchen, sagt also nichts aus. Sie berichteten weiter, daß Sie MR-Untersuchungen durchgeführt und bei 11 Kindern einen unauffälligen Befund erhalten haben. Was war die Indikation für diese doch recht aufwendigen Untersuchungen?

BIALEK (Bonn):

Wir möchten von allen unseren Patienten Ausgangsbefunde haben, um bei fortschreitender Erkrankung, z.B. bei fraglichem Auftreten einer Toxoplasmose-Infektion, Veränderungen sicher erkennen zu können.

MÖSSELER (Dillingen):

Ich fand es überraschend, daß Sie bis zu 10% Varicella-zoster-Infektionen beobachtet haben, auch bezüglich der prognostischen Bedeutung. Würde man nicht eine Varicella-zoster-Impfung bei allen noch asymptomatischen HIV-Infizierten empfehlen müssen analog unseres Vorgehens in der Chemotherapie von Tumorpatienten? Weiterhin möchte ich fragen, wann eine Sulfamethoxazol-Prophylaxe bei HIV-positiven Patienten indiziert erscheint? Vorhin wurde einmal erwähnt, daß nach der ersten Pneumocystis carinii-Infektion damit begonnen wird. Warum sollte man diese erst abwarten, wenn man sie möglicherweise verhindern kann?

BIALEK (Bonn):

Wir haben darüber noch keine Entscheidung getroffen.

LANDBECK (Hamburg):

Bei Varizellen-Zoster-Kontakt ist eine passive Immunisierung vertretbar und angezeigt. Eine PCP-Prophylaxe sollte am ehesten im Stadium CDC IV-Á bzw. - B, d.h. bei Vorliegen eines ARC indiziert sein.

WEISSER (Neckargemünd):

Hatten alle Kinder einen Zoster, oder hatten die auch ganz klassische Varizellen?

BIALEK (Bonn):

Ein Patient hatte ein rezidivierendes Varizellen-Exanthem, d.h. generalisiertes Auftreten von Bläschen. Die Frage ist natürlich nicht zu entscheiden, ob es sich nicht doch um einen generalisierten Zoster handeln kann. Das wird klinisch kaum zu unterscheiden sein.

WEISSER (Neckargemünd):

Varizellen sind bei Kindern bekanntlich häufig, und das hat mit der HIV-Infektion gar nichts zu tun. Nur bei HIV-Positiven muß großzügig mit antiviralen Substanzen behandelt werden, wie wir es tun.

GÜRTLER (München):

Ich möchte noch einmal auf ihre 5 Patienten mit Enteritis-Erregern zurückkommen. Sie haben gesagt, daß sei nur sporadisch aufgetreten. Sind Sie dem anamnestisch nachgegangen, ob z.B. ein Besuch bei bestimmten Restaurant-Ketten vorgelegen hat? Das ist an sich doch eine typische Infektion über Nahrungsmittelketten oder Hühnchenverzehr.

BIALEK (Bonn):

Das haben wir nicht verfolgt. Wir bekommen die Stuhlbefunde erst, wenn wir die Patienten 2 oder 3 Wochen nicht gesehen haben. Es folgen dann Nachuntersuchungen, und wenn sich der Befund nicht erneut bestätigt, dürfte es wohl als erledigt zu betrachten sein.

GÜRTLER (München):

Ich möchte davor warnen, solche Befunde als pathogene Erreger einzustufen und davon eine Therapie abzuleiten.

LANDBECK (Hamburg):

Halten Sie den hohen Anteil HIV-Infizierter mit generalisiertem Lymphadenopathie-Syndrom nicht für verdächtig hoch? Im Kindesalter sind nachweisbare Lymphknoten in mehreren Regionen auch sonst nicht so absonderlich. Halten Sie es für möglich, daß Sie diese Einstufung etwas zu formell vorgenommen haben?

BIALEK (Bonn):

Es ist sicherlich ein Problem, wenn man sich strikt an der Definition orientiert, also bei kleinen Kindern Lymphknoten größer als 0,5 cm ∅, bei älteren Kindern größer als 1 cm ∅ in mindestens 2 Regionen, der CDC-Gruppe III zuordnet. Dieser Befund ist sicherlich auch bei anderen Kindern nicht ungewöhnlich. Die Persistenz des Befundes ist jedoch das wesentliche sowie weiterhin die Korrelation mit auffälligen T4-Werten, wobei wir weniger die Absolutzahl, sondern mehr den Relativwert betrachten. Eine sichere Zuordnung ergibt sich wahrscheinlich aber erst über einen längeren Beobachtungszeitraum.

# Nervensystembeteiligung bei HIV-infizierten Hämophilen

R.-R. RIEDEL, D. NIESE, H.-H. BRACKMANN, P. CLARENBACH (Bonn)

## Zusammenfassung

Im Rahmen der HIV-Infektion kommt es nicht nur zu einer Schwächung des Immunsystems, sondern auch zu einer Manifestation im Nervensystem, die sich in verschiedenen Erkrankungsformen äußern kann.

Bei Erwachsenen wird eine Beteiligung des peripheren und/oder zentralen Nervensystems (PNS/ZNS) in 40–50% der Betroffenen beobachtet. Wir berichten über unsere Erfahrungen in der Betreuung von HIV-seropositiven Hämophilen. Von 181 untersuchten Patienten aller Stadien wiesen 33 eine Beteiligung des ZNS auf. Die psychometrischen Testergebnisse unterscheiden sich erst im Stadium IV signifikant von der Kontrollgruppe. Dagegen ergeben sich schon im Stadium CDC II IVa auffallend pathologische Befunde in der neurologischen Untersuchung und in der EEG-Befundung.

Periphere Nervenbeteiligungen werden auch schon zu einem frühen Infektionszeitpunkt beobachtet.

In diesem Zeitraum beobachteten wir bei zwei Patienten im Stadium IVa eine akute Psychose.

## Einleitung

Bei HIV-Patienten im Stadium CDC I–IV wird eine Beteiligung des PNS und/oder des ZNS in 40–50% der Erwachsenen [1, 3] und in 70–80% bei Kindern diagnostiziert [2]. In neuropathologischen Autopsieserien wird eine Nervensystemmanifestation der HIV-Infektion in 70–90% der Patienten gefunden [4–6]. Erste Symptome der HIV-Infektion sind nicht immer auf das Immunsystem beschränkt, sondern äußern sich auch bei 12% der Erkrankten mit einem primären Inerscheinungtreten von neurologischen Beschwerden [7]. Aus diesem Grunde erscheint eine Frühdiagnostik nicht nur aus epidemiologischen Überlegungen von Bedeutung zu sein. Eine Vielzahl von neurologischen Krankheitsbildern ist im Verlauf der HIV-Infektion möglich:
- akute Menigitis [4],
- vaskuoläre Myelopathie [7],
- Polyneuropathie [8],
- zentrale opportunistische Erkrankungen [9],
- subakute Encephalitis [10],

– HIV-Encephalopathie [11],
– HIV-induzierte Psychosen.

Cummings et al. [16] betrachten den AIDS-Dementia-Complex = ADC als besondere Form der subkortikalen Demenz. Die Centers for Disease Control (CDC) definierten den ADC als „HIV-Encephalopathie". Allerdings wurde der ADC nicht nur als Encephalopathie, sondern auch als Encephalitis beschrieben. Dennoch bevorzugen wir z.Z. den Begriff ADC, da die Entwicklung des ADC nach unseren Erfahrungen eher chronisch als subakut verläuft. Charakteristisch für einen ADC sind die vielkernigen Riesenzellen. Auch werden wiederholt unauffällige neuropathologische Befunde bei klinischer zentralnervöser Beteiligung beobachtet. Im klinischen Alltag wird es fast unmöglich sein, ätiologisch nur dann von einer HIV-Encephalitis zu sprechen, wenn neben den klinischen Auffälligkeiten auch noch die typischen HIV-histopathologisch-encephalitischen Veränderungen vorhanden sind. Sie umfassen die Mikroglia, Makrophagen und die Lymphozyten. Diese werden in der weißen wie auch in der grauen Substanz, im Thalamus sowie in den Basalganglien gefunden. Bei der zentralen CMV-Infektion werden auch diese histologischen Veränderungen gesehen. Um die oben erwähnten histologischen Veränderungen mit großer Wahrscheinlichkeit auf das HIV zurückzuführen, muß natürlich demzufolge ein negativer CMV-Titer vorliegen.

Bei Kindern geht der HIV-Encephalopathie häufig eine opportunistische Erkrankung voraus. Das Vollbild des ADC ist durch folgende Symptome charakterisiert:

– eine Störung der Motorik, des Verhaltens, des Gedächtnisses und des Intellektes.

Auch können wir zu Beginn eine Beeinträchtigung der Konzentration und Schwierigkeiten bei der Ausführung von komplexen Aufgaben beobachten. Den Patienten selbst fällt eine verminderte Auffassungsgabe von gelesenen Texten und eine reduzierte Leistungsfähigkeit auf. Auch wird eine Zunahme von maniformen oder aggressiven Verhaltensformen beobachtet. Diese Einschränkungen führen gelegentlich zu einer Angst vor einer möglichen zentralen HIV-Manifestation.

Auch unbegründete Angstreaktionen wurden schon beschrieben. Das verbale Gedächtnis ist möglicherweise vor dem non-verbalen Gedächtnis betroffen.

Die Verhaltensänderung betrifft bevorzugt Rückzugstendenzen, Aktivitätsverminderung und gelegentlich Apathie. Hier ist es nicht immer ganz einfach, diese Auffälligkeiten von reaktiv-depressivem Verhalten zu differenzieren. Der Bewegungsablauf kann durch eine Ataxie, eine Myelopathie oder eine Einschränkung der Feinmotorik beeinträchtigt sein.

Die vorliegende Studie wurde geplant, um die Frage beantworten zu können, inwieweit schon zu einem frühen Zeitpunkt der HIV-Infektion eine encephalitische Beteiligung zu beobachten ist?

## Methode

Bis Februar 1988 untersuchten wir 181 HIV-seropositive Hämophile ambulant. In diesem Vergleichszeitraum wurden auch die Daten von 28 HIV-negativen Patienten als Kontrollgruppe erhoben. Der ungewöhnlich hohe Anteil der Hämophilen ist auf das hiesige Hämophilie-Betreuungszentrum zurückzuführen. Dort werden ungefähr 380 HIV-seropositive Patienten behandelt. Die Einteilung in die Infektionsstadien erfolgte nach internistischen Kriterien der CDC-Klassifikation: CDC II 114 Patienten, CDC III/IVa 53 Patienten, CDC IV/b−e 14 Patienten.

Das umfangreiche Untersuchungsprogramm umfaßt eine neurologische Untersuchung, ein EEG und eine psychometrische Testbatterie bestehend aud CI, d-2, AVLT, Benton und der v. Zerssen-Selbstbewertungsskala.

Im Rahmen dieser Arbeit werden nur die Daten vorgestellt, die im Zusammenhang mit einer möglichen encephalitischen Beteiligung von Bedeutung erscheinen.

Elektrophysiologischen und auch bildgebenden Untersuchungsverfahren steht diese Patientengruppe kritisch gegenüber.

## Ergebnisse

### EEG

Die Befunde der Kontrollgruppe entsprachen denen der Normalbevölkerung.

Patienten im Stadium CDC II wiesen in 17/114 eine Dyrhythmie, in 6/114 einen Herdverdacht und in 11/114 einen Herdbefund auf. Eine Zunahme der auffälligen EEG-Befunde war im Stadium CDC III/IVa zu erkennen:

— eine Dysrhythmie bei 12/53
— einen Fokus in 4/53
— eine Allgemeinveränderung in 3/53

AIDS-Patienten zeigten noch in 5/14 einen Normalbefund bei 1 Herdverdacht, 5 Herdbefunden und 3 registrierten Allgemeinveränderungen.

### Neurologischer Befund

Eine Hirnnervenbeteiligung sahen wir bei keinem Patienten unserer Kontrollgruppe. Dagegen zeigten 4 Patienten des Stadiums CDC II bereits eine zentrale Manifestation mit pseudobulbären Ausfällen. Bei den HIV-Infizierten des Stadiums CDC III/IVa wurde eine vergleichbare Häufigkeit der zentralen Beteiligung (2 Fälle) beobachtet.

Im Gegensatz zu diesen Pre-Aids-Patienten wurde bei 2 Vollbild-Patienten die Diagnose einer spastischen Hemiparese ohne opportunistische Infektion und bei einem weiteren Patienten die einer zentralen Toxoplasmose gestellt. Eine ausschließliche Hirnnervenbeteiligung wurde bei 3 CDC IV/b−e-Patienten registriert. Polyneuropathische Symptome wurden in 9−43% der Stadien CDC II−IV diagnostiziert.

Einzelne neurologische Ausfälle, die noch nicht für eine exakte Art der Nervensystemmanifestation zu deuten waren, registrierten wir in 6—19% der Patienten (CDC II—IV).

*Neuropsychologische Parameter*

Die psychometrischen Testergebnisse wiesen im Vergleich zur Kontrollgruppe für die Patienten der CDC-Klassifikation II—IVa keine statistisch signifikanten testpsychologischen Unterschiede auf. Jedoch zeigten AIDS-Patienten Einbußen beim verbalen Gedächtnis und hier insbesondere im Langzeitgedächtnis. Im Gegensatz hierzu war das visuelle Gedächtnis bei diesen Patienten nicht betroffen.

## Diskussion

Die von uns vorgestellten Daten wiesen auf eine schon frühe zentrale Beteiligung der HIV-Infektion hin.

Die Ergebnisse der neuropsychologischen Untersuchungen waren nur für das Stadium CDC IVb—e statistisch signifikant. Ein vorsichtiger Trend war für die Patienten des Stadiums CDC III/IVa zu erkennen. Allerdings muß auch berücksichtigt werden, daß durch eine zu geringe Motivation die Testprofile der Kontrollgruppe nur einen geringen Score erreichten.

So ergaben sich z.Z. keine Hinweise auf eine Frühmanifestation des AIDS-Demenz-Komplexes, wie sie von McArthur [12] beschrieben wurde.

Bei Encephalitiden werden im EEG verlangsamte Alphafrequenzen und Herdbefunde beschrieben.

Spezifische EEG-Veränderungen fanden sich bei unseren HIV-Patienten nicht. Im Verlauf der Erkrankung war allerdings eine Zunahme der auffälligen EEG-Befunde zu beobachten. Diese Befunde korrelierten mit einer klinischen Beteiligung des zentralen Nervensystems.

Bei den neurologischen Befunden wiesen in einem frühen Infektionsstadium (CDC II) nur 2% der Patienten eine zentrale Beteiligung auf. Mit progredientem Krankheitsverlauf ist ein deutlicher Anstieg der zentralen Manifestation bis auf 5/14 = 35% der AIDS-Patienten zu erkennen. Das EEG (in unspezifischer Form) und der neurologische Befund weisen vor den neuropsychologischen Testparametern schon zu einem frühen Infektionszeitpunkt auf eine zentrale Beteiligung der HIV-Infektion hin.

Die Häufigkeit der peripheren Befunde entspricht den Angaben der Literatur [12]. Im weiteren Verlauf muß noch abgewartet werden, welche Bedeutung die von uns einzeln erhobenen Befunde für die Progredienz der Erkrankung haben werden.

Unsere Daten sprechen für die Notwendigkeit früher EEG- und neurologischer Untersuchungen bei HIV-Patienten und sind als Grundlage einer Verlaufsstudie zu sehen.

## Literatur


1. Petito CK (1988) Review of central nervous system pathology in human immunodefiency virus infection. Ann neurol 23 (Suppl):54—57
2. Epstein LG, Sharer LR, Oleshe JM (1986) Neurological manifestation of human immunodeficiency virus in children. Pediatrics 78:678—687
3. Barnes DM (1987) Brain damage by AIDS under active study. Science 235:1574—1577
4. Ho DD, Rota JR, Schooley RT (1985) Isolation of HTLV III from cerobrospinal fluid and neural tissues of patients with neurologic syndromes related to the aquired immundeficiency syndrome. N Engl J Med 13:1493—1497
5. Berger JR, Post MJD, Dickenson G (1987) Progressive mutifocal leukoencephalopathy associated with human immunodefency virus infection: A review of the literature with a report of sixteen cases. Ann Intern Med 107:78—87
6. Petito CK, Cho E-S, Lehmann W (1986) Neuropathology of aquired immundeficiency syndrome (AIDS): an autopsy review. J Neuropathol Exp Neurol 45:635—646
7. Anders KH, Guerra WF, Tomiyasu U (1986) The neuropathology of AIDS. Am J Pathol 124:537—558
8. Cornblath DR, McArthur JC, Rance NE, Griffith JW (1987) Painful sensory neuropathy (PSN) in patients with AIDS (Abstract). Third Intern. Con. on Aquired Immunodefiency Syndrome (AIDS), Washington, D.C., June 1—5
9. Petito CK, Navia BA, Cho E-S (1985) Vacuolar myelopathy pathologically resembling subacute combined degeneration in patients with aquired immundeficiency syndrome. N Engl J Med 312:874—879
10. Detmer WM, Lu FG (1986) Neuropsychiatric complications of AIDS: A literature review. Int J Psychiatr Med 16:21—29
11. Navia BA, Jorden BD, Price RW (1986) The AIDS-dementia complex: I. Clinical features. Ann Neurol 19:517—524
12. McArthur JC (1987) Neurologic manifestation of AIDS. Medicine (Baltimore) 66:407—437

# Diskussion

Deinhardt (München):

Wie häufig haben Sie plötzlich auftretende zentralnervöse Störungen bei sonst asymptomatischen Patienten gesehen?

Riedel (Bonn):

Ich kann Ihnen jetzt aus dem Gedächtnis drei Patienten nennen, die eine akute Psychose entwickelt haben. Die Patienten waren sonst unauffällig gewesen. Eine einmalige Reflexabschwächung, eine Dysrhythmie im EEG ist etwas Unspezifisches, das haben wir nie gewertet. Wir haben einen Patienten mit einer Tetraspastik gehabt und einen Patienten mit einem Hemisyndrom. Gerade bei Hämophilen ist es aber immer die Frage, ob es sich nicht um eine Blutungsfolge handelt. Wir haben bei einem Patienten, den wir von auswärts überwiesen bekommen hatten, ein subdurales Hämatom kontralateral zur bestehenden Parese diagnostiziert. Das ist für meine Begriffe deshalb von Bedeutung, weil man gerade bei diesen Patienten das Blutungsrisiko unterschätzt.

Deinhardt (Bonn):

Ich habe die Frage gestellt, weil aus einer amerikanischen Übersicht über zentralnervöse Störungen und den AIDS-Demenz-Komplex ganz eindeutig hervorgeht, daß man diese Befunde nicht beobachtet hätte, wenn die Patienten nicht schon anderweitig symptomatisch auffällig geworden wären. Aber bei Hämophilen kann natürlich auch eine Blutung auslösend gewesen sein.

Riedel (Bonn):

Wir sollten wohl auch berücksichtigen, daß unsere Daten einer Querschnittsstudie entspqechen. Wir haben mittlerweile 100 Patienten in eine Verlaufsstudie aufgenommen, doch können wir noch keine statistischen Aussagen machen. Wir wollen vorsichtig sein und lieber ein halbes Jahr abwarten, um dann entsprechend abgesicherte Daten nennen zu können.

Rister (Kiel):

Haben Sie ähnliche EEG-Befunde auch bei HIV-negativen Hämophilen gesehen, z.B. Dysrhythmien, Allgemeinveränderungen im EEG? Findet man die auch als Folge von Mikroblutungen?

RIEDEL (Bonn):

Das ist eine sehr gute Frage. Deshalb haben wir auch unser Vergleichskollektiv. Wenn Sie sich an das Dia mit den EEG-Befunden erinnern, so registrierten wir bei der Kontrollgruppe in 10% eine Dysrhythmie, aber keinen mit einem Herdbefund oder einem Herdverdacht. Ich muß Ihnen zugestehen: eine Mikroblutung kann ich mit den heutigen bildgebenden Verfahren einfach nicht ausschließen; da reicht mir das MRT noch nicht aus.

GÜRTLER (München):

Sie haben bei 100 HIV-Positiven in 3 Fällen eine akute Psychose gesehen. Wie häufig sind akute Psychosen in einem Normalkollektiv?

RIEDEL (Bonn):

Die Frage ist berechtigt. Aus einer Kölner Studie über 97 Patienten geht hervor, daß bis zu 2% der Patienten auch Psychosen aufweisen. Ähnliches wird aus Amerika berichtet. Das Problem ist in jedem Einzelfall, ob dieses HIV-bedingt ist und inwieweit z.B. eine familiäre Belastung vorliegt. Die Inzidenz wird mit ca. 1% in der Normalpopulation angegeben. Dahinter steht ein großes Fragezeichen, das geklärt werden muß. Auch bei Hemisyndromen oder Polyneuropathien sollten andere Risikofaktoren, wie z.B. Diabetes, Drogenabusus oder Alkohol, berücksichtigt werden. Sind diese nicht vorhanden, liegt es nahe, diese Symptome der HIV-Infektion zuzuordnen.

BOGNER (München):

Eine Anmerkung: Vielleicht kann man aus der Tatsache, daß neurologische Komplikationen gut auf AZT ansprechen, auf die Wahrscheinlichkeit einer HIV-Assoziation rückschließen.

RIEDEL (Bonn):

Das würde ich mit Zurückhaltung sehen. Wenn Sie die bisher publizierten 362 Fälle mit neurologischen Symptomen und AZT betrachten, dann kommen Sie doch zu dem Schluß, daß nur 80 Fälle wirklich exakt definiert worden sind nach neuropsychologischen Verbesserungen und Verbesserungen im Hinblick auf die Polyneuropathie. Vorsichtig ausgedrückt kann man sagen, daß nur ca. 20% ansprechen. Bei den übrigen 280 Fällen wird eigentlich nur von den Nebenwirkungen im neurologischen Bereich berichtet: bei fast 30% Kopfschmerzen und Myalgien, in ungefähr 20% epileptische Anfälle und ein Guillain-Barré-Syndrom.

# HIV-Antigen bei HIV-Antikörper-positiven hämophilen Kindern und Jugendlichen der Universitätskinderklinik Graz

W. Zenz, W. Muntean, M. Wilders-Truschnig (Graz)

In der Altersgruppe der hämophilen Kinder und Jugendlichen, die vor der Einführung der virusinaktivierten Präparate regelmäßig substituiert wurden, sind fast alle Patienten HIV-Antikörper-positiv [1].

Bedingt durch die sehr lange dauernde Inkubationszeit und die bis jetzt nur unbefriedigende Situation, prognostische Aussagen in bezug auf das Auftreten von AIDS bei asymptomatischen HIV-Antikörper-positiven hämophilen Patienten machen zu können, untersuchten wir den prognostischen Wert der HIV-Antigen-Testung bei unseren Patienten [2, 3].

Wir untersuchten 29 hämophile Kinder und Jugendliche (27 hatten eine Hämophilie A, 2 hatten eine Hämophilie B), von denen seit Mai 1985 bekannt ist, daß 16 von ihnen HIV-Antikörper-positiv sind.

Neben dem klinischen Zustand und den routinemäßig erhobenen Laborparametern, wie rotes Blutbild, weißes Blutbild, Diff.BB, Thrombozyten, Transaminasen, Gesamteiweiß, Virologie und Lymphozytensubpopulationen, untersuchten wir HIV-Antigen, Anti-p24 und Anti-gp41 mittels kommerziell erhältlicher Testkits der Firma Abbott. Die Methoden wurden bereits anderswo beschrieben [4].

Die Studie wurde retrospektiv durchgeführt und zeigte, daß von den 16 HIV-Antikörper-positiven Patienten 6 zu einem oder zu mehreren Zeitpunkten einen positiven HIV-Antigen-Test hatten.

Diese 6 Patienten zeigten folgende Befunde.

Der erste Patient ist 9 Jahre alt und leidet an einer schweren Hämophilie A.

Er ist klinisch vollkommen gesund und zeigt seit Mai 1985 einen positiven HIV-Antigen-Test bei einem negativen Anti-p24. Im Mai 1988 kam es zu einem Verschwinden des positiven Antigentestes sowie zu einem Auftauchen eines geringgradig positiven Anti-p24 Titers (Tabelle 1).

**Tabelle 1.** HIV-Antigen und Anti-p24-Titer bei einem HIV-Antikörper-positiven hämophilen Patienten

|  | HIV-Antigen | Anti-p24 | Anti-gp41 |
| --- | --- | --- | --- |
| März 1985 | + | − | +++ |
| April 1986 | n.d. | − | n.d. |
| November 1986 | + | − | n.d. |
| Mai 1987 | + | − | +++ |
| Mai 1988 | − | + | ++++ |

Der zweite Patient hatte bei allen Untersuchungen einen positiven HIV-Antigen-Test und ein negatives Anti-p24. Er entwickelte im Jahre 1986 eine orale und ösophageale Candidiasis und in den weiteren Monaten eine hochgradige Kachexie. Er verstarb im Juni 1987 an einer therapieresistenten Lobärpneumonie.

Der dritte Patient entwickelte im Mai 1987 einen generalisierten Herpes Zoster und wird seit damals mit AZT behandelt. Er ist derzeit klinisch unauffällig. Der Antigen-Test war bei ihm seit Ende 1986 positiv und Anti-p24 war stets negativ.

Der vierte Patient leidet seit April 1988 an einer oralen Candidiasis und steht seither in Behandlung mit AZT. Auch er ist derzeit klinisch unauffällig. HIV-Antigen war stets positiv und der Anti-p24-Titer immer negativ.

Die zwei weiteren jugendlichen hämophilen Patienten, die ebenfalls seit Beginn der Testung einen positiven Antigen-Test zeigen, sind derzeit klinisch unauffällig.

Die restlichen 10 HIV-Antikörper-positiven Patienten, die alle einen negativen Antigentest zeigten, waren bis auf einen, der ein Lymphadenopathie-Syndrom aufwies, klinisch vollkommen unauffällig (Tabelle 2). Der Anti-p24-Titer war in dieser Gruppe bei 8 Patienten sehr stark positiv und bei 2 Patienten schwach positiv.

**Tabelle 2.** Stadium der HIV-Infektion nach CDC 1986/87 und HIV-Antigen bei 16 HIV-Antikörper-positiven hämophilen Kindern und Jugendlichen

| Stadium der HIV-Infektion | HIV-Antigen pos. | HIV-Antigen neg. |
|---|---|---|
| I | 0 | 0 |
| II | 3 | 9 |
| III | 0 | 1 |
| IV | 3 | 0 |

Zusammenfassend kann gesagt werden:

1. HIV-Antigenität und ein negativer oder nur sehr schwach positiver Anti-p24-Titer finden sich häufiger bei Patienten mit klinischen Symptomen.
2. Das Verschwinden von HIV-Antigen und das Auftauchen von Anti-p24 ist möglich und könnte Zeichen einer spontanen Besserung der immunologischen Situation sein. Es besteht aber auch die Möglichkeit, daß es sich um eine erst sehr spät eintretende Serokonversion mit Positivwerden der Antikörper handelt.
3. HIV-Antigen Expression allein ist nicht bei allen Patienten mit klinischen Symptomen einer HIV-Infektion vergesellschaftet und kann als prognostischer Parameter nur in Zusammenhang mit der Klinik und den anderen immunologischen Befunden gesehen werden.

## Literatur

1. Zenz W, Muntean W, Teubl I, Beaufort F, Heinz FX (1987) HTLV-III-Antikörper und immunologische Veränderungen bei hämophilen Kindern. Prävalenz von HTLV-III-Anti-

110    W. Zenz et al.

körpern bei hämophilen Kindern und deren im selben Haushalt lebenden Verwandten. Padiatr Padol 22:33−41
2. Allain JP, Laurian Y, Paul D, Senn D, Members of the AIDS Haemophilia French Study Group (1986) Serological markers in early stages of human immunodeficiency virus infection in haemophiliacs. Lancet II:1233−1236
3. Goudsmit J, Wolf F de, Paul D, Epstein LG, Lange GMA, Krone WJA, Speelman H, Wolters ECh, van der Nordaa J, Oleske JM, van der Helm HJ, Coutinho RA (1986) Expression of human immunodeficiency virus antigen (HIV-Ag) in infection. Lancet II:177−180
4. Wilders-Truschnig M, Muntean W, Zenz W, Vadon M, Beaufort F, Teubl I (1988) Testing for human immunodeficiency virus (HIV-1) antigens in haemophiliacs positive for HIV antibody. Blut 56:131−134

# Klinische, hämatologische und immunologische Parameter von 6 Anti-HIV-positiven Hämophilen

B. Zieger, W. Baden, H. Thaiss, A. H. Sutor, W. Künzer (Freiburg)

6 der 23 (entsprechend 26%) in Freiburg betreuten Patienten mit Hämophilie sind Anti-HIV-positiv.

In dieser Studie wurde der Gruppe der Anti-HIV-positiven Patienten (6 Patienten) das Kollektiv der Anti-HIV-negativen Patienten (17 Patienten) gegenübergestellt, um Unterschiede bzgl. der klinischen, immunologischen und hämatologischen Parameter hervorzuheben.

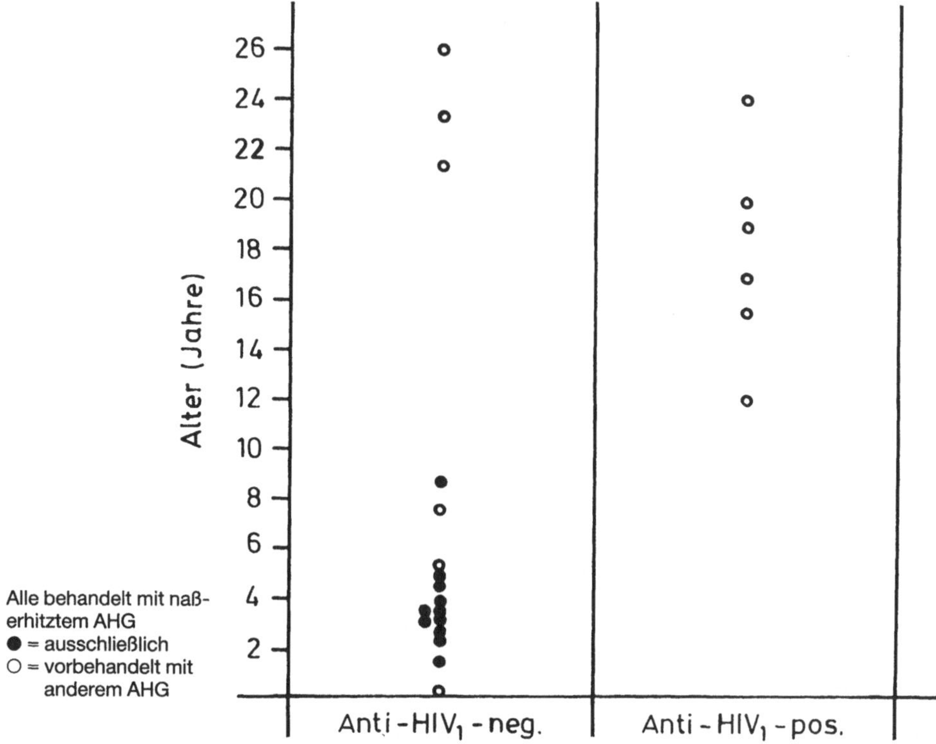


**Abb. 1.** Alter und HIV-Antikörperstatus. Aufgezeichnet sind jeweils die Mittelwerte der letzten drei Untersuchungen. Gefüllte Kreise symbolisieren Patienten, die ausschließlich mit naßerhitzem AHG behandelt wurden, offene Kreise hingegen stehen für Patienten, die mit anderem AHG vorbehandelt wurden

## Ergebnisse

### Alter

Bei den Anti-HIV-positiven Patienten handelt es sich um Jugendliche zwischen dem 12. und 24. Lebensjahr (Abb. 1.).

### Leukozyten

Die Leukozytenzahlen (Abb. 2) der Anti-HIV-positiven Hämophilen liegen zwischen 3700 und 7000/µl, wobei 3 Patienten Werte im unteren Normbereich aufweisen und 3 weitere bereits Werte im pathologischen Bereich haben.

Im Verlauf der HIV-Infektion bzw. weiterer Erkrankung ist eine Tendenz zur Leukozytopenie beschrieben (MACHIN, S. J. et al.), die auch bei den bei uns betreuten Anti-HIV-positiven Hämophilen zu beobachten ist.

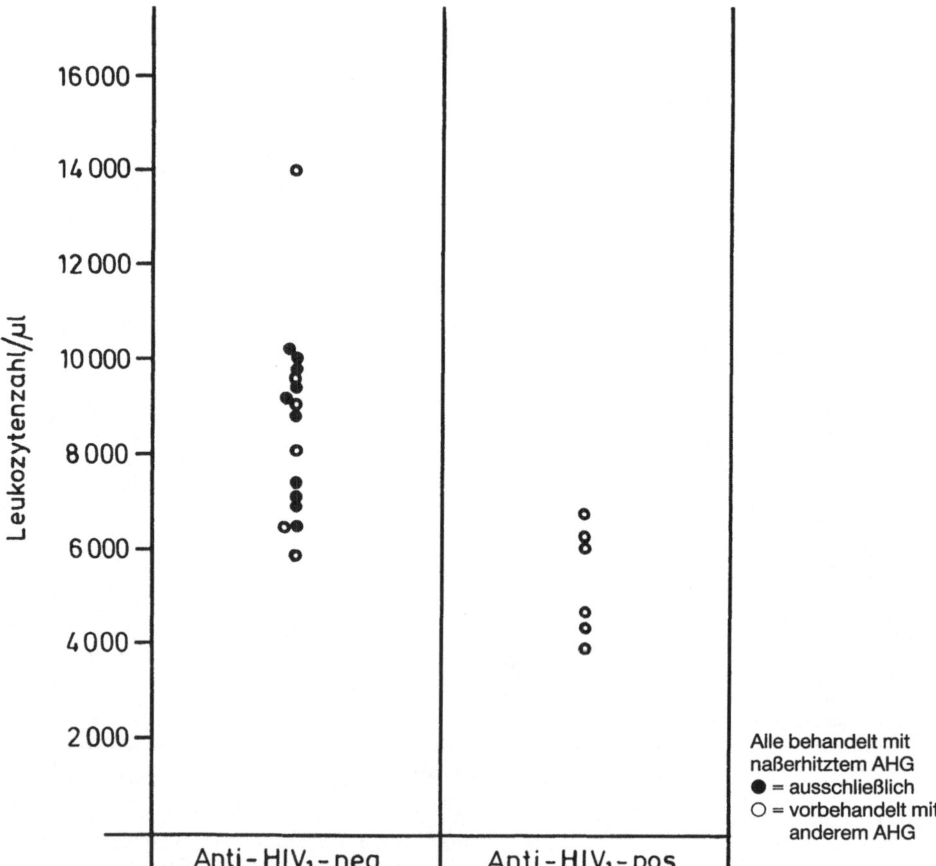


**Abb. 2.** Leukozytenzahl und HIV-Antikörperstatus

*Thrombozyten*

Die Thrombozytenwerte (Abb. 3) der Anti-HIV-positiven Patienten liegen zwischen 100 000 und 210 000/µl, d.h. die Trombozytenzahl der Anti-HIV-positiven Patienten liegt im unteren Normbereich bzw. ist pathologisch erniedrigt.

*OKT4/OKT8-Ratio*

Bei der Untersuchung des Verhältnisses von T-Helfer- zu T-Suppressor-Zellen (Abb. 4) liegen die Werte der Anti-HIV-positiven Hämophilen in unserem Kollektiv für die OKT4-/OKT8-Ratio zwischen 0,22 und 1,1.
   Typischerweise sinkt sie bei Anti-HIV-positiven Hämophilen im weiteren Verlauf der Erkrankung auf unter 0,9; dies trifft für 3 der 6 Patienten zu.

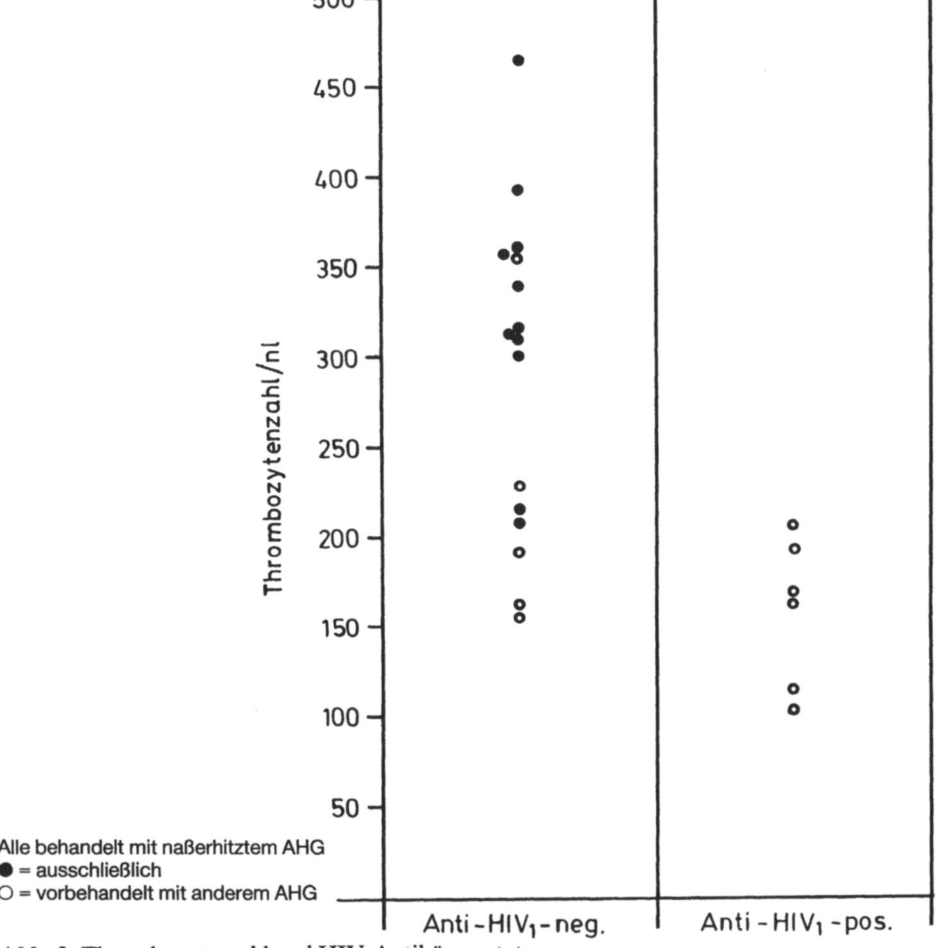


**Abb. 3.** Thrombozytenzahl und HIV-Antikörperstatus

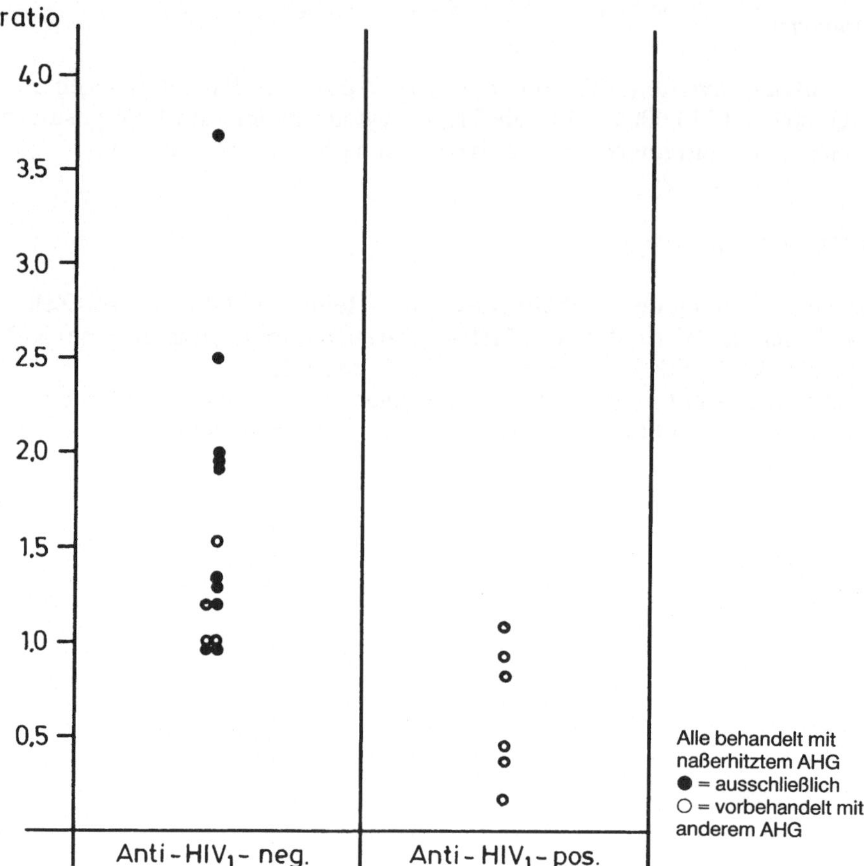



**Abb. 4.** OKT4-/OKT8-Ratio und HIV-Antikörperstatus

*Immunglobuline*

Die Werte des Serum-IgG der Anti-HIV-positiven Patienten (Abb. 5) lagen mit Ausnahme von zwei Patienten zwischen 1800 und 2620 mg/dl und sind damit pathologisch erhöht, legt man einen Normbereich von 400−1300 mg/dl für das 1.−3. Lebensjahr und von 600−1800 mg/dl über dem 3. Lebensjahr zugrunde.

Die Bestimmung des Serum-IgM bei den Anti-HIV-positiven Patienten (Abb. 6) ergab Werte zwischen 88 und 285 mg/dl, wobei bei 2 Patienten die Werte oberhalb des Normbereiches lagen, der für das 1. bis 3. Lebensjahr 50 bis 200 mg/dl und über dem 3. Lebensjahr 50 bis 220 mg/dl beträgt.

Die im Verlauf der HIV-Infektion beschriebene polyklonale Gammopathie (SJAMSOEDIN-VISSER, J. M. et al.) ist bei dem Freiburger Patientenkollektiv am deutlichsten für das Serum-IgG ausgeprägt, da dieses bei 4 von 6 Patienten über der Norm lag.

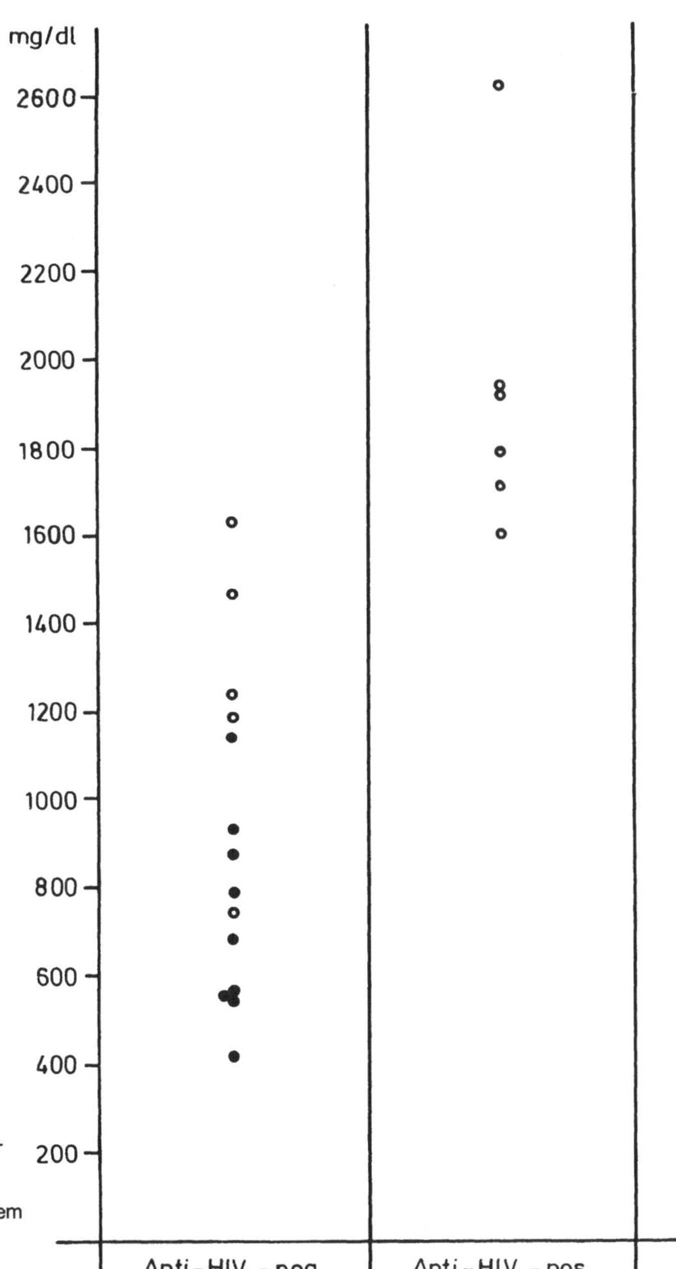


**Abb. 5.** Serum-IgG und HIV-Antikörperstatus

*Klinik*

Klinisch zeigte ein Patient bisher eine symptomlose HIV-Infektion. 5 der 6 Anti-HIV-positiven Patienten mit Hämophilie A boten eine Lymphadenopathie an 2

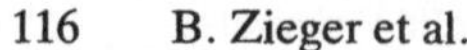

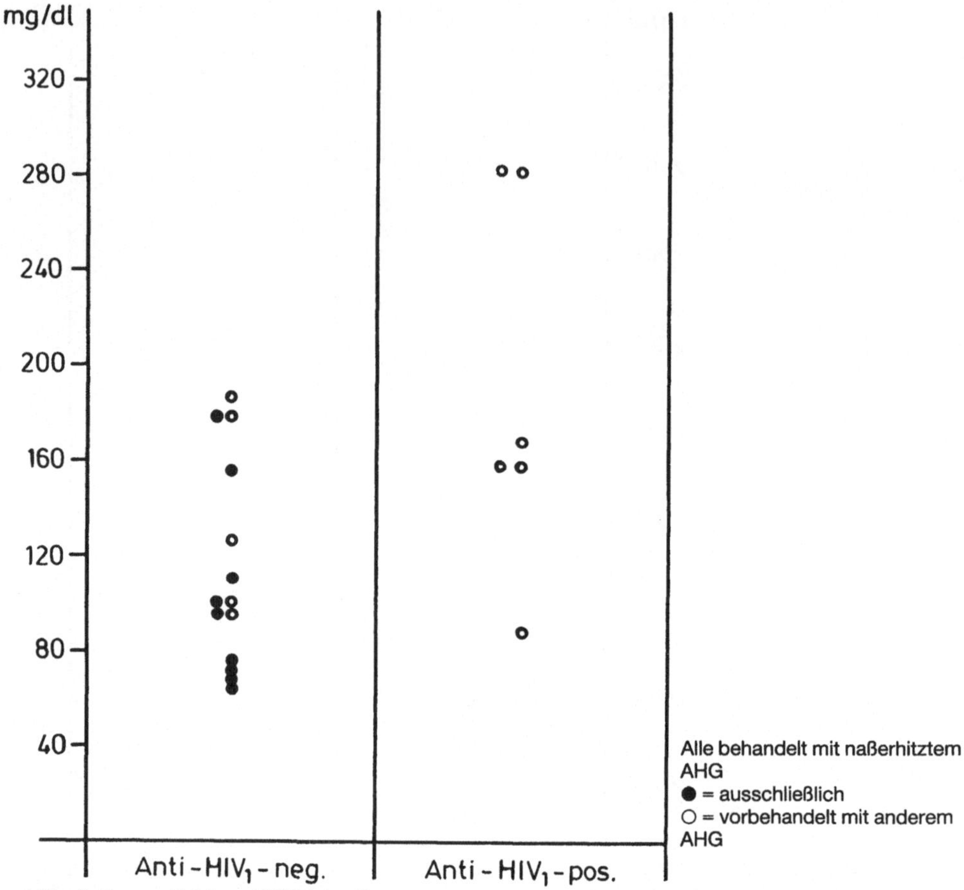

**Abb. 6.** Serum-IgM und HIV-Antikörperstatus

oder mehr Stationen seit 1983 und sind somit dem Stadium III der CDC-Klassifikation zuzuordnen.

Bis zum Zeitpunkt der Abfassung des Abstracts (Sommer 1988) zeigte kein Patient Symptome, die eine eindeutige Zuordnung zum Stadium IV der CDC-Klassifikation zulassen würden.

## Diskussion

Die untersuchten Laborparameter der Anti-HIV-positiven Hämophilen waren z.T. wie bei anderen bereits beschriebenen, Anti-HIV-positiven Kollektiven im Sinne einer HIV-Infektion verändert.

Es stellt sich die Frage, ob die Laborparameter prognostische Bedeutung haben. In unserer Gruppe der Anti-HIV-positiven Hämophilen zeigt derjenige Patient mit den schlechtesten Laborparametern seit Juni 1988 leichte klinische

Veränderungen mit oraler Candidiasis im Sinne eines Stadium IV (STEIGLEDER, G. K. et al.). Vorausgesetzt, daß die Infektion vor 1982 stattfand, ist daraus zu schließen, daß die weitere Entwickung der AIDS-Erkrankung bei diesen HIV-infizierten Hämophilen relativ langsam verläuft.

Die Frage, ob bei Anti-HIV-positiven Hämophilen die weitere Erkrankung weniger oder langsamer ausgeprägt verläuft, wird sich erst in den nächsten Jahren klären lassen, da zwischen Infektion und Krankheitsausbruch ein Zeitraum von 2–10 Jahren liegen kann.

## Literatur


1. Sjamsodin-Visser JM, Stoop JW, Zeegers BJM et al. (1988) In vivo and in vitro immune responsiveness in HIV-seropositive and HIV-seronegative hemophilia patients. XVIII International Congress of the World Federation of Hemophilia. Madrid, Abstract-Band, p 53
2. Machin SJ, McNally T, Kinsey S et al. (1988) Haematological abnormalities occuring with disease progression in HIV infection in homosexuals and haemophiliacs. XVIII International Congress of the World Federation of Hemophilia. Madrid, Abstract-Band, p 53
3. Madhok R, Soo J, Lowe GDO (1988) Outcome of HIV infection in haemophilia. XVIII International Congress of the World Federation of Hemophilia. Madrid, Abstract-Band, p 53
4. Steigleder GK, Rasokat H, Bofinger F: AIDS. Aesopus, Zug, S 40–42

# Diskussion

Gürtler (München):

Ist die orale Candidiasis für Sie ein Zeichen, einen Hämophilie-Patienten wirklich dem Stadium CDC IV-C, also dem AIDS, zuzuordnen?

Baden (Freiburg):

Ich möchte dazu ergänzen: Dieser Patient hat jetzt nicht nur eine reine orale Candidiasis, sondern auch einen entsprechenden Stuhlnachweis, so daß sich die Frage dann vielleicht leichter beantworten läßt.

Landbeck (Hamburg):

Ihre Frage, Herr Gürtler, ist schon sehr berechtigt. Ein ausschließlicher oraler Candida-Befall bei sonst asymptomatischen Patienten als AIDS einzustufen, ist äußerst fragwürdig, auch wenn dieses Vorgehen nach der CDC-Klassifikation korrekt ist. Würde man konsequent so entscheiden, wären erheblich mehr Patienten dem Stadium IV-C2 zuzuordnen. Wir sollten unsere Zurückhaltung in solchen Fällen nicht aufgeben.

Baden (Freiburg):

Da stimme ich Ihnen zu.

# Kaposi-Sarkom — ein autoptisch gesicherter Zufallsbefund bei einem HIV-infizierten Jugendlichen mit Hämophilie A

U. Nowak-Göttl, W. Kreuz, S. Falk, A. Groll, H. Wolff, K. Hübner
(Frankfurt)

## Einleitung

Das Kaposi-Sarkom wurde erstmals 1872 von Moritz Kaposi beschrieben und galt lange Zeit als ein Tumor mit gehäuftem Auftreten jenseits des 50. Lebensjahres mit Bevorzugung des männlichen Geschlechts. Außerdem war mit endemischem Auftreten in einigen Regionen Afrikas, Nordamerikas und in Osteuropa zu rechnen [11, 12, 13].

Heute mit Auftreten der HIV-Infektion hat sich dieser Tatbestand gewandelt, bis zu 30% der Patienten mit AIDS leiden an dieser Tumorform. Hauptsächlich betroffen sind diejenigen Patienten, die aus der Risikogruppe der Homosexuellen stammen, für die anderen Risikogruppen, speziell für Patienten mit Hämophilie und HIV-Infektion sind nur Einzelfälle bekannt [2, 6].

Wir berichten hier über ein autoptisch gesichertes Kaposi-Sarkom bei einem 13 Jahre alten Hämophilen mit AIDS.

## Fallbeschreibung

Bei unserem Patienten wurde im Alter von 2 Jahren die Diagnose der Hämophilie A (Faktor VIII-Aktivität kleiner 2%) gestellt. Eine Substitution erfolgte ab diesem Zeitpunkt mit einem unbehandelten Faktor VIII-Präparat nur in Blutungsfällen. Ab 1980 mit Eintritt in die Schule traten rezidivierende Kniegelenksblutungen rechts auf, so daß eine prophylaktische Faktor VIII-Substitution (trocken erhitztes Faktor VIII-Konzentrat) alle 3 Tage erforderlich wurde. Ab diesem Zeitpunkt wurde kein größeres Blutungsereignis mehr beobachtet. Es kam jedoch zu einer geringen Hemmkörperentwicklung (2,4 BE), die durch alleinige Faktor VIII-Gabe behoben werden konnte (low responder).

1984 wurden alle unsere Patienten das erste Mal auf Antikörper gegen HIV untersucht, und unser klinisch unauffälliger Patient war zu diesem Zeitpunkt bereits positiv für HIV-1 (Western-Blot).

Ab 1986 kam es zu rezidivierenden Infekten der oberen Luftwege und einer wechselnden generalisierten Lymphknotenschwellung. Die Immunologie zeigte zu diesem Zeitpunkt bereits Auffälligkeiten: T4: 278 (jeweils Absolutzahlen), T8: 835, T4/T8: 0,33. Die Antwort auf mitogene Reize (OKT 3, PHA, ConA und PWM) war ebenfalls eingeschränkt.

Ende des Jahres mußte das Kind mit einer schweren Bronchopneumonie, Candidaösophagitis, einer frischen CMV-Infektion sowie einer massiven blutigen Enterokolitis stationär aufgenommen werden.

Die immunologische Lage hatte sich noch weiter verschlechtert: T4: 136, T8: 347, T4/T8: 0,24. Die Antwort auf mitogene Reize, siehe oben, war kaum mehr auslösbar. Durch antibiotische und antimykotische Therapie sowie die Gabe von Immunglobulinen konnte jedoch zu diesem Zeitpunkt das Krankheitsbild beherrscht werden.

Der weitere Krankheitsverlauf zeichnete sich bis Mitte 1987 durch eine eingeschränkte körperliche Belastbarkeit aus, es kam zu wechselnd stark ausgebildetem Soor, einer Hepatomegalie, rezidivierenden Infekten der oberen Luftwege, einer immer wieder transfusionsbedürftigen Anämie, Leukopenie und Thrombopenie. Die Immunologie zu diesem Zeitpunkt war deutlich beeinträchtigt: T4: 11, T8: 94, T4/T8: 0,11.

Im August 1987 wurde bei dem jetzt schwerkranken Jungen durch bronchoalveoläre Lavage eine Pneumocystis carinii-Pneumonie diagnostiziert, zu diesem Zeitpunkt bestand außerdem eine mäßige Lymphadenitis (Lymphknotengröße bis 0,5 cm Durchmesser) sowie eine Hepatomegalie. Therapiebedingt kam es zu einer passageren Niereninsuffizienz. Auch die Pneumocystis carinii-Pneumonie konnte zu diesem Zeitpunkt durch Therapie mit Lomidine und später Bactrim beherrscht werden und der kleine Patient wurde nach Hause entlassen.

2 Wochen später war die stationäre Wiederaufnahme erforderlich: Der Allgemeinzustand war stark reduziert, es bestand eine dystelektatische Pneumonie und eine blutige massive Enteritis. Die mehrfache mikrobiologische Suche nach einem Erreger für diese Enteritis (u.a. Pilze, Campylobacter, Cryptosporidien sowie Viren und Bakterien) waren alle negativ. Es kam zu einer Elektrolytentgleisung mit nachfolgendem Hirnödem und Tod im Herz-Kreislaufversagen.

Pathologisch-anatomische Befunde:
Makroskopische Befunde siehe Tabelle 1
Mikroskopische Befunde siehe Tabelle 2a und 2b.

Die Autopsie ergab neben den allgemeinen Zeichen der Kachexie eine generalisierte Siderose, das Knochenmark war zellreich und zeigte eine Dyshämatopoese (Abb. 1). Das lymphatische Gewebe wies Zeichen der Atrophie mit Fibro-

**Tabelle 1.** Makroskopische Befunde

| |
| --- |
| Deutliche Retardierung der körperlichen Entwicklung (unter P3) |
| Generalisierte Lymphknotenschwellung, kleines Kaposi-Sarkom |
| Hepatosplenomegalie |
| Herdförmige Erosionen der Ileum-, Coecum- und Rectumschleimhaut |
| Lungenödem |
| Zeichen gesteigerten Hirndruckes |
| Generalisierte Siderose |

**Tabelle 2a.** Mikroskopische Befunde

| | |
|---|---|
| Lymphknoten<br>(HE, PAS, Ziehl-Neelsen): | Kleines Kaposi-Sarkom, Reduktion des lymphatischen Gewebes, Siderose |
| Lunge, mehrere Stellen<br>(HE, PAS, Grokott, Ziehl-Neelsen): | Blutstauung, Lungenödem, chronische Bronchitis, Alveolarzelldesquamation |
| Knochenmark, Wirbelkörper, Femur<br>(HE, PAS, Giemsa): | Hyperplasie der Haemopoese, Dyshaematopoese, Plasmozytose, Siderose |
| Darm, Ileum, Rectum, Coecum<br>(HE, PAS, Ziehl-Neelsen): | Chronische unspezifische Ileitis, Colitis, Proktitis |

**Tabelle 2b.** Mikroskopische Befunde

| | |
|---|---|
| Milz (HE, FE, PAS): | Reduktion des lymphatischen Gewebes, Plasmozytose, ausgeprägte medulläre Blutbildung, Siderose, Blutstauung |
| Leber (HE, FE, Domagk): | Leberparenchymverfettung, extramedulläre Blutbildung, Siderose |
| Niere (HE, PAS, FE): | Blutstauung, Nephrohydrose, Siderose |
| Ösophagus<br>(HE, PAS, Ziehl-Neelsen): | ohne pathologischen Befund |
| Herz, mehrere Stellen<br>(HE, PAS, Goldner, Domagk, FE): | Subendocardiale tubuläre Cardiomyopathie, Siderose |
| Synovia, Knie, Hoffascher<br>Fettkörper (HE): | Chronische Synovialitis |

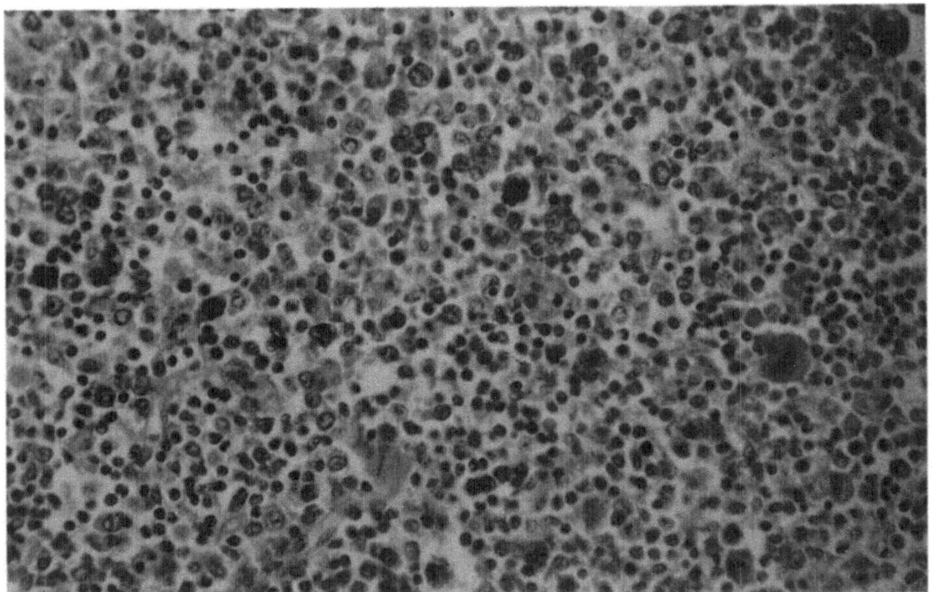

**Abb. 1.** Knochenmark (HE, X 25): Hyperplasie der Hämatopoese, Dyshaematopese, Plasmocytose und Siderose

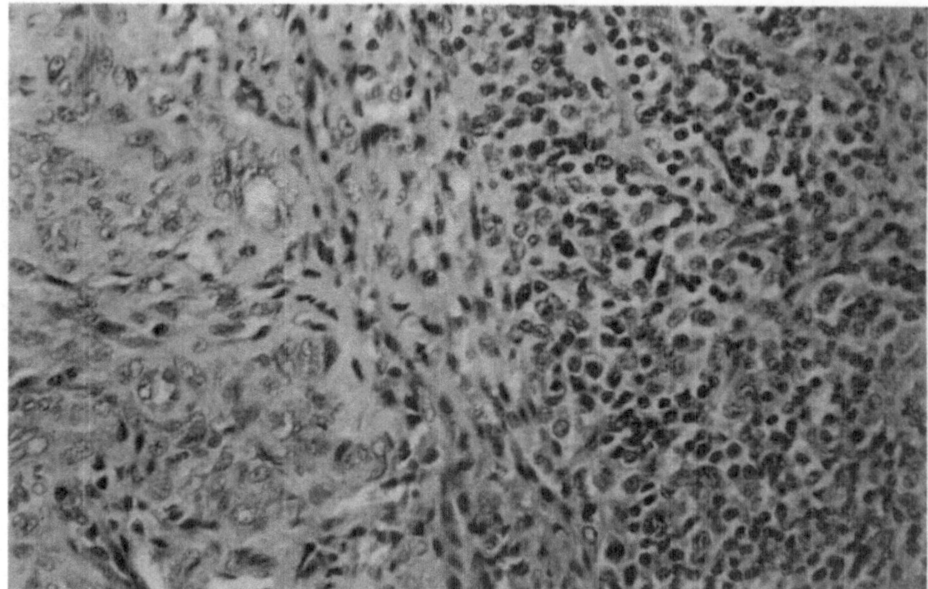

**Abb. 2.** Lymphknoten (HE, X 25): Kleines Kaposi-Sarkom mit Anordnungen von Spindelzellen und „lymphatic vessel like spaces", Siderose

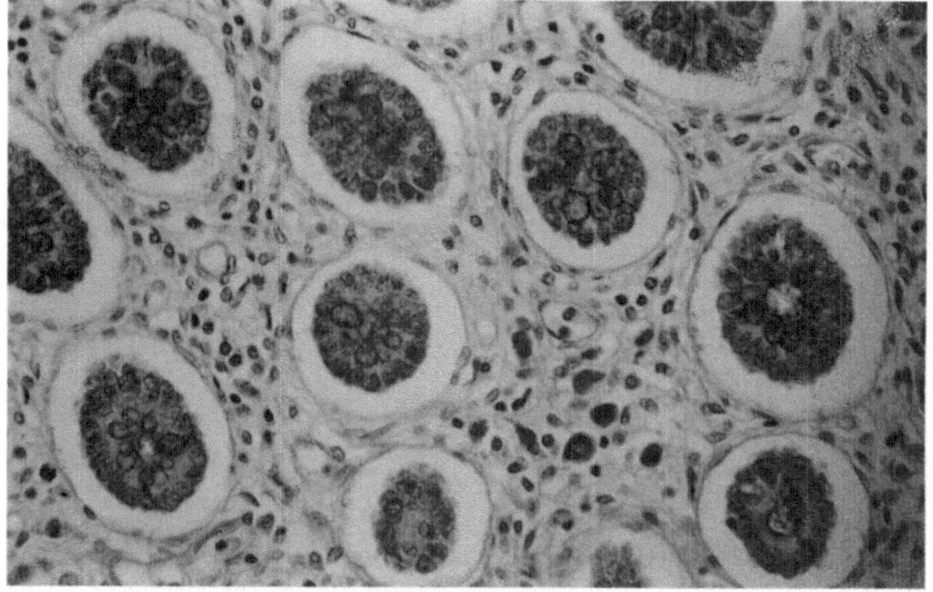

**Abb. 3.** Darm (PAS, X 25): Chronische unspezifische Colitis, vereinzelt Zelldentritus

sierung auf, eine Involution des Thymus war vorhanden und ein kleiner paraaortaler Lymphknoten zeigte ein typisches Kaposi-Sarkom (Spindelzellen, „lymphatic vessel like spaces") als Zufallsbefund [5]. Auf immunhistologische Untersuchungen mit spezifischen Antikörpern wurde verzichtet, da diese Untersuchungen nur für Frischmaterial geeignet sind (Abb. 2).

Zeichen der abgelaufenen Pneumocystis carinii-Pneumonie konnten nicht mehr gefunden werden, die Haupttodesursache in Zusammenhang mit der HIV-Infektion war eine schwere unspezifische Colitis (Abb. 3) und ein Hirnödem.

## Diskussion

Kaposi-Sarkome im Kindesalter sind selten, erstmals beschrieben vom Amics 1882 und zitiert von Ronchese 1958 [9], und treten hauptsächlich in Endemiegebieten in Afrika (Zaire, Kenia, Tansania), Osteuropa, Italien und Nordamerika auf [4, 8, 11, 12, 13].

Für nicht hämophile HIV-positive Kinder ist ebenfalls nur vereinzelt mit dem Auftreten eines Kaposi-Sarkoms zu rechnen [1, 3].

Ebenfalls nur aus Einzelfallberichten bestehen die Literaturangaben für erwachsene HIV-infizierte Patienten mit Hämophilie und Kaposi-Sarkomen [2, 6].

Häufig beschrieben wird das Auftreten eines Kaposi-Sarkoms bei Patienten mit Cytomegalievirusinfektionen mit aber auch ohne AIDS [12]. Unser Patient hatte 8 Monate vor seinem Tod eine frische CMV-Infektion, so daß auch dieser Befund eine mögliche Erklärung für „unser Kaposi-Sarkom" bieten könnte.

Dieser Fall zeigt, daß auch bei HIV-infizierten hämophilen Kindern mit dem Auftreten eines Kaposi-Sarkoms gerechnet werden muß, obwohl diese Komplikation der HIV-Infektion sonst häufiger den anderen Risikogruppen zugeordnet werden kann und bisher mit Ausnahme der oben erwähnten Endemiegebiete im Kindes- und Adoleszentenalter selten auftritt.

## Literatur


1. Ammann AJ (1985) The acquired immunodeficiency syndrome in infants and children. Ann Intern Med 103:734−737
2. Beth-Giraldo E, Giraldo G, De Biasi R et al. (1987) Human immunodeficiency virus infection in hemophilia patients: a 4 year prospective study. Antibiot Chemother 38:66−79
3. Buck BE, Scott GB, Valdes M, et al. (1983) Kaposi sarcoma in two infants with acquired immune deficiency syndrome. J Pediatr 103:911−913
4. Dutz W, Stout AP (1960) Kaposi's sarcoma in infants and children. Cancer 13:684
5. Francis ND, Parkin JM, Weber J, et al. (1986) Kaposi sarcoma in acquired immune deficiency syndrome (AIDS). J Clin Pathol 39:469−474
6. Haverkos HW (1987) Epidemiology of AIDS in hemophiliacs and blood transfusion recipients. Antibiot Chemother 38:59−65
7. Minnefor A, Oleske J, Connor E, et al. (1987) Pediatric AIDS: Antibiot Chemother 38:52−58
8. Olweny CLM, Kaddumukasa A, Atine I, et al. (1976) Childhood Kaposi's sarcoma: clinical features and therapy. Br J Cancer 33:555-560
9. Ronchese F (1958) Kaposi's sarcoma: Overlooked essay of 1882. Arch Dermatol 77:542

10. Rugman FP, Davies JM (1987) The spectrum of HIV associated disease in a cohort of haemophiliacs. Br J Haematol 66/3:433−434
11. Safai B, Johnson KG, Myskowski L, et al. (1985) The natural history of Kaposi's sarcoma in the acquired immunodeficiency syndrome. Ann Intern Med 103/5:744−750
12. Safai B, Lowenthal DA, Koziner B (1987) Malignant neoplasms associated with the HTLV III/LAV infection. Antibiot Chemother 38:80−98
13. Slavin G, Cameron McD, Forbes C, et al. (1970) Kaposi's sarcoma in east africa children: a report of 51 cases. J Pathol 100:187−199

# Diskussion

MAURIN (Aachen):

Ich darf darauf hinweisen, daß wir vor zwei Jahren hier die Kasuistik eines 35jährigen Hämophilie A-Patienten mit Kaposi-Sarkom vorgestellt haben, die auch in „Thrombosis and Hemostasis" publiziert worden ist.

Frau NOWAK-GÖTTL (Frankfurt):

Im Kindesalter gibt es auch in der Literatur keine weiteren Fälle.

LANDBECK (Hamburg):

Unsere Erfassung HIV-infizierter Hämophiler in der Bundesrepublik weist 3 Fälle mit Kaposi-Sarkom auf. Die Statistik HIV-infizierter Hämophiler der Vereinigten Staaten ergibt etwa die 4fache Zahl, so daß bezogen auf die Bevölkerung beider Länder die Häufigkeit des Kaposi-Sarkoms bei infizierten Hämophilen etwa gleich groß ist.

GÜRTLER (München):

Sie haben für die Enteritis keinen Erreger finden können. Sind noch Schnitte oder eingefrorenes Gewebsmaterial vorhanden?

Frau NOWAK-GÖTTL (Frankfurt):

Es sind noch Paraffinblöcke vorhanden.

GÜRTLER (München):

Dann könnte man über die Polymerase-Kettenreaktion nachweisen, ob die Enteritis HIV-bedingt gewesen ist.

Frau BRUNCKHORST (Hannover):

Sie erwähnten, daß der Patient eine Niereninsuffizienz ausbildete. War das unter Lomidine-Therapie oder unabhängig davon?

Frau NOWAK-GÖTTL (Frankfurt):

Das war unter Lomidine-Therapie.

# 3. *Interventionstherapeutische Studien*

Diskussionsleitung:

H. Egli (Bonn)

W. Schramm (München)

zusammen mit

L. Bergmann (Frankfurt): Immunologie

J. Bogner (München): ARC/AIDS-Klinik

L. Gürtler (München): Virologie

# Immunglobulintherapie bei 10 HIV-AK-positiven Hämophiliepatienten

E. Aygören, F. Störkel, V. Hach-Wunderle, I. Scharrer (Frankfurt)

Der Immundefekt bei der HIV-Infektion schließt außer einem zellulären Immundefekt auch eine Störung der humoralen Immunität ein. In vitro-Untersuchungen haben zur Klärung des Mechanismus der B-Zellen-Funktionsstörung beigetragen. Bei AIDS-Patienten ist in Übereinstimmung mit der Hypergammaglobulinämie die Anzahl der B-Zellen mit spontaner Immunglobulinsekretion erhöht, sie lag in einer Untersuchung bei der ca. 10fachen der Kontrollgruppe. Die Mitogen-induzierte Proliferationsantwort der B-Zellen war dagegen deutlich vermindert [1, 2]. Die Ursachen der B-Zellen-Hyperaktivität liegen in einer Antigenstimulation durch HIV, einer erhöhten Zahl von B-Zellen, die durch EBV-Infektion in vitro unsterblich sind, sowie in einer HIV-induzierten T-Zell-abhängigen B-Zellen-Stimulation [3]. In vivo wurden bei Homosexuellen mit AIDS im Vergleich zu Nicht-Infizierten signifikant niedrigere Antikörpertiter nach Immunisierung mit Pneumokokkenpolysaccharid nachgewiesen [4]. Insgesamt besteht das Bild einer bei nachweisbarer Hypergammaglobulinämie bestehenden funktionellen Hypogammaglobulinämie mit einer verminderten Fähigkeit, auf Neoantigene adäquat zu reagieren. Dies hat zu dem Therapieansatz der Immunglobulinsubstitution bei HIV-Infizierten geführt.

10 HIV-AK-positive Patienten, die eine Helferzellzahl von unter 300/µl oder eine erniedrigte T4/T8-Ratio in Verbindung mit klinischen Symptomen aufwiesen, wurden mit i.v.-Immunglobulinen behandelt. Die Dosis betrug dabei 400 mg/ kg KG in 3wöchigen Abständen. Bei den Patienten handelt es sich um 5 Patienten mit einer Hämophilie A und 5 Patienten mit einer Hämophilie B, im Alter von 23 bis 61 Jahren. Zusätzlich haben wir die seropositive Ehefrau eines dieser Patienten behandelt. Wir haben in einem Behandlungszeitraum, der zwischen 5–10 Monaten liegt, bei insgesamt 6 der 10 Patienten eine klinische Verschlechterung beobachtet. In 4 Fällen handelt es sich dabei um opportunistische Infektionen, die zu einer Verschlechterung in der Klassifizierung geführt haben.

Vor Beginn der Immunglobulintherapie waren 9 der 10 Patienten in Stadium 2b nach der Frankfurter Klassifikation [5], 1 Patient in Stadium 3. Aus der Gruppe der Stadium 2b-Patienten blieben nur 2 Patienten auch weiterhin im Beobachtungszeitraum klinisch unauffällig. Es waren dies die Patienten mit den höchsten Helferzellzahlen vor Therapiebeginn, und die auch keinen signifikanten Abfall der Helferzellen im Zeitraum der Immunglobulintherapie zeigten. Weitere 2 Patienten aus dieser Gruppe hatten im Behandlungszeitraum Infektionen des Respirationstraktes, die nicht zu einer Abstufung in der Klassifizierung führten. Dabei konnte in einem Fall durch Bronchoskopie makroskopisch und histologisch eine akute Tracheobronchitis nachgewiesen werden, bei diesem Patienten bestand zusätzlich ein wasting syndrome. Bei dem anderen Patienten konnte die Infektion mit oralen Antibiotika erfolgreich behandelt werden. Ein Erregernachweis liegt in beiden Fällen nicht vor. Aus der Gruppe der Stadium 2b-Patienten haben 3 während der Therapie in einem Zeitraum von ca. 7 Monaten eine Pneumocystis carinii-Pneumonie (PCP) entwickelt, die bei einem der Patienten einen fulminanten Verlauf nahm. Hier war es aus klinischem und subjektivem Wohlbefinden heraus und bei Helferzellzahlen, die stets über 200/µl lagen, zur PCP gekommen. Trotz sofortiger Behandlung kam es innerhalb von 2 Tagen zu einer drastischen Verschlechterung, die eine Beatmung notwendig machte. Der Patient verstarb 13 Tage nach Diagnosestellung. 1 weiterer Patient aus der Stadium 2b-Gruppe, der nach 5monatiger Immunglobulintherapie die Behandlung an unserem Zentrum abbrach, hat innerhalb einiger Wochen ebenfalls eine PCP entwickelt. Bei einem Patienten trat während der Therapie eine cerebrale Toxoplasmoseinfektion auf.

Einer der behandelten 10 Hämophilen war vor Therapiebeginn im Stadium 3 der HIV-Infektion. Bei ihm bestand als Vorerkrankung eine Lymphknotentuberkulose. Trotz weiteren Absinkens der Helferzellzahlen hat dieser Patient in einem Behandlungszeitraum von 10 Monaten keine weiteren klinischen Symptome der HIV-Infektion entwickelt.

Die Ehefrau eines unserer Patienten, die wir ebenfalls mit IVIG behandelt haben, hat bei einer Helferzellzahl von ca. 500/µl eine 2 Dermatome betreffende Herpes Zoster-Infektion entwickelt.

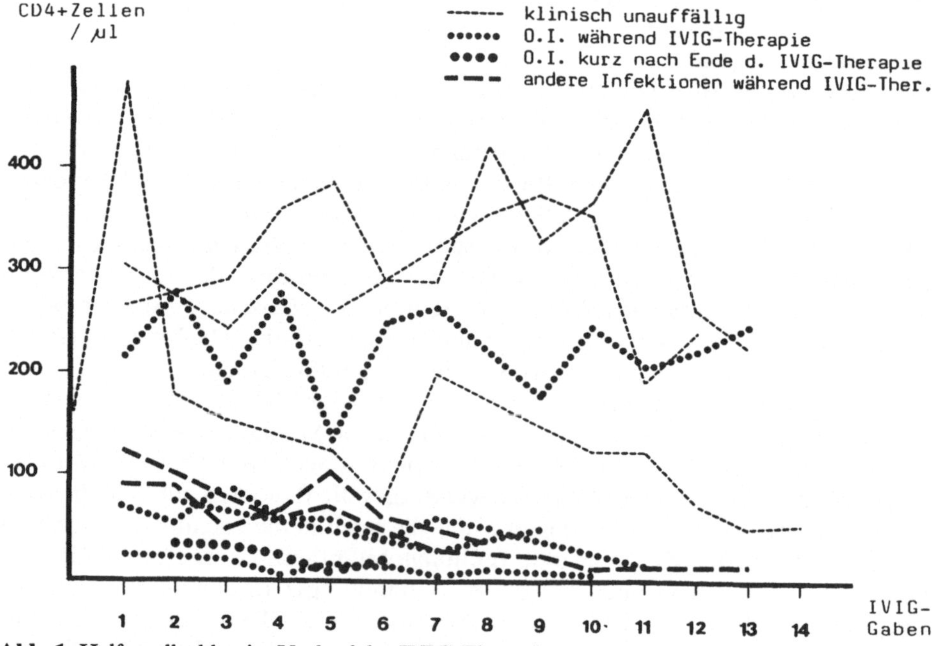


**Abb. 1.** Helferzellzahlen im Verlauf der IVIG-Therapie

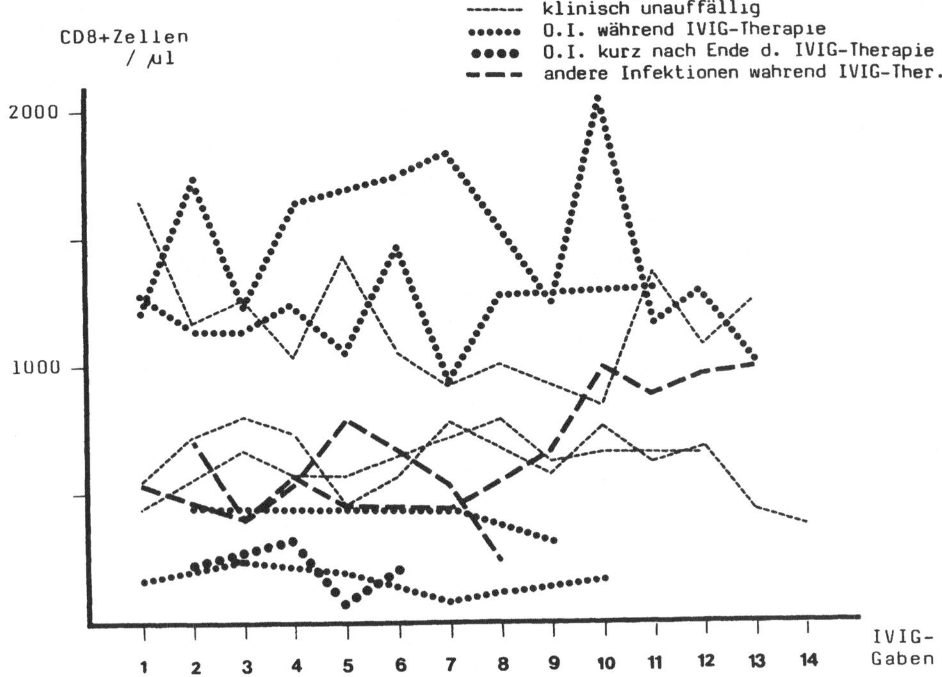


**Abb. 2.** Suppressorzellzahlen im Verlauf der IVIG-Therapie

Wie an Abb. 1 ersichtlich, traten opportunistische Infektionen im wesentlichen bei Patienten auf, die vor Therapiebeginn einen ausgeprägten zellulären Immundefekt zeigten, und bei denen es im weiteren Verlauf zu einem drastischen Absinken der Helferzellzahlen gekommen ist. Die beiden Patienten, die keine klinische Symptomatik im Verlauf der Immunglobulintherapie aufwiesen, sind mit ihren Helferzellzahlen in etwa im Ausgangsbereich geblieben. Die behandelten Patienten zeigten zum Teil erniedrigte, zum Teil auch erhöhte Suppressorzellzahlen (Abb. 2).

Der Verlauf der Serum-IgG-Konzentrationen ist wegen der häufigen chronischen Hepatitis nur eingeschränkt zu beurteilen. Eine Tendenz zu einem Anstieg der IgG-Konzentrationen während der ersten Gaben ist jedoch ersichtlich. Es folgt ein Einpendeln auf höhere Werte, die relativ konstant bleiben (Abb. 3). Als vorsichtigen Schluß möchten wir daraus ziehen, daß der 3-Wochen-Abstand ein geeignetes Dosisintervall bei der i.v.-Immunglobulintherapie ist.

Bekannte Nebenwirkungen von i.v.-Immunglobulinpräparationen sind in erster Linie allergische Reaktionen, sowie die Übertragung der NANB-Hepatitis [6–8]. Bei unseren mit i.v.-Immunglobulin behandelten Patienten trat lediglich bei einem Patienten mit einer bekannten allergischen Diathese bei 2 Infusionen eine Reaktion in Form von Schüttelfrost auf. Ein Hinweis auf eine Hepatitis NANB-Infektion ergab sich bei keinem der behandelten Patienten, es war keine signifikante Änderung der Transaminasenverläufe ersichtlich.

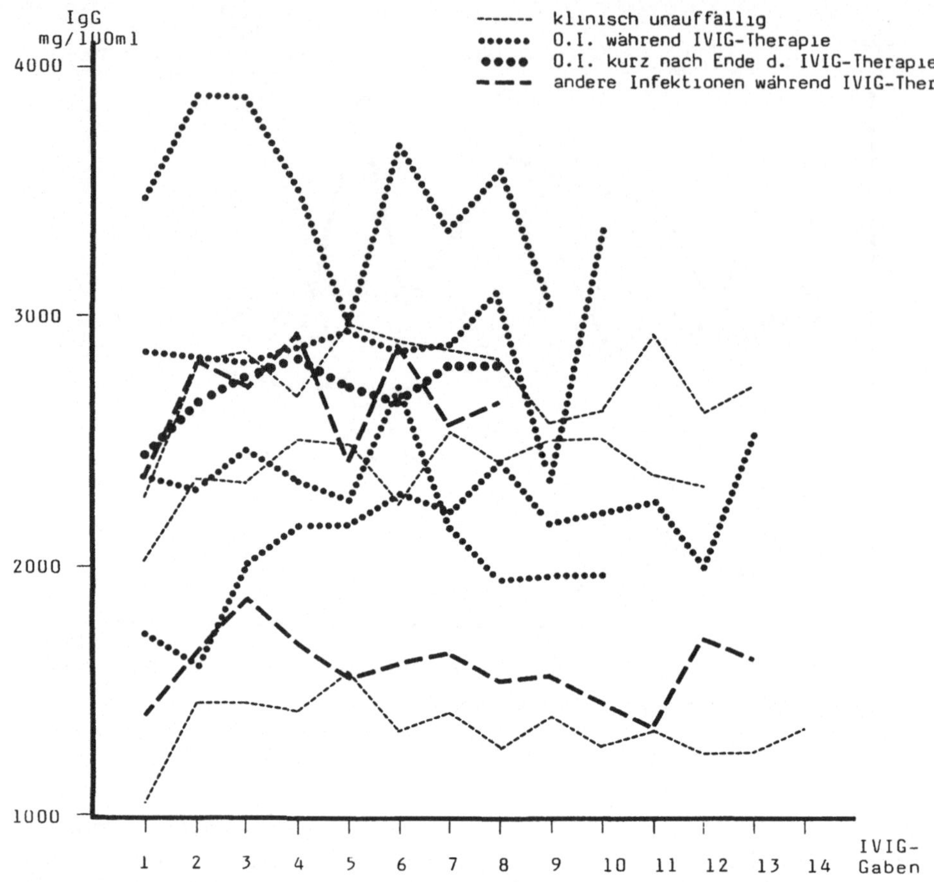



**Abb. 3.** Serum-IgG im Verlauf von IVIG-Therapie

Zusammenfassend sind bei insgesamt 11 HIV-positiven Patienten, die eine Dauersubstitution mit i.v.-Immunglobulinen erhalten haben, bei 7 Patienten Infektionen aufgetreten. In 4 Fällen waren dies opportunistische Infektionen (3 × PCP, 1 × Toxoplasmose), bei einer Patientin trat eine Herpes Zoster-Infektion auf, bei 2 weiteren Patienten eine unklare Infektion des Respirationstraktes. Die Wirksamkeit der i.v. Immunglobulintherapie ist anhand der vorliegenden Daten schwierig zu beurteilen. Als vorsichtigen Schluß möchten wir daraus ziehen, daß schwerwiegende opportunistische Infektionen damit nicht verhindert werden können, möglicherweise aber anderen Infektionen und deren Folgen vorgebeugt werden kann.

## Literatur


1. Lane HC, Masur H, Edgar LC et al. (1983) Abnormalities of B cell activation and immunoregulation in patients with the acquired immunodeficiency syndrome. N Engl J Med 309:453−458

2. Sullivan JL, Brewster FE, Brettler DB et al. (1986) Hemophiliac immunodeficiency: Influence of exposure to factor VIII concentrate, LAV/HTLV-III, and herpesviruses. J Pediatr 108:504–510
3. Yarchoan R, Redfield RR, Broder S (1986) Mechanisms of B cell activation in patients with acquired immunodeficiency syndrome and related disorders. J Clin Invest 78:439–447
4. Amman AJ, Schiffmann G, Abrams D et al. (1984) B-cell immunodeficiency in acquired immunodeficiency syndrome. JAMA 251:1447–1449
5. Brodt HR, Helm EB, Werner A et al. (1986) Spontanverlauf der LAV-/HTLV III-Infektion. DMW 111:1175–1180
6. Lane RS (1983) Non-A, Non-B hepatitis from intravenous immunoglobulin. Lancet II:974–975
7. Lever AM, Webster ADB, Brown D et al. (1984) Non-A, Non-B hepatitis occuring in a gammaglobulinaemic patients after intravenous immunoglobulin. Lancet II:1062–1064
8. Webster ABD, Lever AML (1986) Non-A, Non-B hepatitis after intravenous gammaglobulin. Lancet I:322

# Immunglobulintherapie bei HIV-infizierten Hämophilen —
# klinische und immunologische Ergebnisse

U. Wintergerst, C. Brückmann, K. Auberger, S. Gandenberger, H. J. Klose, K. Köhler-Vajta, K. Neumann, C. Rosendahl, B. H. Belohradsky (München)

Bei HIV-Infektion liegt neben einem progressiven T-Zell- auch ein B-Zell-Defekt vor. In den USA wurde deshalb mit dem Einsatz von i.v.-Immunglobulinen (IVIG) bei Kindern mit AIDS begonnen, wie seit langer Zeit als Therapie der angeborenen B-Zell-Defekte üblich.

Einerseits sollen bakterielle Infektionen mit bekapselten Erregern verhindert werden, andererseits aber auch banale Virusinfektionen, da unter Umständen jede Infektion die HIV-Replikation steigern kann. In einer offenen, unkontrollierten Studie behandelten wir 18 HIV-positive Hämophile mit IVIG in einer Dosis von 400 mg/kg KG / Monat (volle Substitutionsdosis).

Tabelle 1 zeigt das Zwischenergebnis nach einer durchschnittlichen Beobachtungszeit von 16 Monaten. Alle Patienten hatten vor Studienbeginn einen immunologischen B-Zell-Defekt, jedoch keine bakteriellen Infektionen. Im Behandlungszeitraum traten die bezeichneten Infektionen und Komplikationen auf. Gemäß der CDC-Klassifikation vom August 1987 wurden vor Studienbeginn 14 Patienten der Gruppe II zugeordnet, d.h. asymptomatisch infiziert, 1 Patient der Gruppe IV-$C_1$, d.h. AIDS, 2 Patienten mit Mundsoor in IV-$C_2$ und 1 Patient mit Thrombopenie in IIb zugeordnet.

**Tabelle 1.** Infektionen und Komplikationen unter IVIG-Therapie

---

- mittlere Behandlungszeit: 16 Monate
- 5 Episoden von oraler Candidiasis bei 4 Patienten
- 1 Herpes zoster (monodermatomal)
- 1 Enzephalitis (Toxoplasmen)
- 1 Oesophagitis (Candida albicans)

---

Nach 16 Monaten sind noch 9 Patienten in II, 2 Patienten in Gruppe III, 1 Patient in IV-A mit Allgemeinsymptomen, 1 Patient in IV-B mit intellektuellen Teilleistungsstörungen, 2 Patienten mit IV-$C_1$ mit AIDS, 4 Patienten in IV-$C_2$ mit Mundsoor. 1 Patient mit AIDS ist verstorben. Die Patienten mit Mundsoor reagierten prompt auf nicht resorbierbare Antimykotika und sind hierunter asymptomatisch (Tabelle 2).

Zu den immunologischen Untersuchungen:

In Abb. 1 ist die Anzahl CD4-positiver Zellen im Verlauf zu sehen. Die beiden Patienten mit AIDS (die rote und die schwarz hervorgehobene Linie) liegen im

**Tabelle 2.** Änderung der Zuordnung zur CDC-Klassifikation im Beobachtungszeitraum (X = 16 Mo)

| vor Therapiebeginn | | unter Therapie |
|---|---|---|
| Gruppe II | (14) | (9) |
| Gruppe III | (0) | (2) |
| Gruppe IVA | (0) | (1) |
| Gruppe IVB | (0) | (1) |
| Gruppe IVC$_2$ | (2) | (4) |
| Gruppe IVC$_1$ | (1) | (2) |

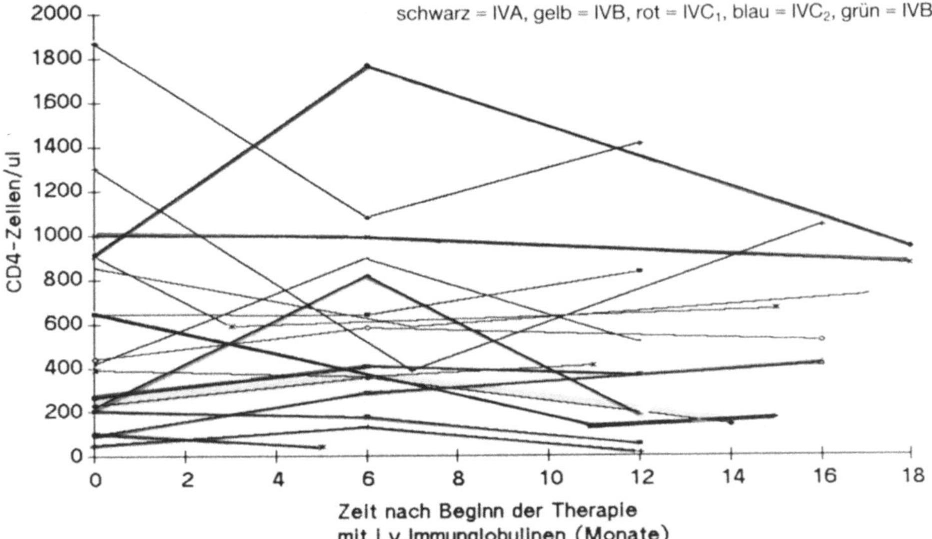


**Abb. 1.** Anzahl CD4-positiver Zellen bei HIV-infizierten Hämophilen unter Therapie mit i.v. Immunglobulinen (n = 18)

untersten Bereich. Im Durchschnitt lag die CD4-Zellzahl vor Studienbeginn bei 585/µl, jetzt liegt sie bei 604/µl. EYSTER (1987) et al. beobachteten bei asymptomatischen HIV-infizierten Hämophilen eine durchschnittliche Verminderung der CD4-Zellzahl von 60/Jahr. In der gleichen Studie entwickelten 50% der Patienten mit CD4-Zellzahlen unter 200/µl innerhalb von 2 Jahren AIDS, bei uns erkrankte ein Patient von 3.

Abb. 2 zeigt die Anzahl CD8-positiver Zellen. Vor Beginn lag die durchschnittliche Anzahl bei 765/µl, jetzt bei 718/µl.

Abb. 3 stellt den Verlauf der Pokeweed-Stimulation dar. Die Patienten, die vorher noch normale Proliferationsindices aufwiesen, verschlechterten sich, die Patienten mit niedriger Ausgangsstimulation hielten sich auf dem Ausgangsniveau (vorher im Durchschnitt 0,38, jetzt 0,29).

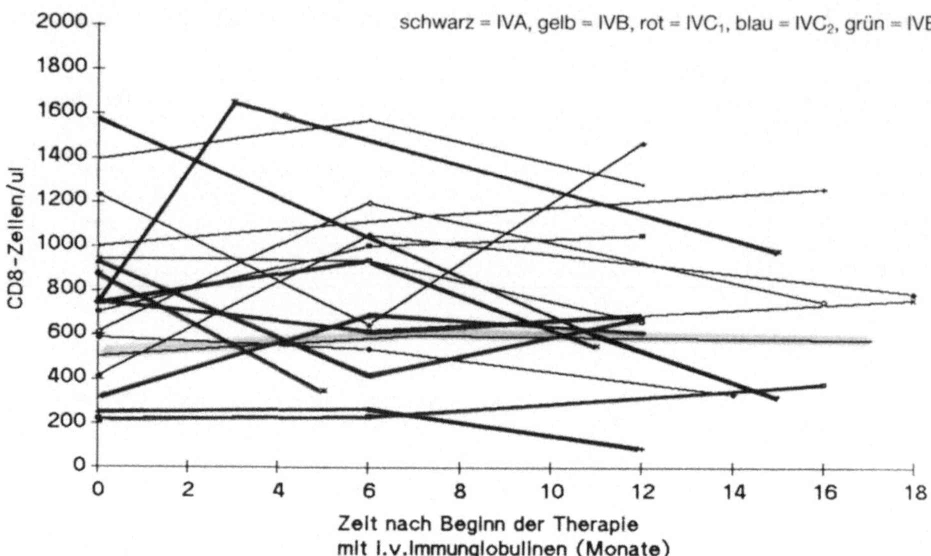


**Abb. 2.** Anzahl CD8-positiver Zellen bei HIV-infizierten Hämophilen unter Therapie mit i.v. Immunglobulinen (n = 18)

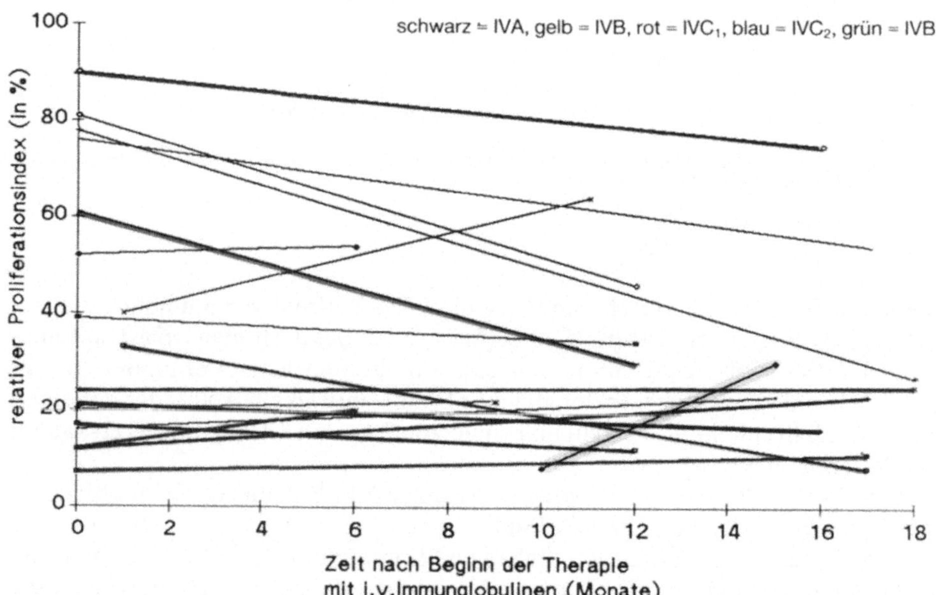


**Abb. 3.** Lymphozytenstimulation von HIV-infizierten Hämophilen mit Pokeweed-Mitogen (n = 18)

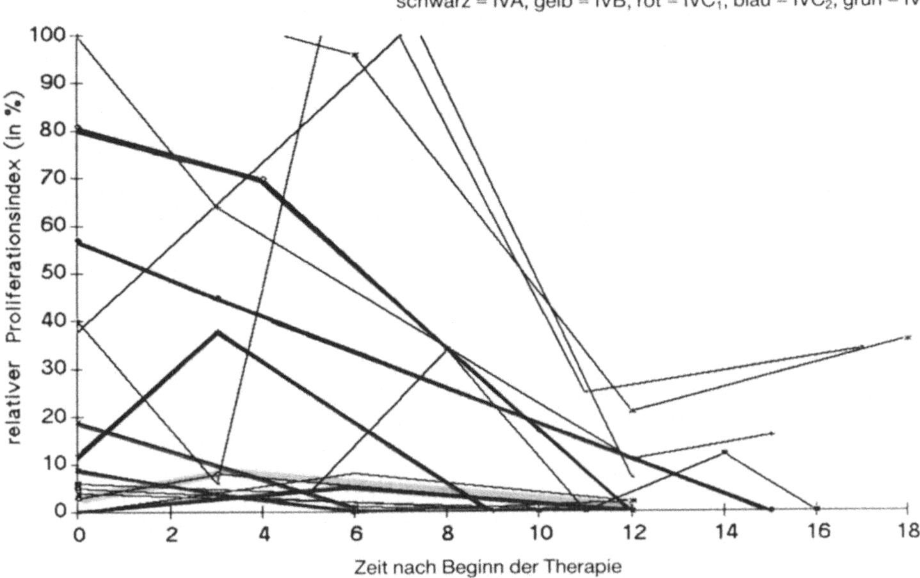


**Abb. 4.** Antigenstimulation von peripheren Lymphozyten HIV-positiver Hämophiler (n = 13)

Die Situation der Antigenstimulation ist in Abb. 4 zu sehen. Alle Patienten mit zunächst vorhandener Stimulation verschlechterten sich im Beobachtungszeitraum.

Bei symptomatischen Patienten ließ sich wiederum eine geringe bis fehlende Stimulationsfähigkeit nachweisen. Die Spezifität dieser Untersuchung ist aber geringer als die Pokeweed-Stimulation, da auch 7 asymptomatische Patienten z.T. schon vor Studienbeginn eine fehlende Antigenstimulation aufwiesen.

Lassen Sie mich zusammenfassen: Unsere Daten lassen einen stabilisierenden Effekt der IVIG auf die CD4-Zellzahl — den wichtigsten prognostischen Parameter — vermuten. Es sind weitere Studien vonnöten, diesen Effekt und die klinische Bedeutung der IVIG zu prüfen. Unsere Patientengruppe ist zu klein, um eine klinische Wirksamkeit dieser Therapie jetzt schon ableiten zu können. Nebenwirkungen traten bisher nicht auf.

## Literatur

1. Amman AJ, Schiffman G, Abrams D et al. (1984) B-cell immunodeficiency in acquired immune deficiency syndrome. JAMA 251:1447−1449
2. Aygören E, Hach-Wunderle V, Störkel F, Scharrer I (1988) Response to immunoglobulin in therapy (IVIG) in 10 Hemophiliacs with antibodies to HIV-1. XVIII International Congress of the World Federation of Hemophilia. Madrid 1988 (Abstr. Nr. 272)
3. Belohradsky BH (1981) Klinisch anwendbare Immunglobuline. Fortschritte der Antimikrobiellen/Antineoplastischen Chemotherapie. Futuramed, München
4. Bernstein LJ, Ochs HD, Wedgwood RJ, Rubinstein A (1985) Defective humoral immunitiy in pediatric acquired immune deficiency syndrome. J Pediatr 107:352−357

5. Brückmann C, Auberger K, Gandenberger S, Klose HJ, Köhler-Vajta K, Neumann K, Rosendahl C, Wintergerst U, Belohradsky BH (1988) Continuous i.v. immunoglubulin-subsitution (IVIG) in HIV-positive haemophilic patients. XVIII International Congress of the World Federation of Hemophilia. Madrid 1988 (Abbstr. Nr. 196)
6. Brunkhorst U, Besse S, Willers H, Deicher H, Schedel I (1988) I.V. gammaglobuline treatment of symptomatic HIV-1 infection. IV. International Conference on AIDS, Stockholm 1988 (Abstr. Nr. 7251)
7. Bussel JB, Haimi JS (1988) Isolated thrombocytopenia in patients infected with HIV: treatment with intravenous gammaglobulin. Am J Hematol 28:79–84
8. Calvelli TA, Rubinstein A (1986) Intravenous gamma-globulin in infant acquired immunodeficiency syndrome. Pediatr Infect Dis 5:207–210
9. D'Offizi GPD, Mezzaroma I, Pesce AM, Cherchi M, Luzi G, Aiuti F, Paganelli (1988) Intravenous immunoglobulins (IVIG) in HIV-1 infected patients: a randomised study. IV.International Conference on AIDS, Stockholm 1988 (Abstr. Nr. 7250)
10. Drake JH, Parmley RT, Britton HA (1987) Loss of hepatitis B antibody in human immunodeficiency virus-positive hemophilia patients. Pediatr Infect Dis 6:1051–1054
11. Eyster E, Gail MH, Ballard JO, Al-Mondhiry H, Goedert JJ (1987) Natural history of human immunodeficiency virus infections in hemophiliacs: Effects of T-cell subsets, platelet counts, and age. Ann Int Med 107:1–6
12. Finaud M, Gallais H, Gastaud JA, Tamalet J, Casanova P (1988) Thrombocytopenia H.I.V. mediated is reversible with A.Z.T. therapy. IV. International Conference on AIDS, Stockholm 1988 (Abstr. Nr. 3636)
13. Gonzaga AL, Bonecker C, Azevedo CB (1988) Treatment of the thrombocytopenic purpura related to the infection of the human immunodeficiency virus (TP/HIV). XVIII International Congress of the World Federation of Hemophilia
14. Gonzaga AL, Bonecker C, Lima LAA, Murta R (1988) Retrospective study on the use of IgG iv of the same region in hemophiliacs with ARC/AIDS. XVIII International Congress of the World Federation of Hemophilia. Madrid 1988 (Abstr. Nr. 258)
15. Hague RA, Williams PE, Mok J, Hargreaves F, Brettle RP, Yap PL (1988) Treatment of children born to HIV antibody positive mothers with intravenous immunoglobuline (iv IgG). IV. International Conference on AIDS, Stockholm 1988 (Abstr. Nr. 7248)
16. Krueger GRF (1986) Infectious cofactors in HIV-positive individuals and their implication for course and prognosis of acquired immune deficiency. AIFO 12:652-660
17. Lane HC, Masur H, Lynn CE, Whalen G, Rook AH, Fauci AS (1983) Abnormalities of B-cell activation and immunoregulation in patients with the acquired immunodeficiency syndrome. N Engl J Med 309:453–458
18. Mosca (1987) Herpes simplex virus type-1 can reactivate transcription of latent human immunodeficiency virus. Nature 325:67–70
19. Oksenhendler E, Bierling P, Brossard Y, Schenmetzler C, Girard P-M, Seligmann M, Clauvel J-P (1988) Anti-Rh immunoglobulin therapy for human immunodeficiency virus related immune thrombocytopenic purpura. Blood 71:1499–1502
20. Oleske JM, Connor EM, Bobila R, Boland M, Cooper R, Epstein L, Joshi V, Minnefor A (1987) The use of IVIG in children with AIDS. Vox Sang 52:172
21. Rarick M, Loureiro C, Harb M, Jamin D, Gill P, Singer, Levine A (1988) Intravenous immunoglobuline (IGV) in the treatment of HIV-related thrombocytopenia. IV. International Conference on AIDS, Stockholm 1988 (Abstr. Nr. 7642)
22. Rossi G, Stellini R, Franceschini F, Gorla R, Cadeo GP, Scalzini A (1988) Prevalence and clinical features of thromobytopenia in the HIV+ population. IV. International Conference on AIDS, Stockholm 1988 (Abstr. Nr. 2125)
23. Sjamsoedin-Visser EJM, Heijnen CJ, Zegers BJM, Stoop JW (1987) Defect in B-cell function in HTLV III/LAV positive hemophilia patients. Blood 69:1388–1393

# Diskussion

Schramm (München):

Wir haben jetzt Daten von einer insgesamt gar nicht so kleinen Fallzahl gehört. Der klinische Effekt der Immunglobulintherapie scheint mir noch sehr schwierig beurteilbar zu sein. Daher ergeben sich sicherlich viele Fragen.

Sutor (Freiburg):

Sind Befundverbesserungen nur bei HIV-infizierten Kindern und nicht bei älteren Patienten beobachtet worden oder können Sie die aus den USA stammenden günstigen Berichte der Immunglobulintherapie bei infizierten Kindern nicht bestätigen?

Frau Aygören (Frankfurt):

Unsere Patienten waren allesamt erwachsene Patienten. Es waren keine Kinder dabei.

Wintergerst (München):

Die beiden Patienten mit AIDS waren erwachsene Patienten. Wir haben einen Patienten, der zehn Jahre alt ist und schon vor vier Jahren eine Thrombozytopenie, vor zwei Jahren eine septische Arthritis und vor drei Jahren eine schwere bakterielle Pneumonie durchgemacht hatte. Dieser Patient ist jetzt bis auf eine Thrombozytopenie klinisch asymptomatisch. Möglicherweise könnte er von der Immunglobulintherapie am meisten profitieren. Es gibt aber auch Hinweise, daß gerade jüngere Hämophile einen benigneren Verlauf der Infektion haben als ältere Hämophile.

Schramm (München):

Herr Wintergerst, Sie sollten sagen, wieviele Patienten unter 18 und wieviele über 18 Jahre waren. Wir haben nämlich zwei Kollektive. In Frankfurt sind es erwachsene Patienten. Sie beziehen sich auf die Erfahrungen von Rubinstein, die ausschließlich bei Kindern gewonnen worden sind, und Ihr Kollektiv ist gemischt.

Wintergerst (München):

7 Patienten sind älter als 18.

SUTOR (Freiburg):

Ich möchte noch ergänzen, daß die Daten, die Herr Baden gestern aus der Freiburger Klinik vorgestellt hat und die alle unbehandelt sind, ähnliche Verläufe zeigen dürften. Die meisten sind asymptomatisch geblieben und zeigen keine Veränderungen des klinischen Zustandes.

DEINHARDT (München):

Frau Aygören, Sie haben in Ihrem Schlußwort sehr richtig gesagt, daß der Effekt der Immunglobuline im fortgeschrittenen Stadium der HIV-Infektion als wenig effektiv zu bezeichnen sei. Es wäre wohl sogar richtiger zu sagen „als nicht effektiv". Für „wenig effektiv" müßten wir schon etwas Handfestes haben. Ich möchte auch davor warnen, einen Einsatzbereich der Immunglobuline in der Prävention banaler Infektionen einschließlich möglicher Komplikationen zu sehen. Wir haben dafür nicht den geringsten statistisch gesicherten Anhalt. Auch Herr Wintergerst konnte kein statistisch signifikantes Ergebnis vorweisen, denn eine wirkliche Verbesserung ist nicht zu sehen. Das stimmt mit allen Daten, die wir von Erwachsenen haben, überein, ist also auch im Alter unter 18 Jahren nicht anders und vielleicht auch nicht unter 13 Jahren. Wir sollten diese Frage in einer gemeinsamen Studie endgültig mit Ja oder Nein zu beantworten versuchen, um nicht auch in den nächsten Jahren wieder von beurteilbaren kleinen Fallzahlen mit nicht vergleichbaren Studienbedingungen zu hören.

SCHRAMM (München):

Das kann man zweifellos nur unterstützen und könnte eigentlich bereits das Schlußwort gewesen sein. Aber es gibt noch weitere Fragen.

FRAU SCHARRER (Frankfurt):

Waren bei Ihren Patienten auch Behandlungen mit AZT vorgenommen worden, zumindest bei dem einen Patienten mit AIDS, den Sie gezeigt haben? Haben Sie in Ihrer Gruppe auch Kombinationsbehandlungen durchgeführt?

WINTERGERST (München):

Wir haben die Patienten mit AIDS mit AZT und Immunglobulin behandelt.

BERGMANN (Frankfurt):

Dann müssen Sie beide Patientengruppen trennen, zumal viele Parameter, die Sie gemessen habe, durch AZT beeinflußbar sind.

NIESSNER (Wiener Neustadt):

Wenn man die eher enttäuschenden Effekte der Immunglobulintherapie sieht, stellt sich die konkrete Frage: Was weiß man über den Immunglobulindefekt bei AIDS? Ist es mehr ein funktioneller Defekt oder mehr ein quantitativer?

BERGMANN (Frankfurt):

Insgesamt weiß man recht wenig über die Art des B-Zelldefektes bei HIV-Infektionen. Bekannt ist, daß die Interaktion zwischen T-Zellen und B-Zellen gestört ist. Aus Cokulturen weiß man zum anderen, daß die B-Zellfunktion unabhängig von T-Zellen offensichtlich auch eingeschränkt ist. In der Regel wird eine polyklonale Stimulierung mit Hypergammaglobulinämie gefunden. Gestört ist die primäre Immunantwort auf Neoantigen. Der Kenntnisstand über die Pathophysiologie ist noch lückenhaft. Bezüglich der Subsitutionstherapie mit Immunglobulinen ist eigentlich keine Indikation für eine Dauersubstitution gegeben.

EIBL (Wien):

Ich möchte darauf hinweisen, daß seit Jahren davon gesprochen wird, die allogene Belastung des Hämophilen zu reduzieren. Man muß sich darüber im klaren sein, daß die Immunglobulintherapie zu einer 1–2 Zehnerpotenzen höheren allogenen Belastung führt. Es stimmt entweder die eine oder die andere Sicht nicht. Auch das sollte in der Diskussion bedacht werden.

SCHRAMM (München):

Das war ein wichtiger Kommentar. Bezüglich der Gerinnungsfaktorensubstitution konnte inzwischen gezeigt werden, daß diese auf den Verlauf der HIV-Infektion wahrscheinlich keinen wesentlichen Einfluß hat.

VON KRIES (Düsseldorf):

Ich habe den Eindruck, daß durch die Wahl eines ungeeigneten Patientenguts und ungeeigneter Parameter ein verwirrendes Bild entsteht. Wenn man HIV-infizierte Säuglinge und Kleinkinder nimmt, die nachgewiesenermaßen eine gestörte B-Zellfunktion und entsprechend rezidivierende bakterielle Infektionen haben, erhält man ein anderes Bild. Diese Gruppe HIV-Infizierter profitiert zweifellos von der Immunglobulintherapie, und wir sollten das Kind nicht mit dem Bade ausschütten. Ich habe im letzten Jahr über einen hämophilen Patienten mit einem IgG 2-Subklassendefekt berichtet. Dieser erhält weiterhin Immunglobuline und hat sehr viel weniger bakterielle Infektionen als vorher. In der Betreuung der Kinder mit angeborener HIV-Infektion haben wir 3 mit eitrigen Otitiden, Rhinitiden und Hautinfektionen, die unter Immunglobulingabe nicht mehr auftreten. Patienten, die nach den vorliegenden Erfahrungen von einer Immunglobulintherapie profitieren können, sollten daher getrennt und nach Parameter geprüft werden, die mit hoher Wahrscheinlichkeit beeinflußbar sind, nämlich das rezidivierende Auftreten eitriger Infektionen.

SCHRAMM (München):

Auch dieses wichtige Argument unterstützt die Forderung von Herrn Deinhardt und Herrn Landbeck nach umsichtig geplanten gemeinsamen Studien.

**GÜRTLER (München):**

Frau Aygören, Sie substituieren Immunglobuline und messen dann CD4-Zellen, CD8-Zellen und evtl. eine Stimulation der zellulären Immunität. Sind das geeignete Parameter, um die Relevanz einer Immunglobulintherapie zu erkennen?

**BERGMANN (Frankfurt):**

Entscheidend sollte eine Reduktion der Infektionsquote oder eine Verlängerung der Überlebenszeit sein. Das sind die wirklich harten Daten, die wir bei diesen Patienten messen können.

**Frau SCHARRER (Frankfurt):**

Das haben beide Vortragende auch gezeigt. Sie haben die Zahl der Infektionen genannt, die eben nicht seltener geworden sind.

**WINTERGERST (München):**

Die Bestimmung der CD4-Zellen und der Mitogen-Stimulation hat schon ihren Sinn. Wir gehen davon aus, daß Immunglobuline die Virusvermehrung und damit eben auch die Replikation von HIV und so auch einen weiteren Verlust der CD4-Zellen verhindern könnten. Zur B-Zellfunktion kann man sagen, daß wir unter hochdosierter Therapie keinen Anstieg der Immunglobulinhöhe gesehen haben, d.h. daß zumindest die unspezifische Stimulation der B-Zellen etwas zurückgegangen ist.

**SCHRAMM (München):**

Zusammenfassend ist hervorzuheben, daß die vorgetragenen klinischen und Labordaten mit aller Vorsicht zu betrachten sind. Die Studiengruppen sind zu klein, um daraus weiterführende Schlüsse zu ziehen.

**DEINHARDT (München):**

Die eindringlich gestellte wichtige Frage nach dem Wirkungsmechanismus der Immunglobuline haben wir nicht beantwortet und müssen feststellen, wir können das auch nicht. Überrascht hat es mich, daß man in diesen Studien keine Antitoxinteste und keine Qualitätsmessung der Antikörper durchgeführt hat. Das sollte sicherlich in künftigen Studien berücksichtigt werden.

# Polyradikulitis bei HIV-Manifestation bei einem Hämophilen

D. Wesemeyer, H. Duscha, K. H. Zurborn, H. D. Bruhn (Kiel)

Polyradikulitiden sind in allen Stadien der HIV-Infektion dokumentiert worden. Beispielsweise traten sie im Rahmen der Serokonversion auf und bildeten sich mit der Entwicklung von HIV-Antikörpern spontan zurück. Auch in der asymptomatischen Phase und im Stadium der generalisierten Lymphadenopathie wurden Polyradikulitiden beschrieben, die sich sowohl mit Kortison als auch mit Plasmapheresen bessern ließen [1]. Die Verläufe im AIDS-Stadium waren überwiegend progredient, und meistens wurde ein Zusammenhang mit einer Cytomegalie-Virusinfektion hergestellt [2].

Offen ist gegenwärtig, ob auch Polyradikulitiden − in Analogie zur chronischen HIV-Enzephalitis − direkt durch HIV induziert werden können. Ein gutes Ansprechen auf Azidothymidin, wie es bei der HIV-Enzephalitis beschrieben wurde, könnte diese These unterstützen [3].

Hier soll von einem 25jährigen Mann mit schwerer Hämophilie A berichtet werden, der als HIV-Positiver im Manifestationsstadium eine subakute Polyradikulitis entwickelte. Diese behandelten wir mit Azidothymidin.

Zur Anamnese:

1983 erkrankte er an einer generalisierten Lymphadenopathie. Histologisch wurde bei einer daraufhin durchgeführten Lymphknotenexzision „ein Bild passend zum Vorstadium von AIDS" gefunden. Es wurde auch ein T-Helfer/T-Suppressor-Koeffizient von unter 1 beschrieben.

1986 wurden HIV-Antikörper im Serum nachgewiesen.

Im Dezember 1987 erkrankte der Patient an einer hochfieberhaften Infektion der oberen Luftwege, welche sich nach etwa 4 Wochen unter antibiotischer Therapie besserte. Jedoch traten gleichzeitig breiige Durchfälle auf, die trotz verschiedener medikamentöser Maßnahmen bis etwa Mitte Januar anhielten. Es mußte von einer AIDS-Manifestation ausgegangen werden.

Am 2. 2. 1988 kam er mit Gehstützen zur ambulanten Kontrolluntersuchung und berichtete von einer über 7 Tage zunehmenden Schwäche beider Beine. Er wurde sofort stationär aufgenommen.

Bei Aufnahme bot er eine mäßige, symmetrische Schwäche in beiden Beinen und eine diskrete Kraftminderung der Fingermuskulatur. Es lagen keine sensorischen Ausfälle vor. Der übrige neurologische Status sowie der sonstige körperliche Untersuchungsbefund waren unauffällig.

Normalbefunde erbrachten die Routineuntersuchungen sowie cerebrales CT und MRT von Hirn und Spinalkanal. Die BSG war mit 40/78 mittelgradig erhöht, und die Zahl der Leukozyten lag knapp unter der Norm. HIV-Antikörper waren im Serum bis zu einem Titer von $10^5$, im Liquor bis $10^3$ nachweisbar. Die Immunglobuline waren deutlich, auf etwa das Doppelte der Norm, erhöht. Serologisch ergab sich kein Hinweis auf das Vorliegen einer anderen frischen Virusinfektion.

Im weiteren Verlauf entwickelte der Patient innerhalb von 3 Wochen eine schwere schlaffe Tetraparese. Der Patient verlor in diesem Zeitraum trotz adäquater Nahrungszufuhr 10% an Körpergewicht. Im EEG fand sich wiederholt eine Allgemeinveränderung und im EMG sowie ENG das Bild einer ausgeprägten generalisierten neurogenen Läsion mit deutlicher axonaler Degeneration.

Wir entschlossen uns nach einem wirkungslosen Therapieversuch mit Methylprednison zum Einsatz von Azidothymidin (ab. 26.2) mit der peroralen Gabe von 200 mg 4stündlich. Hierunter kam es zunächst zum Stillstand der bis dahin progredient verlaufenden neurologischen Ausfälle und in der Folge zu einer langsamen und nach nunmehr 8 Monaten noch anhaltenden Besserung bei fortgesetzter Therapie. Gegenwärtig sind die Paresen der oberen Extremitäten weitgehend zurückgebildet, und Stehen ist mit Unterstützung wieder möglich.

Die T-Helferzellzahl sowie die T-Suppressorzellzahl nahmen unter der Therapie im gleichen Maß kontinuierlich zu, wodurch der T-Helfer/T-Suppressor-Quotient einen konstanten Wert um 0,2 aufwies (Abb. 1). Die Zunahme der Zellzahlen begann schon unter der 4tägigen Kortisontherapie und setzte sich unter der Azidothymidintherapie fort.

Im Liquor war die Zellzahl bei Aufnahme von 20/3 Zellen erhöht, und das Gesamteiweiß war mit 122 mg/dl über das Doppelte der Norm erhöht. Opportuni-

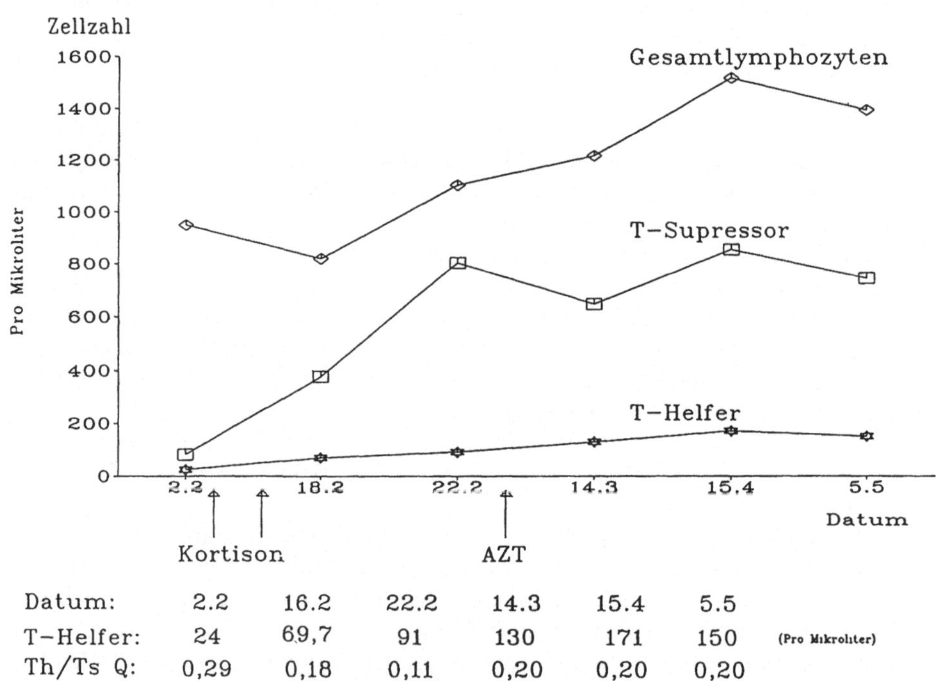


| Datum: | 2.2 | 16.2 | 22.2 | 14.3 | 15.4 | 5.5 | |
|---|---|---|---|---|---|---|---|
| T-Helfer: | 24 | 69,7 | 91 | 130 | 171 | 150 | (Pro Mikroliter) |
| Th/Ts Q: | 0,29 | 0,18 | 0,11 | 0,20 | 0,20 | 0,20 | |

**Abb. 1.** Verlauf der T-Zellzahl und der Zellzahl der T-Subpopulationen sowie des T-Helfer – T-Suppressorquotients (Th/Ts Q) während des stationären Aufenthaltes

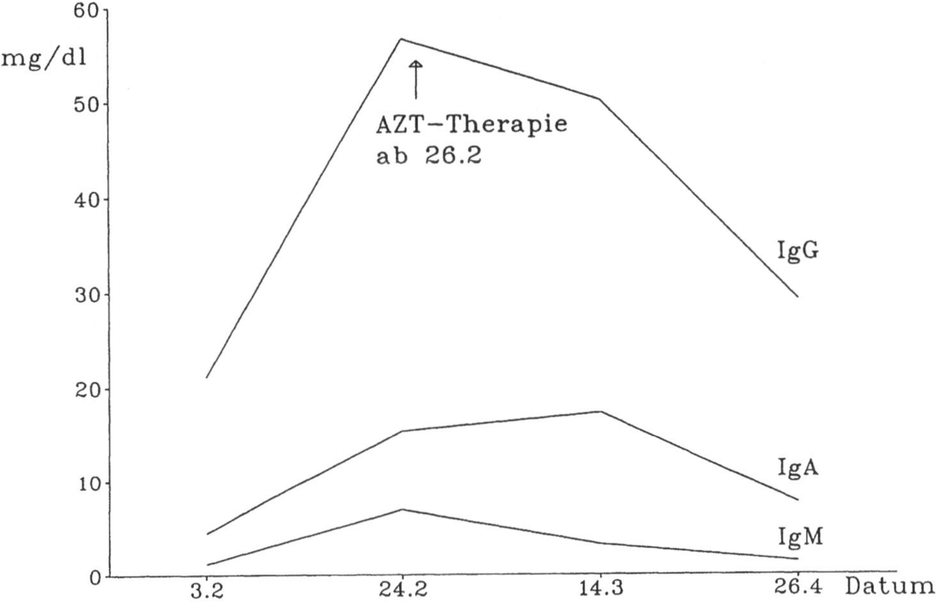



**Abb. 2.** Verlauf der Immunglobulinkonzentrationen im Liquor im Verlauf des stationären Aufenthaltes

stische Erreger konnten im Liquor nicht nachgewiesen werden. Kurz vor Beginn der Azidothymidintherapie waren die Zellen auf 48/3 und das Eiweiß auf 269 mg/dl angestiegen. Unter der Therapie normalisierte sich die Zellzahl, und der Eiweißwert zeigte deutlich rückläufige Tendenz auf zuletzt 152 mg/dl.

Korrespondierend dazu wiesen sowohl das IgG als auch das IgM im Liquor ihr Maximum unmittelbar vor Einleitung der Azidothymidintherapie auf, das IgA erreichte seinen höchsten Wert 3 Wochen nach Therapiebeginn, um dann wieder abzufallen (Abb. 2). Zu diesem Zeitpunkt zeigte auch die intrathekale IgG-Produktion, berechnet nach TOURTELLOTTE, ihr Maximum mit einer intrathekalen Synthese von 141 mg/Tag, bis sie sich ihrem etwa auf das 10fache der Norm (bis 3,3 mg/die) erhöhten Ausgangswert von 23 mg/die wieder annäherte.

Die geschilderte klinische Symptomatik und ihr Verlauf entsprachen einer subakuten Polyradikulitis. Pleozytosen bis 50/3 Zellen wie auch eine zentralnervöse Begleitsymptomatik – hier im EEG dokumentiert – werden dabei gelegentlich beobachtet. Während für das eigentliche Guillain-Barré-Syndrom post- oder parainfektiöse Immun-Mechanismen als Auslöser diskutiert werden, scheint im vorliegenden Fall eine direkt erregerbedingte Genese am wahrscheinlichsten [4].

Für eine im Nervensystem selbst ausgelöste Immunantwort sprachen 1. die über eine Schrankenfunktionsstörung hinaus zu verzeichnende intrathekale IgG-Produktion und 2. die zwischenzeitlich erhebliche Erhöhung von IgA und IgM im Liquor [5]. Auch der unter der Therapie mit Azidothymidin sofortige Stillstand der bis dahin progredienten Symptomatik deutete auf die unmittelbare Mitbeteiligung des HIV an dieser subakuten Polyradikulitis hin.

In solch einer Situation scheint uns ein möglichst frühzeitiger Therapieversuch mit Azidothymidin lohnenswert.


## Literatur


1. Cornblath DR et al. (1987) Inflammatory demyelinating peripheral neuropathies associated with human T-cell lymphotropic virus type III infection. Ann Neurol 21:32—40
2. Parry GJ (1988) Peripheral neuropathies associated with human immunodeficiency virus infection. Ann Neurol (Suppl) 23:49—53
3. Schäublin C (1987) Aids-Kompendium. Hoechst, S 59
4. Dalakas C, Pezeshkpour GH (1988) Neuromuscular diseases associated with human immunodeficiency virus infection. Ann Neurol (Suppl) 23:38—48
5. Steller U (1987) Zur Klinik, Ätiopathogenese und Diagnostik des Guillain-Barré-Syndroms. Nervenheilkunde 6:138—145

# Diskussion

GÜRTLER (München):

Haben Sie den Antigentest im Liquor durchgeführt und haben Sie versucht, aus dem Liquor das Virus zu isolieren?

WESEMEYER (Kiel):

Nein, wir haben nur Antikörper nachweisen können.

BOGNER (München):

Nach welchen opportunistischen Erregern haben Sie im Liquor gesucht?

WESEMEYER (Kiel):

Welche Untersuchungen in der Mikrobiologie durchgeführt worden sind, kann ich Ihnen nicht sagen.

BOGNER (München):

Wir versuchen üblicherweise eine Kryptokokkose auszuschließen.

RIEDEL (Bonn):

Beim Guillain-Barré-Syndrom sind spontane Rückbildungen bekannt. Womit ist erwiesen, daß das AZT den Erfolg gebracht hat?

WESEMEYER (Kiel):

Der Patient hat ein AIDS-related complex gehabt. In diesem Stadium ist nach der Literatur ein progredienter Verlauf zu erwarten. Wir haben aber eine Rückbildung der Immunglobuline, Besserung der CD4-Zellzahlen und des klinischen Verlaufs gesehen.

SCHIMPF (Heidelberg):

Wir haben den Patienten zur weiteren Rehabilitation übernommen und haben den Eindruck, daß es sich eher um eine Landry-Paralyse handelt. Die Befunde werden laufend besser, so daß ich mich frage, ob es sich nicht um einen üblichen Verlauf einer Landry-Paralyse handelt. Selbstverständlich bekommt er weiterhin

AZT wegen der Grundkrankheit. Ob ein kausaler Zusammenhang mit der Besserung besteht, muß sicherlich offen bleiben. Man kann zumindest nicht beweisen, daß AZT überhaupt keine Rolle dabei spielt.

WESEMEYER (Kiel):

Dem stimme ich zu. Doch bleibt die Möglichkeit bestehen, daß die Besserung durch AZT bewirkt worden ist.

RIEDEL (Bonn):

Sie haben die Polyradikulitis speziell auf den HIV-Infekt zurückgeführt. Könnte es nicht möglich sein, daß nur ein parainfektiöses Geschehen im Rahmen einer HIV-Infektion vorgelegen hat, wie es bei anderen Infektionen auch beobachtet wird?

WESEMEYER (Kiel):

Die Krankheit begann mit einem schweren Infekt der oberen Luftwege, und es ist denkbar, daß die neurologische Symptomatik von anderen Viren ausgelöst worden ist. Serologisch haben wir dafür keinen Anhalt gefunden. Eine Polyradikulitis im AIDS- sowie ARC-Stadium verläuft weitgehend progredient.

WANK (Wien):

Hätte man es verantworten können, dem Patienten das AZT vorzuenthalten, um eine Aussage zu treffen, ob es sich um eine Landry-Paralyse durch andere Viren handelt?

WESEMEYER (Kiel):

Das Vorliegen eines Stadium IV war nach der klinischen Symptomatik sicher. In diesem Stadium sollte unseres Erachtens auch unabhängig davon gegeben werden, welche neurologischen Symptome vorliegen.

# Retrovirbehandlung von symptomatischen HIV-1-Antikörper-positiven Hämophilen

H. Hartl, I. Schwarzinger, Ch. Stain, I. Pabinger, K. Lechner (Wien)

Im Wiener Hämophiliezentrum werden derzeit (November 1988) 18 HIV-Antikörper-positive Hämophile mit Retrovir behandelt. Das mediane Alter der Patienten beträgt 27,5 Jahre (17−66 Jahre), die mediane Behandlungsdauer ist 13 Monate (7−19 Monate). Die Indikationen zur Behandlung sind in Tabelle 1 angegeben.

**Tabelle 1.** Indikationen

|                                                        | (n = 18) |
|--------------------------------------------------------|----------|
| Orale Candidiasis:                                     | 5        |
| Orale Candidiasis und Hairy Leukoplakie:               | 4        |
| Hairy Leukoplakie:                                     | 3        |
| Kryptokokkose (ZNS):                                   | 1        |
| Rezidiv. Herpes zoster und Epidermomycose:             | 1        |
| Hairy Leukoplakie und CMV-Infektion:                   | 1        |
| Rezidiv. Herpes zoster:                                | 1        |
| Pneumoc. carinii Pneum. und orale Candidiasis:         | 2        |

Die Behandlung bestand in der Verabreichung von vierstündlich 3,5 mg Zidovudine/kg KG. Nur bei 7 Patienten konnte diese als optimal angesehene Zidovudine-Dosis aufrechterhalten werden.

Bei 5 Patienten mußte die Therapie abgebrochen werden, und zwar bei einem Patienten wegen subjektiver Nebenwirkungen, bei 3 Patienten wegen subjektiven Nebenwirkungen und mangelnder Compliance und nur bei einem Patienten wegen Hämatotoxizität.

Bei 6 Patienten konnte Zidovudine zwar weiter verabreicht werden, die Dosis mußte jedoch bei 4 wegen subjektiver Nebenwirkungen und bei 2 Patienten wegen Hämatotoxizität reduziert werden. Die meisten Therapieabbrüche erfolgten im 2. Halbjahr der Behandlung.

Bei einer Kaplan-Meyer-Plot-Analyse (Abb. 1) zeigt sich, daß die Wahrscheinlichkeit, daß ein Patient nach 18 Monaten noch unter Zidovudine-Therapie steht (zum Teil mit reduzierter Dosis), 75% beträgt.

Transfusionen mußten bei 2 Patienten verabreicht werden. Ein Patient erhielt einmal 2 Erythrozytenkonzentrate bei einem Hämoglobinabfall auf 8,3 g/dl, der zweite Patient benötigte insgesamt 12 Blutkonserven (Hb 6,5 g/dl), bei diesem mußte die Therapie mit Zidovudine abgebrochen werden.

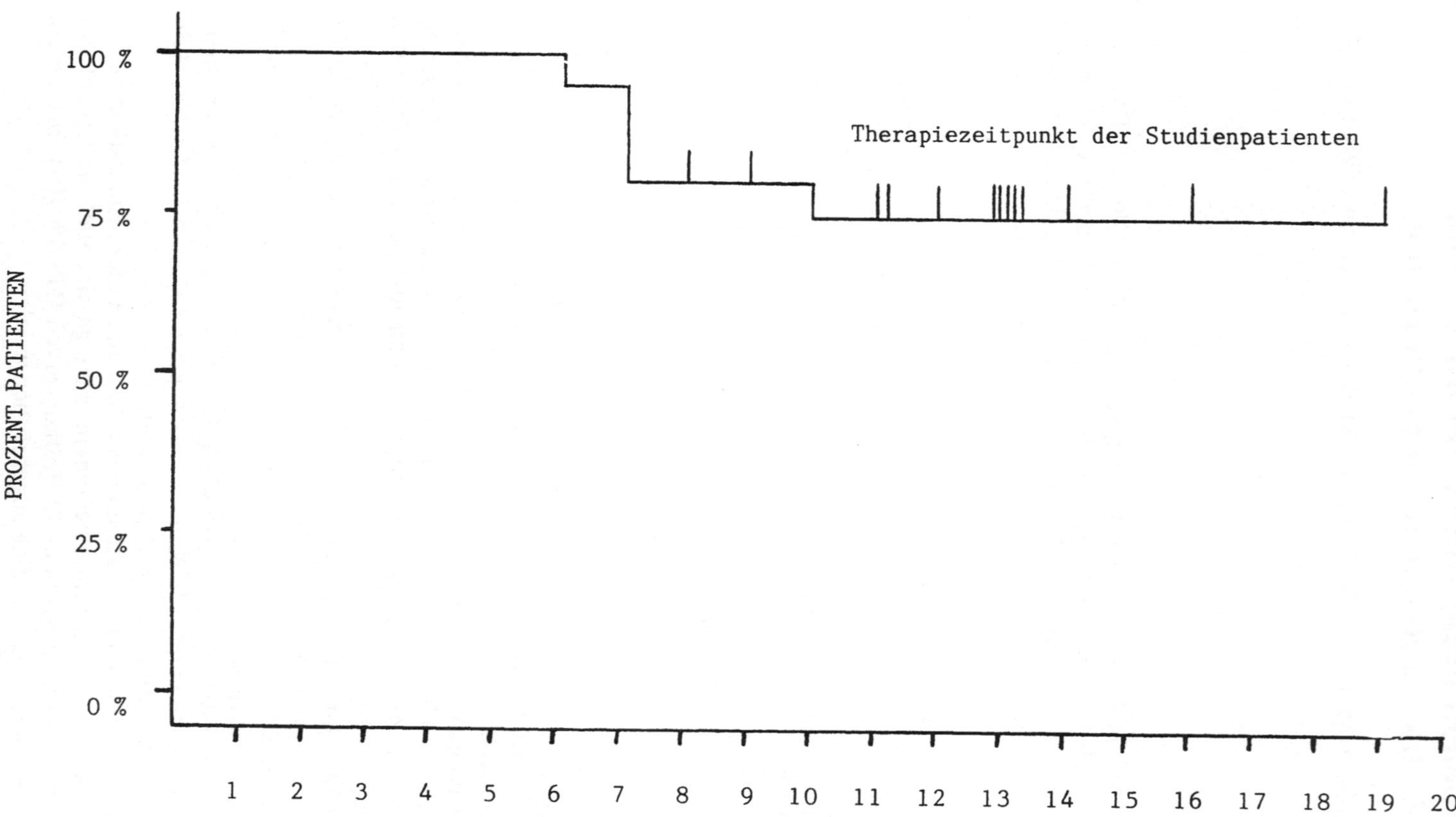


**Abb. 1.** Kaplan-Meier-Plot-Analyse

Bei allen Patienten kam es zu einem Anstieg des MCV (im Mittel von 87,7 auf 105,4 fl). Die Thrombozytenzahl stieg im Mittel an, vor allem bei Patienten mit Initialwerten unter 150 000/µl.

Trotz Zidovudine-Therapie kam es (in Übereinstimmung mit der Literatur) zu einem Abfall von T4-Lymphozyten (im Mittel von 465 auf 276/µl). Während der Therapie traten bei 4 Patienten neue Symptome einer HIV-1-Infektion auf: Hairy Leukoplakie bei 2, Soorstomatitis bei einem, HIV-Papulose bei einem Patienten.

Nach Therapieabbruch trat bei einem Patienten eine chronische Diarrhoe, bei einem weiteren eine Hairy Leukoplakie auf. Neue schwere opportunistische Infektionen sind bei den behandelten Patienten nicht aufgetreten. Es ist auch bisher kein behandelter Patient an den Folgen einer HIV-Infektion verstorben.

Diese Befunde bestätigen die Wirksamkeit der Retrovir-Behandlung bei symptomatisch gewordenen HIV-1-Antikörper-positiven Hämophilen, die Nebenwirkungsrate ist erheblich, aber noch akzeptabel.

# Diskussion

Frau SCHARRER (Frankfurt):

Könnten Sie noch einmal sagen, wann für Sie die Indikation zum Beginn der AZT-Therapie gegeben ist?

HARTL (Wien):

Die Indikationen waren Krankheitssymtome des CDC-Stadiums IV, und zwar IV-C2, Candidiasis oder Hairy-Leukoplakie, wenn zusätzlich die T4-Zellzahlen unter 300 lagen und eine verminderte Reaktivität im Multitest Mérieux gefunden wurde.

BOGNER (München):

Sie haben die Dosierung 3,5 mg/kg KG 6 × tgl. gewählt. Haben Sie auf- oder abgerundet? Die Substanz ist bis vor kurzem nur in 100 mg Kapseln verfügbar gewesen. Deshalb wollte ich Sie gern fragen, auf welche durchschnittliche Tagesdosis Sie dabei gekommen sind?

HARTL (Wien):

Auf 1000 bis 1200 mg.

# Schwere Immunthrombozytopenie bei einem HIV-positiven Hämophilie A-Patienten

W. Baden, J. Forster, H. Schneider, B. Zieger, A. Sutor (Tübingen, Freiburg)

Eine Immunthrombozytopenie stellt bei einem Hämophilie-Patienten im Kindesalter eine schwerwiegende, potentiell lebensbedrohliche Komplikation dar und ist daher therapiebedürftig.

Bei der HIV-assoziierten Thrombozytopenie handelt es sich um eine immunologisch bedingte Thrombozytopenie mit erhöhtem peripherem Abbau der Thrombozyten im retikuloendothelialen System. Sie tritt typischerweise früh im Verlauf der HIV-Infektion, meist im asymptomatischen Stadium, auf [1].

Eine spontane Normalisierung findet sich in der Regel bei Patienten, die ein AIDS entwickeln. Sie beruht wahrscheinlich darauf, daß mit zunehmender Störung der Funktion des retikuloendothelialen Systems im Laufe der HIV-Infektion möglicherweise auch die Fähigkeit, immunologisch veränderte Thrombozyten abzubauen, abnimmt [2, 3].

## Kasuistik

Wir berichten von einem sechzehnjährigen jugendlichen Patienten mit schwerer Hämophilie A, bei dem die Diagnose einer Hämophilie erst im 7. Lebensjahr gestellt wurde. Im Verlauf der Blutungskrankheit kam es zu rezidivierenden Blutungen in die Kniegelenke, Sprunggelenke und bei Zahnextraktionen. Aus diesem Grunde wurde 1980 eine Dauersubstitution mit F.VIII-Hochkonzentrat begonnen, unter der es gleich zu Beginn zu einer Hepatitis B kam. Im Sommer 1987 litt der Patient an grippeähnlichen Symptomen, Anfang Oktober 1987 trat bei einer Sportverletzung eine Blutung in das linke obere Sprunggelenk auf, die trotz täglicher Subsitution mit 1000 E AHG therapierefraktär blieb.

## *Klinischer Befund*

Bei Vorstellung wies der Patient Petechien im Bereich beider unterer Extremitäten, vereinzelt auch am Stamm und in der Wangenschleimhaut auf. Im Bereich des linken Sprunggelenkes fand sich eine lokale Schwellung mit einer Umfangsdifferenz von 1,5 cm links größer als rechts und schmerzhafter endgradiger Bewegungseinschränkung. Darüberhinaus wies der Patient eine mäßige Hepatomegalie ohne Splenomegalie auf; Lymphknoten waren nicht vergrößert palpabel.

154    W. Baden et al.

## Laborbefunde

Bei den Laboruntersuchungen fanden sich pathologische Werte für GPT mit
54 U/l, GOT mit 32 U/l, Gesamtbilirubin mit 2,1 mg/dl, PTT mit 67 sec, Thrombozytenzahl mit 7000/µl, plättchengebundenem IgG mit 225 fg/Thrombozyt, eine
über 15 min verlängerte Blutungszeit und der Nachweis von HIV-1-Antikörpern.

Normalbefunde ergaben sich für die Leukozytenzahl mit 4400/µl mit 26% Lymphozyten im Differentialblutbild, für Complement, β2-Mikroglobulin, Coombsteste, Multitest Mérieux mit 5 positiven Reaktionen, Serum-Immunglobuline
und OKT4/OKT8-Ratio mit 1,44. Ebenso fand sich eine normale Lymphozytenstimulierbarkeit mit den Mitogenen ConA und PWM. Immunkomplexe konnten
nicht nachgewiesen werden. Das Myelogramm war megakaryozytenreich bei
unauffälliger Erythro- und Myelopoese.

## Therapie und Verlauf

Aufgrund der Konstellation von linksseitiger Sprunggelenksblutung, schwerer
Hämophilie A, asymptomatischer HIV-Infektion (Stadium II CDC [4]) und komplizierender Immunthrombozytopenie entschlossen wir uns zu einer Therapie mit
Immunglobulinen.

Nach einem ersten Behandlungszyklus mit 0,4 g eines 7-S-Gammaglobulins/kg
KG/die i.v. für 5 Tage [5] stieg die Thrombozytenzahl bis 15 000/µl an, wobei das

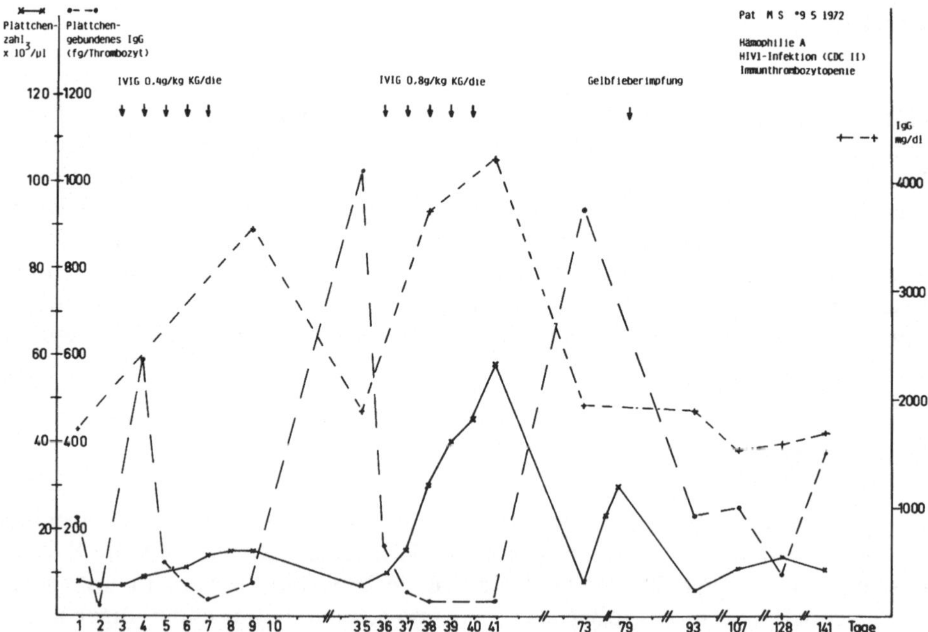


**Abb. 1.** Verlauf von plättchengebundenem IgG, Thrombozytenzahl und Serum-IgG-Spiegel
unter i.v.-Immunglobulingabe

**Tabelle 1.** Verlauf der Thrombozytenparameter unter intravenöser Immunglobulintherapie

|  | Vor der 1. Therapie | IVIG (0,4 g/kg/die für 5 Tage) | Vor der 2. Therapie | IVIG (0,8 g/kg/die für 5 Tage) |
|---|---|---|---|---|
| Thrombozytenzahl (/µl) | 8 000 | 15 000 | 7 000 | 57 000 |
| Plättchengebundenes IgG (fg/Thrombozyt) | 225 | 37 | 1 023 | 35 |
| Blutungszeit (min) | >15 | 15 | >15 | 6 |

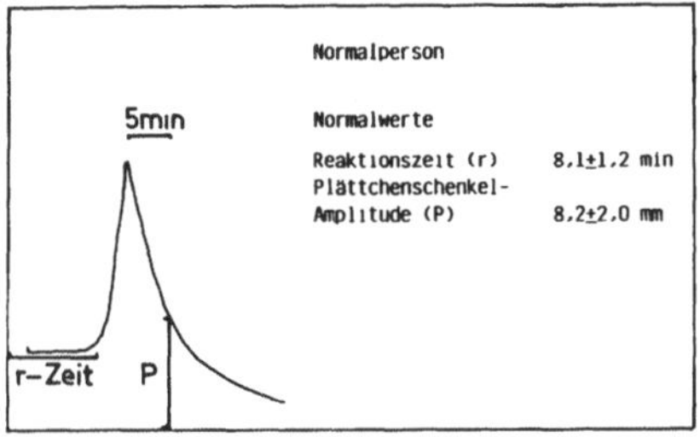


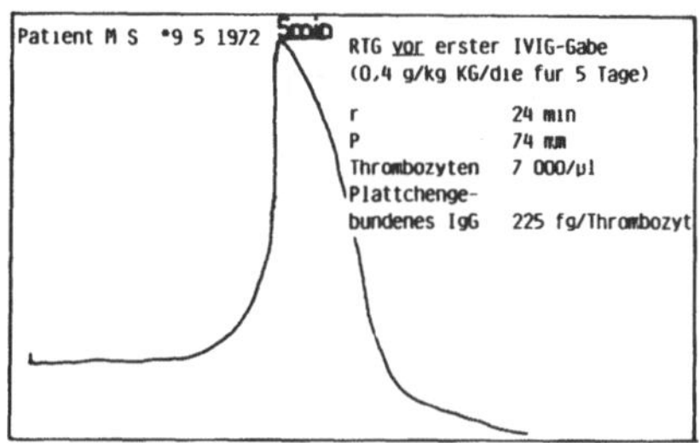


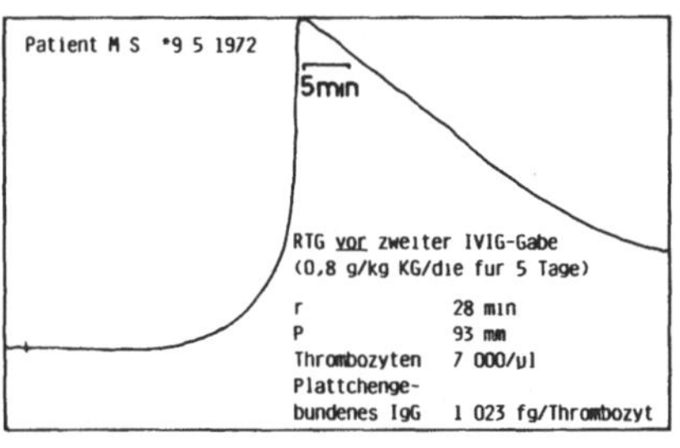


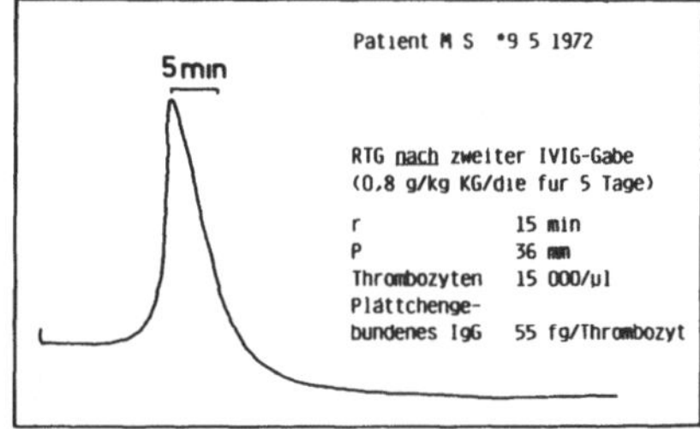


**Abb. 2.** Resonanzthrombogramme

plättchengebundene IgG auf 37 fg/Thrombozyt absank. In den darauffolgenden 4 Wochen stiegen die Thrombozyten weiter auf maximal 44 000/µl an, fielen dann jedoch erneut auf 7000/µl mit entsprechender klinischer Symptomatik bei der 2. stationären Aufnahme ab.

Ein weiterer Therapiezyklus mit Immunglobulinen (modifiziert nach [6]) in einer Dosierung von 0,8 g/kg KG/die für 5 Tage führte zu einem Thrombozytenanstieg bis 55 000/µl. Unter dieser Therapie nahm das plättchengebundene IgG von 1023 fg/Thrombozyt auf 35 fg/Thrombozyt ab (Abb. 1, Tabelle 1), Blutungszeit und Resonanzthrombogramm (Abb. 2) normalisierten sich. Die entsprechenden Lymphozytenparameter sind in ihrem Verlauf in Tabelle 2 aufgeführt.

In der Folgezeit kam es zu einem erneuten Thrombozytenabfall. Nach Normalisierung des Serum-IgG wurde ein weiterer therapeutischer Versuch in Form einer Immunmodulation durch Lebendimpfung durchgeführt [7]. Aufgrund des

**Tabelle 2.** Verlauf der Lymphozytenparameter unter IVIG-Therapie

|  | Vor der 1. Therapie | IVIG (0,4 g/kg/die für 5 Tage) | Vor der 2. Therapie | IVIG (0,8 g/kg/die für 5 Tage) |
|---|---|---|---|---|
| Lymphozyten (/µl) | 970 | 1070 | 1940 | 2300 |
| $T_4$-Helferzellen (%) | 39 | 43 | 48 | 55 |
| $T_8$-Suppressorzellen (%) | 27 | 23 | 20 | 17 |
| $T_4/T_8$-Ratio | 1,44 | 1,9 | 2,4 | 3,2 |
| PWM-response | – – – | im Normalbereich | – – – | |
| ConA-response | – – – | im Normalbereich | – – – | |

Antikörperstatus des immunkompetenten Patienten wurde eine Gelbfieberimpfung gewählt, die jedoch ohne großen Effekt auf die Thrombozytenzahl war (Abb. 1).

## Diskussion

Die hochdosierte intravenöse Behandlung mit Immunglobulinen (IVIG) kann einen Thrombozytenanstieg und eine Normalisierung der primären Hämostase bei Patienten mit schwerer Hämophilie A und komplizierter Immunthrombozytopenie bewirken [8]. Der Anstieg der Thrombozytenzahl ist jedoch nur vorübergehend [9] und mit jeder erneuten Gabe von IVIG geringer ausgeprägt [10, 11].

Bei unserem asymptomatischen, HIV-1-positiven Hämophilie A-Patienten führte eine Gabe von 0,8 g/kg/Tag eines 7-S-Immunglobulins für 5 Tage zu einem Anstieg der Thrombozytenzahl auf 57 000/µl, einer Normalisierung von Blutungszeit und RTG mit entsprechender klinischer Besserung des Lokalbefundes der linksseitigen Sprunggelenksblutung.

Bei weiteren differentialtherapeutischen Überlegungen sollte eine Therapie mit Corticosteroiden wegen einer möglicherweise hierdurch induzierten Progredienz der HIV-Infektion äußerst zurückhaltend behandelt werden.

Auch eine Splenektomie bringt nach Ansicht verschiedener Autoren [1, 11] nur einen vorübergehenden Thrombozytenanstieg und ist auch im Hinblick auf den weiteren Verlauf der HIV-Infektion kritisch zu beurteilen.

Eine durch Impfung hervorgerufene, gezielte Antikörperproduktion beim immunkompetenten, asymptomatischen HIV-1-infizierten Patienten könnte eventuell im Sinne einer Immunmodulation wirken.

Schließlich kann durch eine Anti-D-Behandlung eine RES-Blockade und damit eine längere Verweildauer mit Anstieg der Thrombozyten im peripheren Blut bewirkt werden.

Die Notwendigkeit einer therapeutischen Intervention ist beim Kind wegen des größeren Blutungsrisikos höher zu bewerten als beim Erwachsenen.

## Literatur


1. Jost J, Täuber MG, Lüthy R et al. (1988) HIV-assoziierte Thrombozytopenie. Schweiz Med Wochenschr 118:206–212
2. Kelton JG, Carter CJ, Rodger C et al. (1984) The relationship among platelet-associated IgG, platelet lifespan, and reticuloendothelial cell function. Blood 63:1434–1438
3. Bender BS, Bohnsack JF, Sourlis ST H et al. (1987) Demonstration of defective C3-receptor-mediated clearance by the reticuloendothelial system in patients with acquired immunodeficiency syndrome. J Clin Ivest 79:715–720
4. Centers for Disease Control (CDC) (1986) Classification system for human T-lymphotropic virus type III/lymphadenopathy associated virus infections. Morbid Mortal Wkly Rep 35:334–339
5. Imbach P, Barandun S, D'Apuzzo et al. (1981) High-dose intravenous gammaglobulin for idiopathic thrombocytopenic purpura in childhood. Lancet I:1228–1231
6. Fehr J, Hofmann V, Kapeller U (1982) Transient reversal of thrombocytopenia in idiopathic thrombocytopenic purpura by high-dose intravenous gamma globulin. N Engl J Med 306:1254–1258
7. Wissenschaftlicher Beirat der Bundesärztekammer (1988) Durchführung der Schutzimpfungen nach dem „Impfkalender für Kinder" der STIKO bei HIV-infizierten und AIDS-Kranken. Dtsch Ärztebl 85:1966–1967
8. Tertian G,Boue F, Lebras P et al. (1987) Thrombocytopenia in ARC: Management with high-dose IVIG. Vox Sanguinis 52:170
9. Imbach P, Beck EA, Entacher-Zeitlhuber U et al. (1987) IVIG treatment in patients with HIV infection and ITP. Vox Sanguinis 52:168
10. Parkin JM (1987) IVIG treatment of HIV-associated ITP. Vox Sanguinis 52:170
11. Rubinstein A (Jan. 1988) Persönliche Mitteilung

# Kontinuierliche Immunglobulintherapie in der Behandlung der Thrombopenie bei Hämophilie-Patienten mit nachgewiesenen HIV-Antikörpern

H.-H. Brackmann, B. v. Loo, D. Niese, B. Kamps (Bonn)

Eine Thrombopenie war vor der Möglichkeit des Auftretens der HIV-Infektion eine sehr seltene Komplikation im Rahmen der Hämophilie-Behandlung. Mit dem Erscheinen der HIV-Infektion hat das Auftreten einer Thrombopenie bei den betroffenen Hämophilie-Patienten deutlich zugenommen. Im Gegensatz zu früher üblichen therapeutischen Verfahren, wie Cortison- oder kurzzeitige IgG-Therapie oder bei Versagen dieser beiden therapeutischen Verfahren einer Milzexstirpation, ist der Einsatz von Cortison oder die Milzexstirpation kein adäquates Vorgehen bei Vorliegen von HIV-Antikörpern. Aus diesem Grunde sehen wir derzeit in einer kontinuierlichen IgG-Therapie die einzige Möglichkeit, eine schwere Thrombopenie adäquat zu behandeln. Ein evtl. immunmodulatorischer Effekt auf die HIV-Infektion wird bei diesem Vorgehen nicht ausgeschlossen.

## Patienten

Es wurden nur Patienten mit einer kontinuierlichen IgG-Therapie behandelt, deren schwere Thrombopenie zu einer erhöhten Blutungsneigung führte. Hierbei handelt es sich um 9 Patienten, deren Thrombozytenwerte meistens deutlich unter 30 000 lagen. 7 von diesen Patienten litten an einer schweren Hämophilie A, 1 Patient an einer mittelschweren Verlaufsform der Hämophilie A und 1 Patient an einer schweren Verlaufsform der Hämophilie B. Das Alter betrug im Mittel 30 Jahre (15–61 Jahre). Lediglich ein einziger Patient hatte das Alter von 15 Jahren, alle anderen Patienten waren über 18 Jahre.

## Methodik

Der HIV-Antikörper wurde sowohl nach der ELISA-Methode mit Reagenzien der Firma Organon als auch mit dem Western-Blot mit Reagenzien der Firma du Pont bestimmt.

Die Thrombozyten wurden mit dem Automaten Sysmex CC 87 der Firma Digitana bestimmt. Die Immunglobuline IgG, IgA und IgM wurden mit Reagenzien der Firma Beckmann im Nephelometer, Auto-ICS bestimmt.

An Immunglobulinen verwendeten wir lediglich bei einem Patienten das Sandoglobulin der Firma Sandoz. Bei den übrigen Patienten verwendeten wir das Endobulin der Firma Immuno.

## Dosierung

Grundsätzlich wurde zunächst bei allen Patienten mit einer Dosierung von 0,2 g pro kg Körpergewicht IgG begonnen.

Bei 4 Patienten führte diese Dosierung zu einem ausreichenden, dauerhaften Anstieg der Thrombozyten.

Bei einem Patienten wurde die Dosierung auf einmal pro Woche 0,3 g pro kg Körpergewicht und bei 4 Patienten auf zweimal pro Woche 0,3 g pro kg Körpergewicht erhöht.

## Ergebnisse

Im Hinblick auf den therapeutischen Erfolg ergeben sich in Anlehnung an die oben erwähnten Dosierungsrichtlinien zwei unterschiedliche Dosierungsschemata:

Bei dem ersten Dosierungsschema (Tabelle 1) handelt es sich grundsätzlich um eine Dosierung von 0,2 g pro kg/Körpergewicht einmal pro Woche. Hierbei zeigt sich, daß bei 3 Patienten in einem Zeitraum zwischen 2 und 18 Monaten ein deutlicher Anstieg der Thrombozyten zu erreichen war, so daß der Versuch unternommen wurde, bei gleicher Dosierung, diese nur noch 14tägig zu applizieren. Hierbei konnte bei 2 Patienten ein nahezu gleichbleibendes Ergebnis erzielt werden, während bei einem Patienten nach einer deutlichen Reduzierung der Thrombozyten wieder die ursprüngliche Dosierung von einmal pro Woche angewendet werden mußte.

Ein Patient hatte unter der ursprünglichen Dosierung einen adäquaten Anstieg, so daß er bei dieser Dosierung bleibt. Ein weiterer Patient hatte unter dieser Dosierung nach den ersten Anwendungen keinen nennenswerten Anstieg der

**Tabelle 1.** Dosierungsschema I. 1×/Wo 0,2 g oder 0,3 g/kg BW

| | | | Patienten | | |
|---|---|---|---|---|---|
| | Be. J. | Bl. J. | La. J. | Lo. H. | Kr. R. |
| Alter | 33 | 15 | 28 † | 61 | 20 |
| Thromboz. min. × 1000 | 31 | 5 | 30 | 15 | 30 |
| | | | Dosierung: 1 ×/Wo 0,2 g | | 0,3 g |
| Behandlungszeit Monate | 18 | 2 | 12 | 7 | 11 |
| Thromboz. × 1000 | 108 | 137 | 69 | 91 | 87 |
| | | | Dosierung: 0,2 g alle 14 Tage | | |
| Behandlungszeit | 3 | 22 | — | 8 | — |
| Thromboz. × 1000 | 84 | 130 | — | 30 | — |
| | | | Dosierung: 1 ×/Wo 0,2 g | | |
| Behandlungszeit | — | — | — | 2 | — |
| Thromboz. × 1000 | — | — | — | 76 | — |

**Tabelle 2.** Dosierungsschema II. 2×/Wo. 0,3 g/kg BW

| | Patienten | | | |
| | Bl. T. | Kr. E. | Pe. K. | Ra. D. |
|---|---|---|---|---|
| Alter | 21 | 36 | 38 | 17 |
| Thromboz. min × 1000 | 9 | 8 | 24 | 28 |
| Dosierung: 1×/Wo 0,2 kg/kg | | | | |
| Zeitraum/Monate | 4 | 1 | 9 | 16 |
| Thromboz. × 1000 | 25 | 55 | 25 | 48 |
| Dosierung: 2×/Wo 0,3 g/kg | | | | |
| Zeitraum | 11 | 10 | 11 | 5 |
| Thromboz. × 1000 | 77 | 108 | 72 | 93 |
| Dosierung: 1×/Wo 0,4 g/kg | | | | |
| Zeitraum | 3 | – | 1 | 1 |
| Thromboz. × 1000 | 82 | – | 69 | 56 |

Thrombozyten zu verzeichnen, so daß wir die Dosis von vornherein auf 0,3 g pro kg Körpergewicht erhöhten.

In einer 2. Gruppe (Tabelle 2) hatten wir in Anlehnung an die 1. Gruppe eine Erhöhung der Dosierungen vornehmen müssen, nachdem bei diesen Patienten in einem Zeitraum von 1–16 Monaten kein adäquater Anstieg der Thrombozyten auch unter Erhöhung der Dosierung auf 0,3 g pro kg Körpergewicht zu sehen war. Es wurde anschließend die Dosis auf zweimal pro Woche 0,3 g pro kg Körpergewicht erhöht. Hierbei zeigte sich bei allen Patienten in einem Zeitraum zwischen 5 und 11 Monaten ein adäquater Anstieg. Daraufhin wurde bei 3 Patienten die Dosierung auf einmal pro Woche 0,4 g pro kg Körpergewicht reduziert, wobei 2 Patienten einen Abfall der Thrombozyten zeigten.

Hinsichtlich der Veränderung des HIV-Status dieser Patienten unter der entsprechenden IgG-Therapie zeigt Tabelle 3, daß bei jenen 4 Patienten, die mit

**Tabelle 3.** Ergebnisse. Veränderungen des HIV-Status unter IgG-Therapie

| Pat. | IgG-Therapie | HIV-Status | IgG | |
| | | | vorher | Okt. 88 |
|---|---|---|---|---|
| Be. J. | 1×/Wo – 0,2 g | oB. | 2170 | 3190 |
| Bi. J. | 1×/Wo – 0,2 g | oB. | 1940 | 1660 |
| Lo. H. | 1×/Wo – 0,2 g | oB. | 2880 | 2960 |
| La. J. | 1×/Wo – 0,2 g | AIDS † | 1430 | 1170 |
| Kr. R. | 1×/Wo – 0,3 g | oB. | 2900 | 2970 |
| Bl. T. | 2×/Wo – 0,3 g | T4↓ | 2720 | 3730 |
| Kr. E. | 2×/Wo – 0,3 g | T4↓ | 1500 | 3360 |
| Pe. K. | 2×/Wo – 0,3 g | T4↓ | 1360 | 3500 |
| Ra. D. | 2×/Wo – 0,3 g | oB. | 2430 | 2330 |

IgG bei HIV-AK pos. hämoph. A(s) Pat.; 1988: N = 269; IgG ∅: 2343 mg/dl;
Std. dev: 846 mg/dl

einer Dosierung von einmal pro Woche 0,2 g pro kg Körpergewicht ausgekommen waren, ein Patient an AIDS erkrankte (massive HIV-Enzephalitis) und nach kurzer Zeit verstarb, während bei den 3 übrigen Patienten keine Änderung hinsichtlich ihres HIV-Status eintrat. Darüberhinaus war lediglich bei einem dieser Patienten eine Erhöhung des IgG gegenüber vorhergehenden Befunden zu sehen (es handelt sich hierbei nicht um den Patienten, der an AIDS verstorben war), während bei den 3 übrigen Patienten eine Erhöhung des IgG nicht gefunden wurde. Bei dem Patienten, der auf eine dauernde Dosierung von 0,3 pro kg Körpergewicht einmal pro Woche gesetzt wurde, war weder im HIV-Status noch beim IgG eine Änderung festzustellen.

Bei den 4 Patienten, bei denen eine Erhöhung der IgG-Gabe als auch der Applikation auf 2 × pro Woche erfolgen mußte, zeigte sich bei 3 Patienten eine Änderung des HIV-Status dadurch, daß die Helferzellen deutlich abfielen. Bei einem Patienten blieben sie unverändert. Bei diesem Patienten war auch das IgG unverändert geblieben, während bei den 3 übrigen Patienten mit den verminderten Helferzellen auch das IgG deutlich gegenüber dem Eingangsbefund erhöht war.


**Zusammenfassung**

Fassen wir die Ergebnisse der IgG-Therapie zusammen, so können wir feststellen, daß in einem Zeitraum von durchschnittlich 17 Monaten eine Erhöhung der Thrombozyten von durchschnittlich 20 000 (Minimum 5000, Maximum 31 000) auf durchschnittlich 85 000 (Minimum 56 000, Maximum 130 000) erreicht werden konnte.

Hierbei ist bei 4 Patienten eine gleichbleibende Dosierung von 0,2 g pro kg Körpergewicht einmal pro Woche möglich gewesen. Bei einem Patienten wurde die Dosis auf 0,3 g pro kg Körpergewicht einmal pro Woche erhöht.

Bei 4 Patienten mußte die Dosierung auf 0,3 g pro kg Körpergewicht 2 × pro Woche erhöht werden. Lediglich bei 2 Patienten dieser Gruppe war es gelungen, durch eine Änderung der Dosierung auf einmal pro Woche 0,4 g pro kg Körpergewicht ein etwa gleichbleibendes Ergebnis über 1−3 Monate zu erzielen. Bei einem Patienten konnte zwischenzeitlich die Dosis auf alle 4 Wochen reduziert werden.

Wir konnten zu keinem Zeitpunkt Nebenwirkungen der IgG-Therapie feststellen.

Ein Patient entwickelte AIDS und verstarb an einer foudroyant verlaufenden HIV-Enzephalitis.

Bei 3 Patienten verschlechterten sich die Helferzellen, und es kam zu deutlichen IgG-Erhöhungen.


**Diskussion**

Mit unserer Arbeit konnten wir zeigen, daß durch eine kontinuierliche IgG-Therapie einmal und im Bedarfsfall zweimal pro Woche ein deutlicher Anstieg der Thrombozyten auf Werte z.T. um 100 000 erreicht werden konnte. Es war in einigen Fällen sogar möglich geworden, die Dosis auf alle 14 Tage zu reduzieren. Bei einem Patienten konnte die Dosis inzwischen auf alle 4 Wochen reduziert werden.

In einer Arbeit von Bussel und Haimi wird berichtet, daß bei einer kontinuierlichen IgG-Therapie, das Ziel angestrebt wurde, die Thrombozyten auf über 50 000 anzuheben. Hierbei wurden Dosierungen von 0,5−1 g pro kg Körpergewicht einmal pro Woche gewählt und je nach dem Ergebnis auf alle 14 Tage bzw. 3 Wochen verlängert. Hierunter ergab sich bei der Behandlung von 8 Hämophilen über einen Zeitraum von ca. 9 Monaten bei 3 Patienten eine Remission dahingehend, daß die Dosierung deutlich hinsichtlich ihrer Applikation verlängert werden konnte. Bei 3 Patienten blieben die Werte konstant zwischen 40 000 und 50000, während bei einem Patienten auch unter einer höheren Dosierung kein Thrombozytenanstieg >30000 erreicht werden konnte.

## Literatur

Bussel B, Haimi JS (1988) Isolated thrombozytopenia in patients infected with HIV: Treatment with intravenous Gammaglobuline. Am J Hematol 28:79−84
Bussel B, Pharm LC (1987) Intravenous treatment with gammaglobulin in adults with immun thrombozytopenic purpura: review of the literature. Vox Sang 52(3):206−211

# Hochdosierte Gabe von Immunglobulinen (IVIG) zur Behandlung passagerer blutungsgefährdeter Thrombozytopenien bei einem HIV-1-infizierten Hämophilie-Patienten

B. Tschechne, M. Barthels, U. Brunkhorst, I. Schedel, H. Bock, H. Deicher
(Hannover)

Die idiopathische Thrombozytopenie ist eine häufig beobachtete klinische Manifestation der HIV-1-Infektion, die insbesondere bei Patienten mit Hämophilie mit einem erhöhten Blutungsrisiko kombiniert ist. Der klinische Verlauf der idiopathischen Thrombozytopenie kann durch Gabe von Steroiden, Vinblastin, Danazol oder durch Milzexstirpation beeinflußt werden [1–6]. Eine weitere therapeutische Möglichkeit stellt die intravenöse Gabe von Immunglobulin-G-Präparaten (IVIG) in hoher Dosierung dar [5].

## Methoden

Die Diagnose der HIV-1-assoziierten Immunthrombozytopenie wurde durch die Thrombozytopenie im peripheren Blut, die gesteigerte Anzahl von Megakaryozyten im Knochenmark sowie durch Nachweis einer erhöhten Menge Thrombozyten-assoziierter Antikörper gestellt.

## Therapieschemata

Initial wurden an fünf aufeinanderfolgenden Tagen je 400 mg/kg KG eines sulfonierten IVIG verabreicht. Prednison (50 mg/Tag oral) wurde für mehrere Wochen allein oder in Kombination mit Danazol (800 mg/Tag oral) gegeben. Nach Ausbleiben eines Anstiegs der peripheren Thrombozytenzahlen wurde anschließend eine Therapie mit hochdosierter Gabe von IVIG (1 g/kg Körpergewicht) an fünf aufeinanderfolgenden Tagen durchgeführt.

## Fallbericht

Die stationäre Aufnahme des 22jährigen Patienten M.E. mit schwerer Hämophilie B (Faktor IX-Restaktivität 1% der Norm) und bekannter HIV-1-Infektion (Stadium WR2, CDC IIIA) erfolgte wegen ausgeprägter Thrombozytopenie (4000 Thrombozyten/µl) und klinischer Blutungssymptomatik (Schleimhautblutungen, Hämatome).

Die Yamshidipunktion ergab eine ausgeprägte Megakaryozytose im Knochenmark. Laborchemisch konnte eine Erhöhung des Thrombozyten-assoziierten IgG (3,4 fg/plt) und C3d (45,14 fg/plt) nachgewiesen werden. Thrombozytäre Auto- oder Alloantikörper und antinukleäre Faktoren waren nicht nachweisbar, so daß die Diagnose einer Autoimmunthrombozytopenie gesichert war. Die Thrombokinetik ergab einen Abfall der Thrombozytenaktivität auf 50% nach 1,5 Stunden (Norm 94 + 22 Std) und 10% nach 57,5 Stunden (Norm 202 + 26 Stunden). Durch Organmessungen konnte ein hochgradig beschleunigter Abbau der Thrombozyten überwiegend in der Milz (75%) und Leber (25%) dokumentiert werden.

Die Bestimmung der Lymphozytensubpopulationen ergab 1108 CD4-positive Lymphozyten pro µl bei einem CD4/CD8-Quotienten von 0,9. Somit bestand kein Anhalt für einen HIV-1-induzierten Immundefekt. Die klinische Untersuchung war bis auf eine chronische Lymphadenopathie und eine mäßige Splenomegalie unauffällig.

**Ergebnisse**

Initial wurden an fünf aufeinanderfolgenden Tagen je 400 mg/kg Körpergewicht IVIG verabreicht. Nach einem initialen Anstieg der Thrombozyten auf 44 000/µl konnte bereits neun Tage nach Therapieende ein deutliches Absinken der Thrombozytenzahlen auf 8000/µl beobachtet werden (Abb. 1). Klinisch litt der Patient unter anhaltenden Blutungen der Mundschleimhaut. Eine hochdosierte Cortisontherapie hatte nur einen geringen Anstieg der Thrombozyten auf maximal 22 000/µl zur Folge (Abb. 1), so daß trotz regelmäßiger Faktor-IX-Substitution nach Gerinnungsstatus eine Gelenkblutung auftrat. Unter einer daraufhin eingeleiteten Kombinationstherapie mit Danazol (800 mg/Tag oral) und Steroiden (50 mg/Tag oral) kam es zu einer passageren Erhöhung der Thrombozyten auf maximal 35 000/µl, jedoch sistierten die Schleimhautblutungen, Hämatome und Gelenkblutungen wurden nicht mehr beobachtet. Bereits nach siebenwöchiger Therapie entwickelte sich jedoch ein Thrombozytenabfall auf nahezu 7000/µl. Da aufgrund der schweren Hämophilie B bei therapieresistenter HIV-1-assoziierter Thrombozytopenie eine Splenektomie wegen des erhöhten Operationsrisikos nicht in Betracht kam, wurde eine Behandlung mit IVIG in einer Dosierung von 1 g/kg Körpergewicht/Tag begonnen. Danach konnte ein maximaler Anstieg der Thrombozyten auf 192000/µl erreicht werden. Nach Abfall der Thrombozyten führte eine erneute intravenöse Applikation von 1 g/kg Körpergewicht für einen Tag zu einem weiteren transitorischen Anstieg der Thrombozyten im peripheren Blut. Die Ansprechrate war jedoch nach wiederholter Gabe deutlich geringer (Abb. 1). Danach erhielt der Patient Zidovudin in einer Dosierung von 4 × 250 mg/Tag per os. Von dieser Therapie wurde ein zusätzlicher Effekt auf die HIV-1-induzierte Thrombozytopenie beschrieben.

**Diskussion**

Bei der klassischen, nicht HIV-1-induzierten Immunthrombozytopenie sind Steroide das Mittel der ersten Wahl, jedoch beträgt die Erfolgsquote nur 20–25%

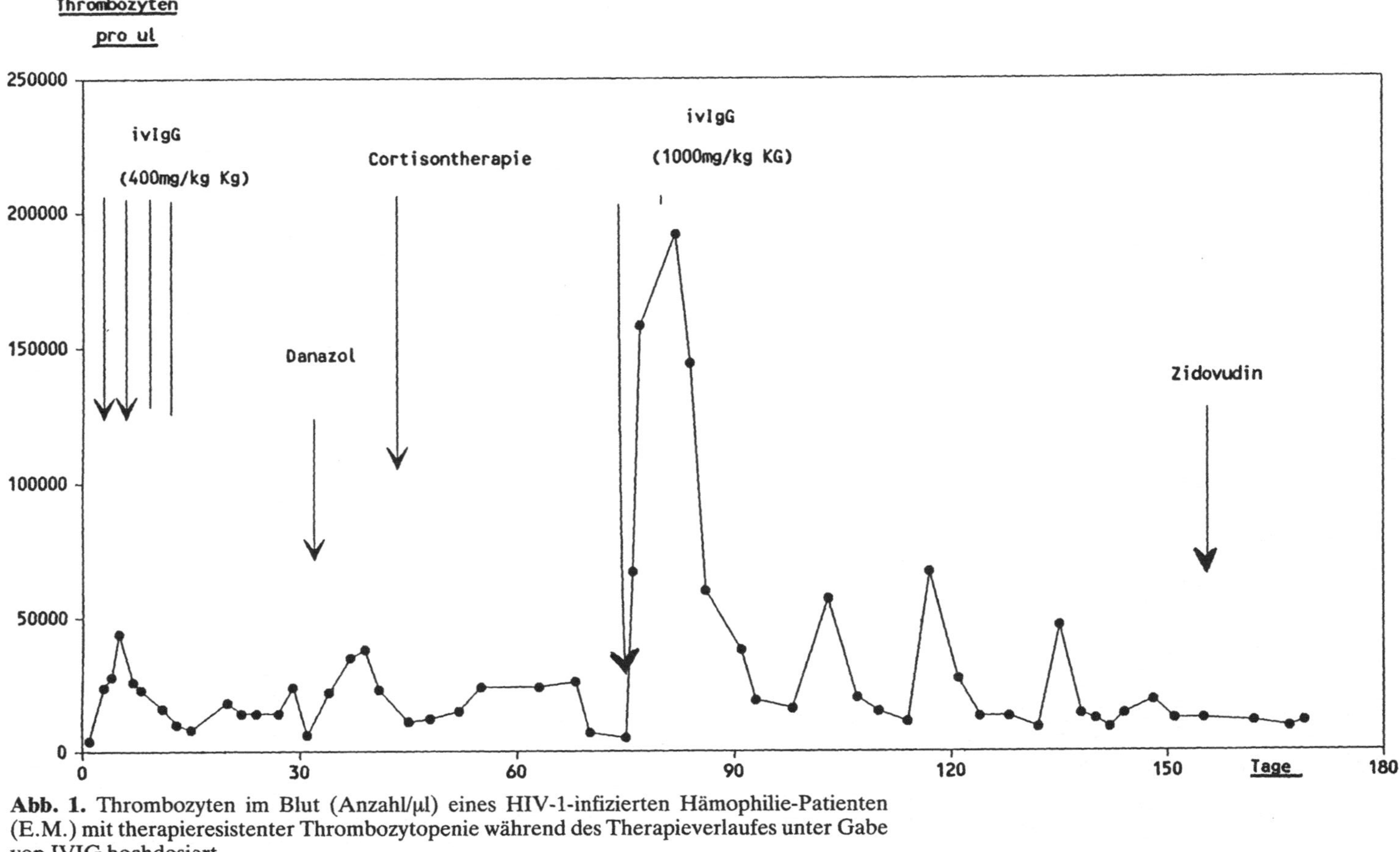




**Abb. 1.** Thrombozyten im Blut (Anzahl/µl) eines HIV-1-infizierten Hämophilie-Patienten (E.M.) mit therapieresistenter Thrombozytopenie während des Therapieverlaufes unter Gabe von IVIG hochdosiert

[4]. Der Einsatz von Nebennierenrindensteroiden in hoher Dosierung für Patienten mit beginnendem und/oder manifesten Immundefekt verstärkt jedoch das Risiko des Auftretens von Infektionen. Bei HIV-1-assoziierter Thrombozytopenie sind daher Therapieversuche mit Danazol, einem abgewandelten androgenen Steroid und die hochdosierte Gabe von Immunglobulinen (1 g/kg KG) zu rechtfertigen [2]. Danazol konnte bisher erfolgreich bei therapieresistenter Autoimmunthrombozytopenie, insbesondere beim systemischen Lupus erythematodes, eingesetzt werden [5]. Erste Behandlungserfolge sind ebenfalls bei HIV-1-assoziierter Thrombozytopenie beschrieben worden [2].

Die vorliegenden Ergebnisse zeigen, daß bei HIV-1-assoziierter Thrombozytopenie und Therapieresistenz gegenüber Steroiden ein Thrombozytenanstieg nach hochdosierter Gabe von Immunglobulinen (1 g/kg KG) erreicht werden kann. Der Anstieg ist dosisabhängig und hält für einen Zeitraum von 20–30 Tagen an. Die erneute intravenöse Applikation führte zu einem erneuten transitorischen Anstieg der Thrombozyten im peripheren Blut. Jedoch war bei dem von uns untersuchten Patienten der Therapieerfolg nach wiederholter Gabe deutlich geringer. Eine derartige Therapie mit IVIG ist daher bei schwerer Immunthrombozytopenie mit Blutungsgefährdung und Steroidresistenz zur Induktion eines Anstiegs der Thrombozytenzahlen und zur Minderung des Blutungsrisikos bei HIV-1-infizierten Hämophilie-Patienten in Erwägung zu ziehen. Ein dauerhafter Effekt ist jedoch nur durch adäquate Behandlung der Grundkrankheit zu erzielen. Ähnliche Ergebnisse sind von IMBACH und PANZER [1, 3] beschrieben worden.

## Literatur


1. Imbach P, Berchtold W, Hirt A et al. (1985) Intravenous immunoglobulins versus oral corticosteroids in acute immune thrombocytopenic purpura in childhood. Lancet II:464–468
2. Oksenhendler E, Bierling P, Farcet JP et al. (1987) Response to therapy in 37 patients with HIV-related thrombocytopenic purpura. Br J Haematol 66:491–495
3. Panzer S, Zeitelhuber U, Hach V et al. (1986) Immune thrombocytopenia in severe haemophilia A treatet with high-dose intravenous immunoglobulin Transfusion, 26:69–72
4. Walsh C, Kriegel R, Lennette ET, Karpatkin S (1985) Thrombocytopenia in homosexual men. Prognosis, response to therapy and prevalence of antibody to the retrovirus associated with the aquired immunodeficiency syndrome. Ann Int Med 103:542–545
5. West STG, Johnson StC (1988) Danazol for the treatment of refractory autoimmune thrombocytopenia in systemic Lupus Erythematosus. Ann Int Med 108:703–706
6. Aku YS, Byrnes JG, Harrington WJ et al. (1978) The treatment of idiopathic thrombocytopenia with vinblastine-loaded platelets. N Engl J Med 298:1101–1107
7. Hymes KB, Greene JB, Karpatkin S (1988) The effect of azidothymidine on HIV-related thrombozytopenia. N Engl J Med 318:516–517

# Behandlung der HIV-assoziierten Thrombozytopenie mit Anti-D

U. Wolf (Düsseldorf)

Wir betreuen zwei HIV-positive Hämophilie A-Patienten mit schwerer Thrombozytopenie. Beide Patienten waren zum Zeitpunkt der Erstmanifestation der Thrombozytopenie asymptomatisch. Beide Patienten wurden ursprünglich mit Prednison bzw. Immunglobulinen behandelt. Wir entschlossen uns bei zunehmenden Compliance-Problemen wie auch einem mangelnden Response unserer Therapie schließlich zur Gabe von Anti-D.

Sie kennen alle die Anti-D-Therapie im Rahmen der ITP-Behandlung (Tabelle 1). Die Voraussetzung für die Anti-D-Therapie ist, daß der Patient Rhesusfaktor positiv ist. Die Dosierung ist üblicherweise 10 bis 15 Mikrogramm pro Kilogramm Körpergewicht — im Falle der Hämophilie subcutan. Die Dosisintervalle liegen üblicherweise bei ein bis zwei Injektionen pro Woche. Wir entschlossen uns nach initialem Thrombozytenanstieg auch bei diesen Patienten zur Dauertherapie mit Anti-D, da wir bei nicht HIV-positiven Patienten mit chronischer ITP mit diesem Therapieregime gute Erfolge erzielen konnten.

**Tabelle 1.** Anti-D-Therapie bei chronischer HIV-assoziierter Thrombozytopenie

| | |
|---|---|
| *Voraussetzung:* | Patient ist Rhesusfaktor positiv |
| *Dosierung:* | 10−15 µg/kg Körpergewicht sc |
| *Dosisintervalle:* | 1−2 Injektionen/Woche |
| *Nebenwirkungen:* | Milde Hämolyse-Zeichen (Allergierisiko) |
| *Vorteile:* | Eigeninjektionen, hohe Compliance, da weniger Nebenwirkungen als Prednison |
| *Routine-Kontrollen:* | Blutbild mit Thrombozyten, Retikulozyten, LDH, Bilirubin ges. und dir., Haptoglobin |

Die beiden folgenden Kasuistiken sollen der Verdeutlichung dienen:

Patient 1 (Abb. 1) ist 12 Jahre alt, wurde von Herrn von Kries im letzten Jahr schon einmal vorgestellt. Damals war er nach einer massiven petechialen Blutungsneigung und extremer Thrombozytopenie erfolgreich mit Prednison (initial 2 mg/kg KG, später Reduktion unter die Cushingschwelle) behandelt worden. Über viele Monate hatte der Junge Thrombozytenwerte zwischen 30 000 und 50 000 pro mm$^3$. Er hatte keine Gelenkblutungen und keine Petechien. Im Frühjahr diesen Jahres begann er dann Skatebord zu fahren und mußte nach einem Sturz in unsere Klinik aufgenommen werden, da er sich eine schwere Kniegelenk-

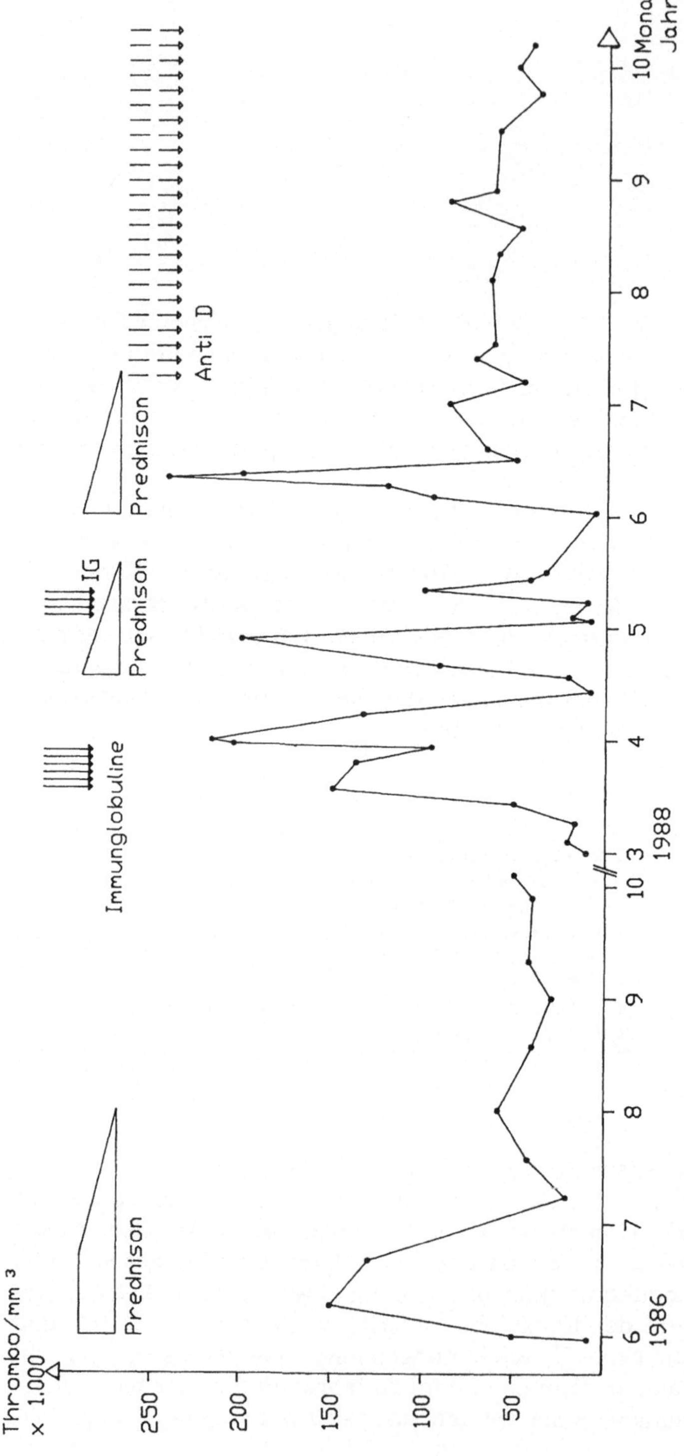


**Abb. 1.** S. K., 12 J. Blutgruppe: O Rh pos

blutung zugezogen hatte. Die Thrombozytenwerte lagen zu diesem Zeitpunkt bei 9000/mm³. Es bestand eine petechiale Blutungsneigung sowie die schwer behandelbare Kniegelenkblutung.

Therapieversuche mit Prednison (2 mg/kg KG) und hochdosierter intravenöser Immunglobulingabe (400 mg/kg KG) führten zwar zu einem vorübergehend guten, jedoch nur kurzfristigen und schließlich unbefriedigenden Therapieerfolg. Hinzu kam, daß der Junge nach kurzer Zeit einen extremen Cushing bekam und auch die weitere Immunglobulingabe ablehnte, so daß wir uns in dieser Situation zu einem Therapieversuch mit Anti-D entschlossen. Als wesentlicher Vorteil zeigte sich, daß Anti-D subcutan appliziert werden kann. Es kann somit nach entsprechender Anlernzeit ambulant, wie das Faktor VIII-Präparat, von seiner Mutter verabreicht werden. Wir konnten unter dieser Therapie langfristig Thrombozytenwerte zwischen 30 000 und 50 000 pro mm³ nachweisen. Der Junge war unter der Dauerbehandlung mit 500 Einheiten Faktor VIII alle zwei Tage sowie Anti-D zweimal pro Woche frei von Petechien; er hatte keine Hämatome mehr und war sehr viel zugänglicher; er kam wieder zu den regelmäßigen Kontrollen in unsere Klinik und nahm auch die krankengymnastische Behandlung wahr.

Der zweite Patient (Abb. 2) ist 28 Jahre alt. Er stellte sich im Juni dieses Jahres routinemäßig in unserer Klinik vor. Er war subjektiv beschwerdefrei. Bei genauer Befragung berichtete er jedoch über eine seit ca. einem Jahr bestehende vermehrte Hämatomneigung bei Bagatellverletzungen, trotz ausreichender Faktor VIII-Substitution. Klinisch sahen wir ein großes Hämatom im Bereich des linken Oberarmes, Petechien bestanden keine. Es fanden sich jedoch nur Thrombozytenwerte von 5000/mm³.

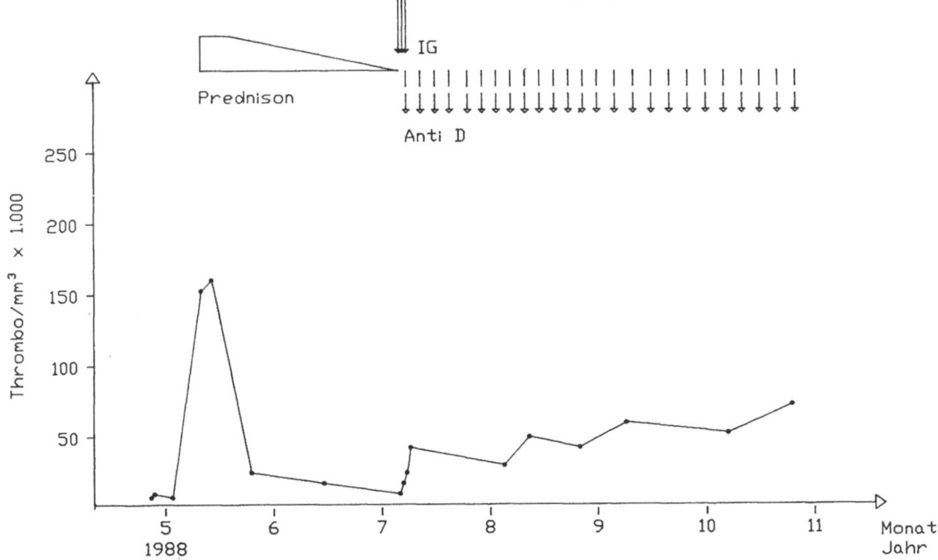


**Abb. 2.** K. W., 28 J. Blutgruppe: O Rh pos

In Anbetracht der Tatsache, daß der Patient ein begeisterter Motorradfahrer ist und unter keinen Umständen auf dieses Hobby verzichten möchte, entschlossen wir uns daher zur Therapie der Thrombozytopenie. Der Therapieversuch mit 80 mg Prednison (ca. 1,2 mg/kg KG) führte zu einem prompten Anstieg der Thrombozytenwerte auf maximal 160 000/mm$^3$. Nach Dosisreduktion kam es jedoch zu einer schnellen Abnahme der Thrombozytenzahl. Die Gabe von Immunglobulinen hatte einen erneuten Anstieg der Thrombozytenwerte zur Folge. Der Patient verweigerte jedoch die weitere Immunglobulinsubstitution wegen der hohen Anbindung an die Klinik und einer geplanten Urlaubsreise. Daher entschlossen wir uns zu einem Therapieversuch mit Anti-D. Seither finden wir Thrombozytenwerte zwischen 50 000 und 70 000 pro mm$^3$. Unter dieser Therapie ist auch bei ihm die Compliance sehr gut.

Zusammenfassend muß man also sagen, daß die HIV-assoziierte Thrombozytopenie auf Glukokortikoide und Immunglobuline wie Thrombozytopenien anderer Ätiologie reagiert. Jedoch scheint die Rezidivrate hoch zu sein. Durch protrahierte Anti-D-Gabe ist eine Abschwächung der Thrombozytopenie über lange Zeit möglich. Ein wesentlicher Vorteil der Anti-D-Therapie ist die Eigeninjektion. Dadurch ist eine hohe Compliance erreichbar. Die Nebenwirkungen sind außerordentlich gering, die Hämolysezeichen klinisch nicht von Bedeutung. Die Thrombozytenwerte stiegen bei beiden Patienten auf 30 000 bis 70 000 pro mm$^3$, so daß man unseres Erachtens in Zukunft bei ausgewählten Patienten die Anti-D-Therapie erwägen sollte.

# Diskussion

SCHRAMM (München):

Die Pathogenese der Thrombozytopenie dürfte eindeutig sein. Es handelt sich um eine Immunthrombopenie. Entsprechend stand die Therapie mit Immunglobulinen im wesentlichen im Vordergrund. Mir fällt jedoch auf, daß die Dosierung wie auch die Häufigkeit der Gaben stark variieren. Sind hierzu Fragen an die Autoren?

LEIPNITZ (Homburg/Saar):

Ich möchte Herrn Brackmann fragen, warum er mit niedrigen Dosen von 0,2 g/kg KG begonnen hat, weil in der Literatur doch meist Dosen von 0,4 g/kg angegeben sind und die Wirkung auch nach unseren eigenen Erfahrungen bei so niedrigen Dosen eigentlich nicht ausreicht?

BRACKMANN (Bonn):

In der Vorstellung, daß wir vielleicht durch die längere Behandlungzeit langfristig einen positiven Effekt erzielen könnten, hatten wir versucht, mit niedrigen Dosierungen herauszubekommen, welche niedrigste Dosierung möglich ist, um hier einen therapeutischen Effekt zu erzielen.

Frau SCHARRER (Frankfurt):

Nach der Literatur, insbesondere nach IMBACH et al., ist bei der ITP des Kindesalters der beste Erfolg mit 0,4 g/kg KG zu erzielen. Herr Baden hat 0,8 g/kg verwendet, und ich frage mich, ob er mit 0,4 nicht auch das gleiche erreicht hätte. Herr Brackmann hat bei seiner langzeitigen Therapie gezeigt, daß Thrombozytenzahlen zwischen 20 000 und 85 000 erreichbar waren, es aber zum Abfall der T4-Zellen kam. Wäre letzteres nicht eine Indikation oder Alternative gewesen, früher mit AZT zu beginnen?

BRACKMANN (Bonn):

Wir haben AZT bisher nur eingesetzt, wenn ein ARC oder AIDS aufgetreten ist. Den Abfall der Helferzellen haben wir dabei nicht berücksichtigt.

Frau SCHARRER (Frankfurt):

Die Mitberücksichtigung der T4-Zellzahl bei der Indikation zur AZT-Behandlung wird in vielen Studien vorgenommen, doch ist sicherlich noch nicht zu entscheiden, ob dieses notwendig ist.

BADEN (Tübingen):

In der Dosierung des Immunglobulins mit 0,8 g/kg KG sind wir im wesentlichen den Studien von RUBINSTEIN gefolgt, der zeigen konnte, daß es zu einer Erschöpfung des Effekts der Immunglobulingabe kommt. So hatten wir überlegt, höher zu dosieren und einen kürzeren Behandlungszeitraum zu wählen. Es hat sich jedoch gezeigt, daß wir für unsere Zielsetzung 4 oder 5 Tage länger behandeln mußten.

LECHLER (Köln):

Bei der üblichen Gabe der Immunglobuline mit 0,4 g/kg KG an mehreren aufeinanderfolgenden Tagen erhält man einen Anstieg der Thrombozyten nach dem dritten, vierten oder fünften Tag. Herr Brackmann liegt nun mit der Dosierung wesentlich niedriger. Wie lange hat es gedauert, bis die Thrombozytenwerte Ihrer Patienten angestiegen sind?

BRACKMANN (Bonn):

Innerhalb der ersten 4 Wochen konnten wir immer einen Thrombozytenanstieg sehen. In einer Gruppe konnten wir bei der Therapie bleiben, in der anderen mußten wir nach Abfall der Thrombozytenzahlen die Dosis erhöhen oder die Applikation verdoppeln.

VON KRIES (Düsseldorf):

Ich möchte die Vortragenden fragen, welche Zielgröße wir in der Behandlung der Thrombozytopenie bei Hämophilen anstreben sollten? Wir haben in Düsseldorf bei Werten zwischen 30 000 und 70 000 bei Kindern bzw. jüngeren Erwachsenen keine vermehrte Blutungsneigung beobachtet. Gibt es Hinweise dafür, daß Hämophile bei Thrombozytenzahlen zwischen 30 000 und 50 000 vermehrt bluten?

BRACKMANN (Bonn):

Wir haben Werte zwischen 70 000 und 80 000 angestrebt und hatten erwartet, vielleicht auch den HIV-Infektionsverlauf etwas mitbeeinflussen zu können. Diese Zahlen reichen sicherlich aus, doch haben wir den Eindruck, daß bei Werten unter 50 000 vermehrt Blutungen auftreten.

EIBL (Wien):

Zur Frage der Dosierung und der Zeit kommen noch andere wesentliche Effekte der Immunglobulintherapie hinzu. Wir dürfen die Blutgruppenkonstellation des Patienten nicht vergessen, denn alle Immunglobulinpräparationen enthalten IgG, also Isoagglutinine, in unterschiedlichem Ausmaß. Nach derzeitiger Ansicht müssen wir davon ausgehen, daß zwei Komponenten im Prinzip wirksam werden können, nämlich IgG-Multimere und zum anderen Immunkomplexe, die sich in vivo bilden. Bei erfolgreicher oder nicht erfolgreicher Behandlung wird man also bedenken müssen, welche Blutgruppe der Patient hat und welches Immunglobulin verwendet worden ist.

WERNET (Düsseldorf):

Mein Kommentar geht grundsätzlich in die Richtung der Diskussionsbemerkung von Herrn Dr. Eibl, nämlich die völlig offene immunologische Wirkungsweise von Immunglobulingaben. Das logistische Vorgehen von Herrn Brackmann finde ich bei der Größe der Patientenzahl eigentlich ganz konsequent. Wie Herr Dr. Eibl schon erwähnt hat, muß man natürlich auch eine Immunstimulierung und nicht nur eine Suppression bedenken, wie sie durch Immunkomplexe bewirkt werden kann.

SCHRAMM (München):

Vielen Dank für diesen Kommentar. Ich glaube, als Quintessenz muß man festhalten, daß die Immunglobulintherapie bei der Immunthrombopenie auch bei HIV-Positiven sicherlich eine sinnvolle Behandlung ist, wenngleich Dosis und Intervall noch genauer festzulegen sind.

# 4. Einfluß der Substitutionstherapie auf den Infektionsverlauf

Diskussionsleitung:

I. SCHARRER (Frankfurt)

H. VINAZZER (Linz)

zusammen mit

L. BERGMANN (Frankfurt): Immunologie

L. GÜRTLER (München): Virologie

# Die perioperative Substitutionsbehandlung und Überwachung Anti-HIV (Human Immunodeficiency Virus)-positiver Hämophiler; drei Fallbeispiele

G. Leipnitz, M. Köhler, G. Pindur, B. Rodemer, E. Wenzel (Homburg/Saar)

## Einleitung

Schwere operative Eingriffe an Hämophilie-Patienten waren vor der Ära der Substitutionstherapie mit Plasmafraktionen oder Gerinnungsfaktorenkonzentraten kaum denkbar. Auch heute, da bewährte und infektionssichere Präparate zur Therapie des Hämostasedefektes sowie verbesserte Operationstechniken und hochentwickelte apparative Möglichkeiten zur Verfügung stehen, sind operative Eingriffe in dieser Gruppe von Patienten schwierig und von einem schwer abzuschätzenden Risiko begleitet.

Die Tatsache, daß viele Hämophilie-Patienten mit HIV infiziert sind, hat auf dem operativen Gebiet zu neuen Problemen geführt. Es bestehen sowohl für den Patienten als auch für die beteiligten Operateure emotionale Barrieren, die selbst bei klarer Indikationsstellung eine Entscheidungsfindung erschweren. Weiterhin sollten Hinweise [5, 6] beachtet werden, daß operative Eingriffe, im Sinne von Stressoren, geeignet sein können, den Verlauf einer HIV-Infektion nachhaltig negativ zu beeinflussen. In den folgenden Fallbeispielen wird versucht, die grob umrissene Problematik darzustellen und sowohl anhand des klinischen Verlaufes als auch durch Verlaufsbeobachtung immunologischer und hämatologischer Parameter den Einfluß der Operation auf den Fortgang der HIV-Infektion zu ermessen.

## Fall I

Patient J. T., Alter 28 Jahre, seit dem zweiten Lebensjahr bekannte schwere Hämophilie B (Faktor IX Restaktivität <1%). Bei Bedarf wurde der Patient als Kind mit Plasmainfusionen therapiert. Späterhin kamen die mittlerweile erhältlichen Faktor IX (F.IX)-Konzentrate zum Einsatz. Nach einer operativen Spitzfußkorrektur 1972 kam es zu einer Hepatitis mit fortan erhöhten Werten der Transaminasen und einer auffälligen Serologie für Anti-HB$_s$, -HB$_e$ und -HB$_c$. Im April 1984 ergab ein ELISA-Test (Enzyme Linked Immunosorbet Assay) auf HIV-Antikörper einen fraglich positiven Befund. Kontrolluntersuchungen im Jahre 1985 in ELISA- und Western-Blot-Technik bestätigten diesen Befund. Im Februar 1987 stellte sich der Patient nach einem längeren komplikationslosen Zeitintervall mit großen Hämatomen an Extremitäten und Stamm vor. Eine Substitutionsbehandlung mit F.IX-Konzentrat (2000 IE/die), die der Patient schon über Tage in Heimselbstbehandlung durchgeführt hatte, erbrachte keine Besserung des Befundes. Bei der laboranalytischen Abklärung ergab sich eine Thrombozytopenie von 24 000/µl, die mit einer Verlängerung der Blutungszeit (>15 Minuten nach Simplate) einherging. Dies führte zu einer sofortigen stationären Aufnahme. Zunächst wurde die Substitutionstherapie mit F.IX-Konzentrat fortgesetzt. Nach den Erfahrungen von OLESKE [1], VAN DER LELIE [4] und RUBINSTEIN [2] schien eine Therapie mit hochdosierten IgG-Infusionen (0,4 g/kg Körpergewicht (KG) und Tag) erfolgversprechend. Eine Therapie mit Immunsuppressiva wurde nach kurzer Erörterung verworfen, da Berichte [3] über eine rapide Verschlechterung einer HIV-Infektion unter immunsuppressiver Therapie vorlagen. Nach einer viertägigen Therapie mit Immunglobulinen kam es zu einem Anstieg der Plättchenzahl auf 100 000/µl und der Patient konnte aus der stationären Behandlung entlassen werden. Die begleitende Diagnostik ergab folgende Befunde:

Sternalpunktat: Linksverschiebung der Megakaryozyten, reaktive Vermehrung der Plasmazellen. Thrombozytäre Auto- oder Alloantikörper konnten nicht mit hinreichender Sicherheit nachgewiesen werden. Ultrasonographisch fand sich eine geringgradige Hepato/Splenomegalie. Die Thrombozytenüberlebenszeit war auf 3 Tage verkürzt (Normwert 7–11 Tage). Nuklearmedizinische Untersuchungen ergaben eine starke Speicherung (70% gegenüber einem Normwert um 20%) der mit Indium 111 markierten Thrombozyten in der Milz (Speicherung in der Leber 35% gegenüber einem Normwert um 80%).

Unter der Diagnose einer ITP (idiopathischen thrombozytopenischen Purpura), differentialdiagnostisch HIV-assoziierte Thrombozytopenie, wurde die Therapie mit Immunglobulinen fortgesetzt. In der Folgezeit kam es jedoch zu einem raschen Absinken der Thrombozytenzahl, und es bedurfte immer häufiger und auch länger andauernder Behandlungen mit i.v. IgG, um eine Thrombozytenzahl von >20 000/µl im behandlungsfreien Intervall zu erzielen. Wegen einer sich anbahnenden Therapieresistenz fiel im Juni 1987 die Entscheidung zur Splenektomie.

Nach einer Therapie mit Immunglobulinen über 10 Tage (0,4 g IgG/kg KG und Tag) wurde der Eingriff unter einer in 6-Stundenintervallen durchgeführten Substitutionstherapie mit F.IX-Konzentrat vorgenommen. Das Ziel der Substitution war, einen F.IX-Spiegel zwischen 50% und 80% zu halten (Einstufenmethode zur Bestimmung der F.IX:C-Aktivität, basierend auf der partiellen Thromboplastinzeit der Immuno AG). Vor- und nach jeder Substitution wurde eine Bestimmung des F.IX-Plasmaspiegels vorgenommen, um einen adäquaten Therapieeffekt zu sichern. Zusätzlich wurden am Operationstag und in den ersten 4 postoperativen Tagen täglich 2 Einheiten (a 200 ml) blutgruppengleiches Fresh Frozen Plasma (FFP) infundiert. Wegen Verbrauchszeichen (3fach positiver FM-Test; Aggulitinationstest zum Nachweis löslicher Fibrinmonomerkomplexe F. Boehringer Mannheim), die sich am zweiten postoperativen Tag einstellten, wurde eine intravenöse Gabe von niedrig dosiertem Heparin (200 IE/h) veranlaßt. Unter dieser Therapie war der weitere postoperative Verlauf komplikationslos. Nach 5 Tagen konnte die Subsitution auf 3-Achtstundenintervalle ausgedehnt werden, die Heparingabe war nicht länger nötig. Die Laborkontrolle des F.IX-Spiegels wurde auf eine Bestimmung pro Tag reduziert. Nach erfolgter Mobilisation konnte der

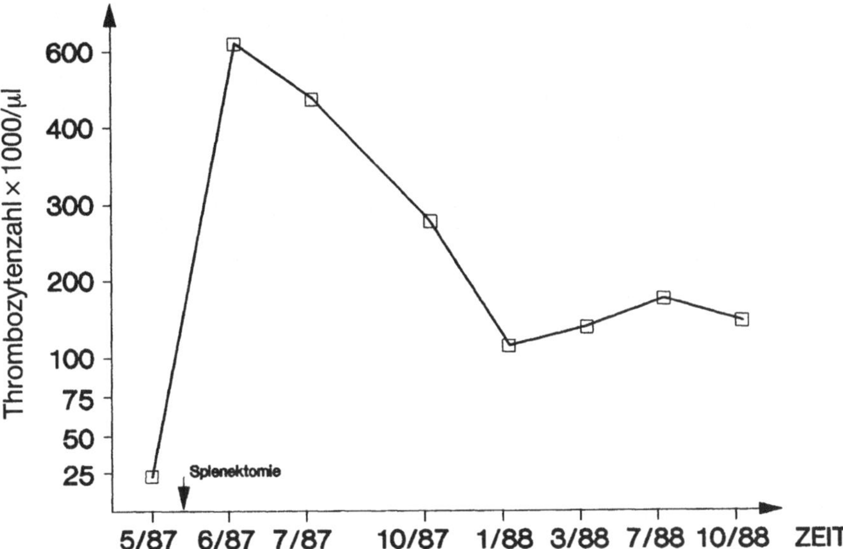


**Abb. 1.** Verlauf der Thrombozytenzahl des Patienten aus Fall 1

Patient am 15. postoperativen Tag bei einer Thrombozytenzahl von 650 000/µl aus der stationären Behandlung entlassen werden. Vom Entlassungstag an erhielt der Patient nur noch zwei tägliche Substitutionen. Nach der weiteren symptomfreien Woche wurde zu einer täglichen F.XI-Therapie übergegangen, die nach weiteren 10 Tagen auf die für den Patienten übliche Therapie nach Bedarf umgestellt werden konnte.

Die folgende Graphik zeigt den Verlauf der Thrombozytenzahl nach der Splenektomie (Abb. 1).

Zunächst kam es postoperativ zu einer Thrombozytose, die sich im weiteren Verlauf auf Normalwerte reduzierte.

In der folgenden Tabelle werden hämatologische und immunologische Parameter im Vergleich präoperativ zu postoperativ dargestellt (Tabelle 1).

**Tabelle 1.** Hämatologische und immunologische Parameter des Patienten aus Fall 1

|  | Präoperativ (6/87) | Postoperativ (10/87) | (7/88) | (E) |
|---|---|---|---|---|
| Leukozyten | 5 800 | 7 200 | 7 300 | /µl |
| Lymphozyten | 2 080 | 2 520 | 4 800 | /µl |
| T−4 | 648 | 980 |  | /µl |
| T−8 | 816 | 1 085 |  | /µl |
| T4/T8 Ratio | 0,8 | 0,9 |  | − |
| Thrombozyten | 25 000 | 491 000 | 188 000 | /µl |
| IgG | 2 410 | 3 770 |  | mg/% |
| IgM | 243 | 252 |  | mg/% |

Postoperativ ist keine nennenswerte Veränderung der Werte eingetreten. Das vor der Operation bestehende Stadium CDC II (Centers for Disease Control; Atlanta U.S.A.), alternativ Walter REED 2 (WR 2) blieb unverändert. Eine für den Juli 1988 terminierte Kontrolluntersuchung ließ der Patient aus und wandte sich zur Bestimmung eines Blutbildes an den Hausarzt (die Werte dieser Untersuchung sind in der dritten Spalte der Tabelle aufgeführt).

Der Patient ist seit der Splenektomie klinisch unauffällig und voll arbeitsfähig und benötigte außer gelegentlichen F.IX-Substitutionen bei kleineren Verletzungen und Traumata keine weitere Therapie.

## Fall II

Patient W. H., Alter 50 Jahre, seit Kindheit bekannte schwere Hämophilie A (F.VIII-Restaktivität <1%). Der Patient wurde in der Jugend und Adoleszenz nicht, oder nur unzureichend behandelt. Bei Gelenkblutungen erfolgte vornehmlich eine Punktion des hämorrhagischen Ergusses mit einer konsekutiven Ruhigstellung des Gelenkes. Erst im Alter von etwa 30 Jahren wurde bei Blutungen eine Behandlung mit Plasma durchgeführt. Die Schäden an den großen Gelenken waren jedoch schon so gravierend, daß eine irreversible Gehbehinderung eingetreten war. Mit der Verfügbarkeit vom F.VIII-Konzentraten und der Inanspruchnahme eines Hämophiliezentrums konnte die Häufigkeit schwerer Blutungen deutlich gesenkt werden. Als Begleiterkrankung ist eine chronische Hepatopathie zu erwähnen, die sowohl posthepatisch, (konstant erhöhte Transaminasewerte, auffällige Hepatitisserologie für Anti-HB$_s$, -HB$_e$ und -HB$_c$) als auch durch einen Analgetika- und Alkoholabusus bedingt sein dürfte. Eine Untersuchung auf HIV-Antikörper mittels ELISA-Technik ergab erstmals im Oktober 1985 einen positiven Befund, der durch eine Kontrolluntersuchung mit der Western-Blot-Methode bestätigt werden konnte.

Im September 1987 zog sich der Patient bei einem Sturz eine mediale Oberschenkelhalsfraktur rechts zu. Nach dem Versuch der Selbsttherapie mit Analgetika und Schonung des rechten Beines wurde die Diagnose drei Tage nach dem Unfallereignis durch eine Röntgenaufnahme gestellt (Abb. 2).

Nach stationärer Aufnahme des Patienten erfolgte eine Substitution mit hitzebehandeltem F.VIII-Konzentrat, und es wurde eine osteosynthetische Versorgung der Fraktur vorgenommen (Abb. 3).

Perioperativ und in den ersten 10 postoperativen Tagen wurde eine Substitutionstherapie mit hitzebehandeltem F.VIII-Konzentrat in 8stündigen Intervallen durchgeführt. Das Ziel dieser Therapie war, einen F.VIII-Plasmaspiegel zwischen 50% und 90% zu erzielen (Aktivitätsbestimmmung des F.VIII mit F.VIII-Mangelplasma der Immuno AG im Einstufentest). In den ersten 7 postoperativen Tagen wurde vor- und 20 Minuten nach jeder Subsitution eine Bestimmung des F.VIII-Spiegels vorgenommen. Nach diesem Zeitraum wurde eine tägliche Kontrolle als ausreichend angesehen. Zur Prophylaxe einer Verbrauchssituation kam zusätzlich eine intravenöse, niedrig dosierte Heparintherapie (200 IE/h) zur Anwendung. Trotz dieser relativ hochdosierten F.VIII-Therapie kam es am 7. postoperativen Tag zur Ausbildung eines großen Wundhämatomes, so daß eine

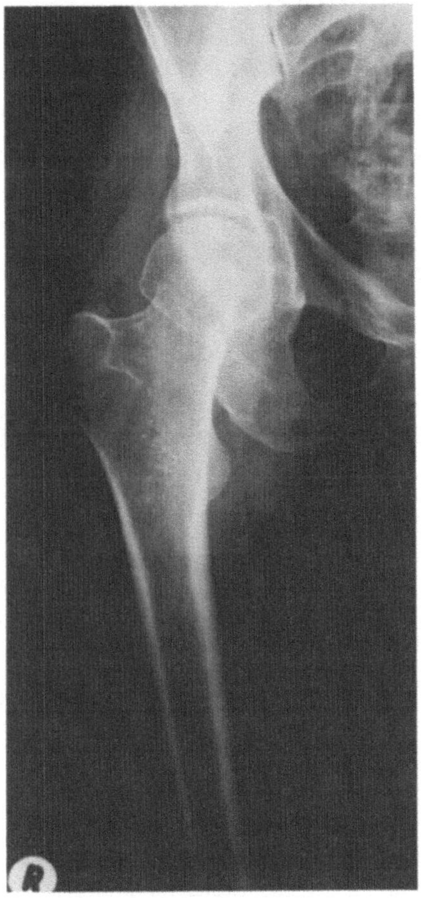

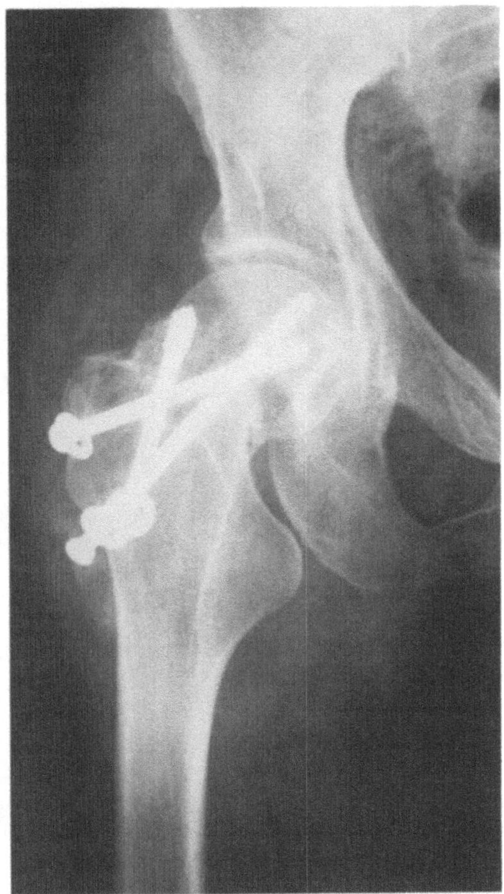

**Abb. 2.** Röntgenbild der medialen Schenkelhalsfraktur

**Abb. 3.** Röntgenbild nach Zugschraubenosteosynthese der Fraktur

Revision mit Hämatomausräumung nötig wurde. Wegen der Gefahr einer Infektion wurde eine Antibiotikaprophylaxe mit Ceftazidim (3 × 2 g/die) und Tobramycinsulfat (3 × 80 mg/die) betrieben. Der weitere Verlauf gestaltete sich schwierig, da der Patient nur unter großen Schmerzen mobilisiert werden konnte. 4 Wochen nach dem Eingriff konnte der stationäre Aufenthalt bei Gehfähigkeit mit einer Unterarmgehstütze und weiterer Krankengymnastik unter Substitutionstherapie beendet werden. 2 Wochen nach der Entlassung klagte der Patient erneut über stärkste Schmerzen in der rechten Hüfte. Eine Röntgenaufnahme ergab eine Instabilität der Zugschraubenosteosynthese mit Refraktur (Abb. 4).

Wegen einer drohenden Hüftkopfnekrose wurde unter unverändertem Regime der oben erwähnten Subsitutionstherapie eine Implantation einer Totalendoprothese (TEP) des rechten Hüftgelenkes vorgenommen (Abb. 5).

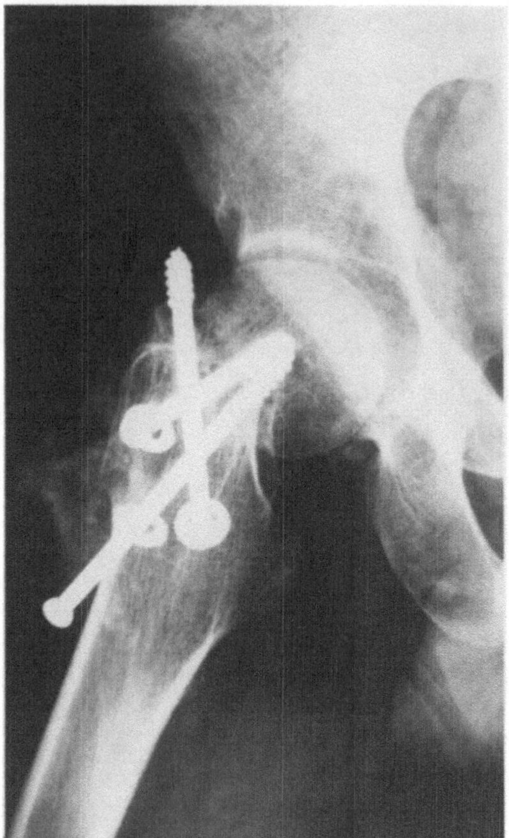

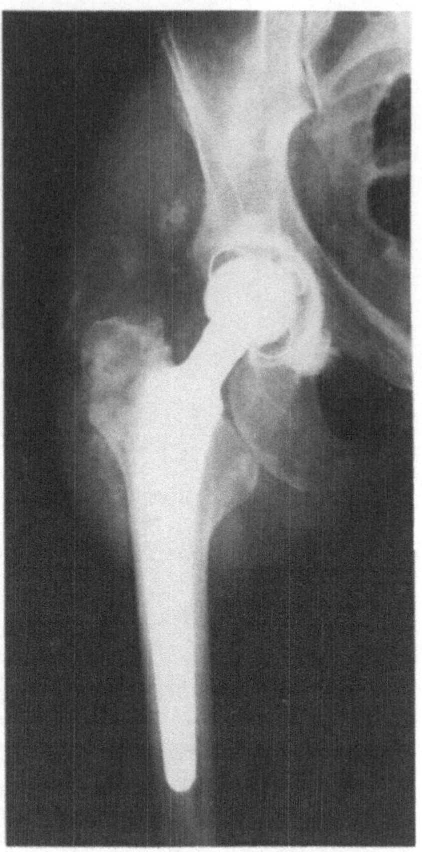

**Abb. 4.** Röntgenbild nach Instabilität der Osteosynthese und Refraktur

**Abb. 5.** Röntgenbild nach Implantation einer Hüftgelenkstotalendoprothese

Eine größere Blutung im Operationsgebiet trat nicht auf. Am zweiten postoperativen Tag erlitt der Patient einen generalisierten Krampfanfall mit konsekutiver Hemisymptomatik links. Computertomographisch (CT) wurde eine intracerebrale Blutung ausgeschlossen. In einem nach 7 Tagen veranlaßten Kontroll-CT stellte sich ein unveränderter Befund dar. Eine Infarktmarkierung im Versorgungsbereich der Arteria cerebri media blieb aus. Eine von dem neurologischen Konsiliarius vermutete Basilaristhrombose konnte mittels digitaler Subtraktionsangiographie nicht nachgewiesen werden. Die neurologischen Ausfälle bildeten sich in den folgenden 4 Tagen zurück, ohne daß sich eine Ursache für diese Komplikation finden ließ.

Nach einer dreiwöchigen Mobilisierungsphase konnte der Patient 4 Wochen nach der TEP-Operation entlassen werden. Eine zweimalige Substitution mit F. VIII-Konzentrat pro Woche wurde über längere Zeit (2 Monate) beibehalten, da der Patient weiter krankengymnastisch behandelt wurde, um seine Mobilität zu erhalten.

**Tabelle 2.** Hämatologische und immunologische Parameter des Patienten aus Fall 2

|                | Präoperativ (8/87) | Postoperativ (12/87) | (E)  |
|----------------|--------------------|----------------------|------|
| Leukozyten     | 6 800              | 8 000                | /µl  |
| Lymphozyten    | 2 244              | 1 280                | /µl  |
| T−4            | 777                | 512                  | /µl  |
| T−8            | 1 093              | 499                  | /µl  |
| T4/T8 Ratio    | 0,7                | 1,0                  | −    |
| Thrombozyten   | 295 00             | 110 000              | /µl  |
| IgG            | 1 970              | 2 380                | mg%  |
| IgM            | 896                | 1 030                | mg%  |

Die nachfolgende Tabelle zeigt immunologische und hämatologische Parameter vergleichend prä- und postoperativ (Tabelle 2).

Postoperativ kam es zu einer tendenziellen Verschlechterung sämtlicher Werte. Dennoch veränderte sich das Stadium CDC II, alternativ WR 2, der HIV-Infektion nicht. In der Folgezeit wurde und wird das Allgemeinbefinden des Patienten vor allem durch eine neu aufgetretene Globalinsuffizienz des Herzens beeinträchtigt, die häufige stationäre Behandlungen erforderte. Opportunistische Infektionen oder neuerliche neurologisch-psychiatrische Defizite sind bisher nicht aufgetreten.

## Fall III

Patient W. B., Alter 35 Jahre, seit der Kindheit bekannte schwere Hämophilie A (F. VIII-Restaktivität <1%). In Jugend und Adoleszenz kam es vor allem zu Blutungen beider Kniegelenke, die zunächst mit Infusionen von Plasma behandelt wurden. Als eine Bedarfssubstitution mit F. VIII-Konzentrat durchgeführt werden konnte, bestand als Folge der Blutungen bereits eine beidseitige chronische Arthropathie. Eine Progredienz der Gelenkschäden konnte jedoch verhindert werden.

Im Oktober 1985 ergab eine Untersuchung auf HIV-Antikörper im Serum (ELISA-Technik) einen positiven Befund, der durch eine anschließende Western-Blot-Untersuchung bestätigt wurde. In der Folgezeit benötigte der Patient nach Verletzungen und kleineren Traumata gelegentlich F. VIII-Infusionen von wenigen Tagen Dauer. Eine sonographisch diagnostizierte Cholelithiasis bereitete zunächst keine Beschwerden.

Im Frühjahr dieses Jahres (1988) traten jedoch in kurzen Zeitabständen heftige rechtsseitige, kolikartige Oberbauchbeschwerden auf. Sonographisch fanden sich in der Gallenblase mehrere kleine Konkremente und ein 2 × 3 cm messender solider Stein. Von der zunächst angestrebten extrakorporalen Lithotripsie mußte wegen der Größe des soliden Konkrementes abgesehen werden. Wegen persistierender Beschwerden mit beginnender Gewichtsabnahme wurde die Indikation zur Cholezystektomie gestellt.

**Tabelle 3.** Hämatologische und immunologische Parameter des Patienten aus Fall 3

|  | Präoperativ (4/88) | Postoperativ (9/88) | (E) |
|---|---|---|---|
| Leukozyten | 6 900 | 6 400 | /µl |
| Lymphozyten | 2 484 | 2 048 | /µl |
| T−4 | 819 | 512 | /µl |
| T−8 | 745 | 1 085 | /µl |
| T4/T8 Ratio | 1,0 | 0,5 | − |
| Thrombozyten | 186 00 | 226 000 | /µl |
| IgG | 2 410 | 2 260 | mg% |
| IgM | 459 | 329 | mg% |

Unter einer flankierenden Substitutionstherapie mit hitzebehandeltem F. VIII-Konzentrat, deren Ziel es war, einen F. VIII-Plasmaspiegel von 50% − 80% zu halten, wurde der Eingriff vorgenommen. Die Operation und der unmittelbare postoperative Verlauf waren komplikationslos, so daß der Patient nach der Frühmobilisation am 12. postoperativen Tag unter einer eingeschränkten Substitutionstherapie (tägliche Substitution von F. VIII-Konzentrat für die kommenden 14 Tage) aus der stationären Behandlung entlassen werden konnte. Seit der Cholezystektomie ist der Patient wieder voll arbeitsfähig. Im klinischen Verlauf der HIV-Infektion war postoperativ keine Verschlechterung festzustellen. Bei einem Vergleich immunologischer und hämatologischer Parameter prä- und postoperativ ergab sich folgendes Bild (Tabelle 3).

Es ist eine deutliche Abnahme der $T_4$-Zellen zu konstatieren, die bei einem Anstieg der $T_8$-Zellen zu einer Halbierung der $T_4/T_8$ Ratio führte. Eine erneute Laborkontrolle ist für Ende 1988 geplant.

## Schlußbemerkung

Während der Aufklärungsgespräche mit den Patienten, die vor den Operationen durchgeführt wurden, tauchte die Frage nach den Auswirkungen eines operativen Eingriffes auf den Verlauf der HIV-Infektion auf. In der Literatur gibt es derzeit keine Untersuchung an einer größeren Zahl Hämophiler, die es erlauben würde, eine verläßliche Aussage zu treffen. Einzelfälle chirurgischer Therapien an Anti-HIV-positiven Hämophilen sind beschrieben [5, 6], doch reichen diese Erfahrungen nicht aus, um einem Patienten zu einer vielleicht folgenschweren Entscheidung zu raten.

Für den Patienten hat die Erhaltung der Erwerbsfähigkeit, der Gehfähigkeit und der aktuellen Lebensqualität eine höhere Priorität als die Ungewissheit über den Verlauf einer in der Regel tödlichen Erkrankung. Alle drei Patienten haben deshalb der Operation ohne größere Vorbehalte zugestimmt. Zwei der Patienten (Fall 1 und Fall 3) erfuhren nach dem Eingriff eine bedeutende Verbesserung der Lebensqualität, während der Patient aus Fall 2 neben einigen postoperativen Komplikationen auch nach Abschluß der chirurgischen Behandlung eine Verschlechterung seines Allgemeinbefindens hinnehmen mußte. Bei der Betrachtung dieses Verlaufes sind jedoch die schweren Vorerkrankungen des Patienten und die neu aufgetretene cardiale Erkrankung zu berücksichtigen.

Bei der Analyse der hämatologischen und immunologischen Parameter, die prä- und postoperativ bestimmt wurden, sollte der kurzen Beobachtungszeit und der niedrigen Fallzahlen wegen Vorsicht in der Auslegung geboten sein. In zwei Fällen (Fall 2 und 3) verminderte sich postoperativ die Zahl der $T_4$-Zellen und die $T_4/T_8$-Ratio im Vergleich zu den präoperativen Werten. Ähnliche Veränderungen der Parameter in dieser Größenordnung und in einem vergleichbaren Zeitraum sind aber von Autoren [7] beschrieben worden, die Verlaufsbeobachtungen an Anti-HIV-positiven Hämophilen unternahmen, die sich keinen operativen Eingriffen unterzogen. Vor diesem Hintergrund kann eine zusätzlich schädigende Wirkung durch den operativen Eingriff zwar vermutet, aber nicht zweifelsfrei geklärt werden.

Vielmehr erscheinen uns folgende Punkte bei der Planung des chirurgischen Eingriffes und der perioperativen Betreuung wichtig (Tabelle 4).

**Tabelle 4.** Planung von operativen Eingriffen bei Anti-HIV-positiven Hämophilen

| |
|---|
| ☐ Sorgfältige Indikationsstellung |
| ☐ Erfahrener Operateur |
| ☐ Individuell angepaßte Substitutionstherapie |
| ☐ Engmaschige Laborkontrollen |
| ☐ Möglichst kurze OP-Dauer |
| ☐ Möglichst kurze katabole Stoffwechsellage |
| ☐ Bei Bedarf großzügige Antibiotikaprophylaxe |
| ☐ Möglichst rasche Mobilisation |
| ☐ Psychologische Führung durch vertraute Personen |

Hierbei spielt eine individuell angepaßte Substitutionsbehandlung, die mit einer engmaschigen Kontrolle der Hämostaseparameter einhergehen muß, eine besondere Rolle. Jede Blutungskomplikation verlängert, wie in Fall 2 beschrieben, die stationäre Behandlungsphase, führt nicht selten zu weiteren Komplikationen (Infektionen, Sekundärheilungen etc.), verhindert eine frühzeitige Mobilisation des Patienten und schafft somit auch große psychische Belastungen.

Unter Beachtung der erwähnten Vorkehrungen sollte es im Falle einer eindeutigen Operationsindikation möglich sein, den Hämophilie-Patienten unter einem vertretbaren Risiko zu behandeln.

## Literatur


1. Oleske JM, Connor EM, Bobila R, Cooper R, Epstein L, Joshi V, Minnefor A (1986) The use of IVIG in children with AIDS. Vox Sang 52:172
2. Cavelli TA, Rubinstein A (1986) Intravenous gamma-globulin in infant acquired immuno-deficiency syndrome. Pediatr Infect Dis 5:207–210
3. Shafer RW, Offit K, Macrris N, Horbar GM, Ancona L, Hoffman IR (1985) Possible risk of steroid administration in patients at risk for AIDS. Lancet I:934–935

4. Van der Lelie J (1987) Immune cytopenias in human immunodefiency virus infection. Bailliere's Clin Immunol Allergy 1/2
5. Hovy L, Aygören E, Hach-Wunderle V, Störkel F, Scharrer I (1988) Orthopedic surgery in HIV antibody positive hemophiliacs abstractbook of the XVIII International Congress of the World, Federation of Hemophilia. No.273, Madrid, pp 63
6. Ljung R, Nilsson IM, Holmberg L, Wiebe T (1988) Splenic rupture in congenital bleeding disorders. Abstractbook of the XVIII International Congress of the World Federation of Hemophilia, No.11, Madrid, pp 85
7. Leppik K-H, Mang M, Jakob P, Glöckl U, Beck J, Stehr K (1988) Verlaufsbefunde von T-Zell-Subpopulationen bei Hämophilen. In: Landbeck G, Marx R (Hrsg) 17. Hämophilie-Symposion Hamburg 1986. Springer Berlin, S62−66

# Diskussion

Mannhalter (Wien):

Ich habe eine Frage zum Abfall der CD4-positiven Zellen nach der Operation. Haben sie die mehrmals hintereinander gemessen, oder war das ein einmaliger Befund?

Leipnitz (Homburg/Saar):

Das war ein einmaliger Befund, der aber kontrolliert wurde. Die Werte sind mit dem FACS, also durchflußzytometrisch, bestimmt worden.

Mannhalter (Wien):

Ich möchte hinzufügen, daß es nach Infektionen durchaus zu einem transienten Abfall von CD4-positiven Zellen kommen kann. Auch nach einer Tetanus-Impfung ist ein vorübergehender Abfall von CD4-Zellen und einer Erhöhung von CD8-Zellen zu beobachten, wie wir vor einigen Jahren gezeigt haben. So müßte man diesen Patienten noch einmal kontrollieren.

Leipnitz (Homburg/Saar):

Das ist so vorgesehen.

Frau Scharrer (Frankfurt):

Ich kann die Ergebnisse von Herrn Leipnitz aus eigener Erfahrung zum Teil bestätigen und möchte noch darauf hinweisen, daß wir bei 4 von 5 orthopädischen Operationen keine Verschlechterung des Verlaufsstadiums der HIV-Infektion erlebt haben. Bei einem Patienten kam es jedoch nach 10 Monaten zu einem mykotischen Abszeß in beiden Hüften, so daß die Nachversorgung nicht minder wichtig und engmaschig sein sollte als die perioperative Behandlung. Bei diesem Patienten hat sich leider eine Verschlechterung des CDC-Stadiums nach der notwendigen schweren Operation ergeben.

Bergmann (Frankfurt):

Ich möchte noch einmal hervorheben, daß es auch bei nicht-HIV-infizierten Patienten perioperativ und postoperativ zu Veränderungen der Lymphozytenpopulation kommt, d.h. durch den Eingriff oder durch Medikamente.

Inwieweit der Anstieg der T4-Zellen und der Gesamtlymphozytenzahl in Fall 1 wirklich als Besserung einzustufen ist — das haben Sie selbstkritisch angemerkt —, kann man noch nicht sagen, zumal durch die Splenektomie ein Reservoir fehlt, in dem sonst ein Teil der zirkulierenden T4-Zellen wieder aufgenommen wird.

POLLMANN (Münster):

Man tut sich schwer, einem HIV-positiven Patienten wegen einer Thrombozytopenie zu einer Milzexstirpation zu raten. Wir wissen vor allem auch nicht, welchen Einfluß die Milzexstirpation auf den Verlauf der HIV-Infektion hat. So wäre es wichtig, solche Einzelfälle durch Umfrage zu erfassen, um über den Infektionsverlauf Näheres zu erfahren.

# Das Auftreten von AIDS bzw. ARC oder Helferzellenmangel oder Thrombopenie oder IgA-Erhöhungen in Abhängigkeit vom Konzentratverbrauch bei Hämophilie-Patienten mit nachgewiesenen HIV-Antikörpern


H.-H. Brackmann, B. van Loo, D. Niese, B. Kamps, P. Euler, U. Hammerstein, H. Egli (Bonn)


Mit der Möglichkeit der Untersuchung auf HIV-Antikörper wurde durch verschiedene Autoren belegt, daß Hämophilie-Patienten mit negativen HIV-Antikörpern zum Teil immunologische Veränderungen aufweisen können vergleichbar mit Patienten, die positive HIV-Antikörper entwickelten (z.B. Erniedrigung der Helferzellen, sowie der T4/T8-Ratio).

Diese immunologischen Veränderungen HIV-Antikörper-negativer Patienten werden häufig auf die mit der Anwendung von Gerinnungskonzentraten gleichzeitig injizierten Fremdproteine (Alloantigene) zurückgeführt.

So wird verständlich, daß gelegentlich die Vermutung geäußert wurde, daß bei HIV-Antikörper-positiven Patienten bei Anwendung höherer Konzentratmengen die raschere Verschlechterung des Infektionsstadiums die Folge sein könnte, gegenüber HIV-Antikörper-positiven Patienten mit deutlich geringeren Konzentratmengen.

Wir sind dieser Frage nachgegangen und haben alle HIV-Antikörper-positiven Patienten, bei denen in den letzten 3 Jahren eine eindeutige klinische oder laborchemische Verschlechterung eingetreten war, hinsichtlich ihres Konzentratverbrauches in den Jahren 1984 bis 1987 mit jenen HIV-Antikörper-positiven Patienten verglichen, die keine derartige Verschlechterung aufwiesen.

Hierbei handelt es sich um keine prospektive klinische Studie, sondern um eine beschreibende Statistik über die HIV-Antikörper-positiven Patienten mit schwerer Hämophilie A.

**Patienten**

Ausgeschlossen wurden alle Patienten, die
— erst nach dem 1. 1. 1983 an unserem Hämophilie-Zentrum aufgenommen wurden,
— vor dem 1. 1. 1988 die Behandlung abgebrochen haben,
— vor dem 31. 12. 1985 verstorben sind und
— nicht von unserem Zentrum mit Faktor VIII-Konzentrat versorgt wurden.

Von 346 HIV-Antikörper-positiven Patienten mit schwerer Hämophilie A mußten 54 aus einem der oben angeführten Gründen aus der Untersuchung ausgeschlossen werden.

Somit wurden die Daten von 292 Patienten ausgewertet. Davon sind:
 8 Patienten 1986 verstorben,
17 Patienten 1987 verstorben,
 8 Patienten 1988 verstorben und
 5 Patienten 1988 ausgeschieden.


**Methodik**

Die Diagnose AIDS/ARC erfolgte nach der CDC-Klassifikation. Die Helferzellen wurden mit dem Flowcytometer der Firma Coulter und die Thrombozyten
mit dem Sysmex-Gerät der Firma Digitana gemessen. Die Bestimmung des
Immunglobulin A erfolgte mit dem Auto-ICS Nephelometer der Firma Beckmann.

Hinsichtlich des unterschiedlichen Konzentratverbrauches zwischen den
Patienten mit den beschriebenen pathologischen Veränderungen und jenen
Patienten, die als symptomlos bezeichnet werden, wurde der Median herangezo-
gen.

Als klinisch oder laborchemisch relevante Verschlechterung wurden folgende
Parameter herangezogen:

Das Auftreten von AIDS oder ARC. Dies entwickelte sich in den letzten 3 Jahren bei 43 Patienten.

Ein Helferzellenmangel von unter 200 trat 1988 bei 26 Patienten auf.

Eine Thrombopenie von unter 100 000 zeigten 41 Patienten und
eine IGA-Erhöhung von über 400 mg/dl zeigten 84 Patienten.

Von den 43 Patienten mit AIDS/ARC haben 30 eine pathologische IgA-Erhöhung und 12 eine Thrombopenie.


**Ergebnisse**

Bei der Untersuchung der 43 Patienten mit AIDS/ARC (Abb. 1). konnte hinsichtlich des Konzentratverbrauchs kein Unterschied zu jenen 249 Patienten gefunden
werden, die nicht an AIDS bzw. ARC erkrankt waren.

Bei der Untersuchung der 26 Patienten mit deutlicher Helferzellenerniedrigung
(Abb. 2) konnte im Vergleich zu jenen Patienten mit Helferzellen von >200 kein
Unterschied im Konzentratverbrauch festgestellt werden.

Bei der Untersuchung der 41 Patienten mit einer Thrombopenie von <100 000
(Abb. 3) waren im Vergleich zu jenen Patienten mit Thrombozyten von >150 000
keine statistisch relevanten Unterschiede gefunden worden.

Bei der Untersuchung der 84 Patienten mit einer Erhöhung des Immunglobulins A auf über 400 mg/dl (Abb. 4) konnte im Vergleich zu jenen Patienten mit
normalen IgA-Werten also Werten von <320 mg/dl, keine Unterschiede im Konzentratverbrauch festgestellt werden.

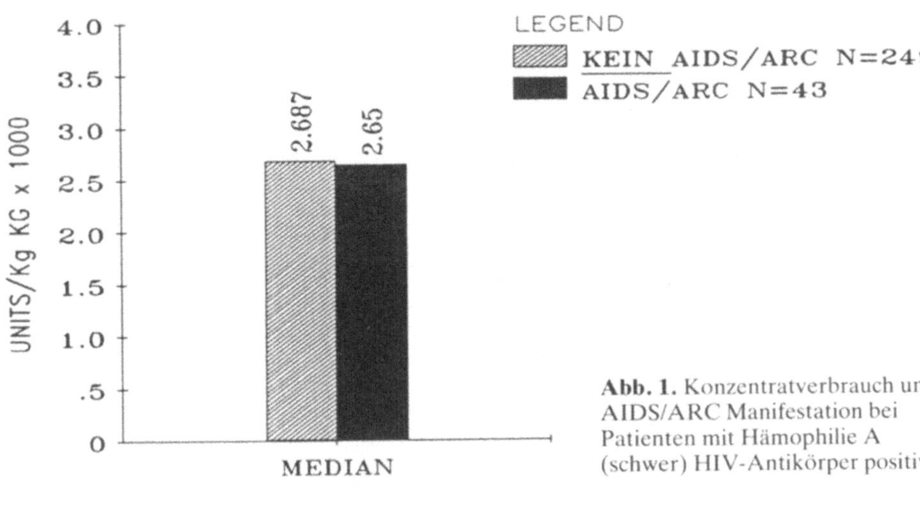


**Abb. 1.** Konzentratverbrauch und AIDS/ARC Manifestation bei Patienten mit Hämophilie A (schwer) HIV-Antikörper positiv

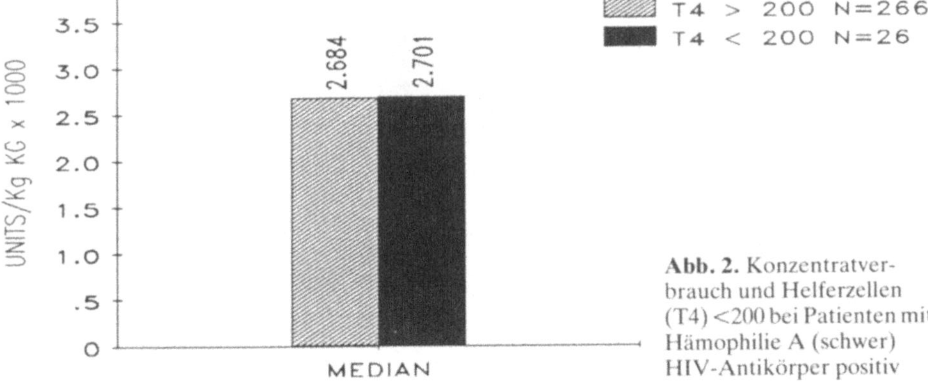


**Abb. 2.** Konzentratverbrauch und Helferzellen (T4) <200 bei Patienten mit Hämophilie A (schwer) HIV-Antikörper positiv

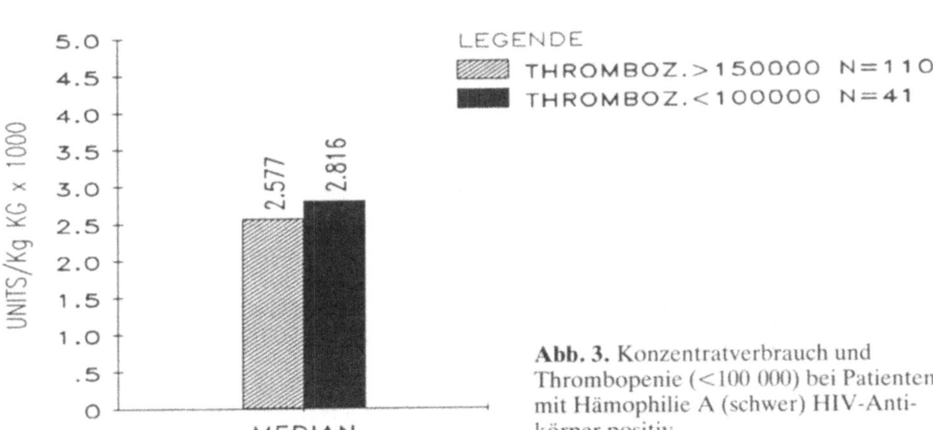


**Abb. 3.** Konzentratverbrauch und Thrombopenie (<100 000) bei Patienten mit Hämophilie A (schwer) HIV-Antikörper positiv

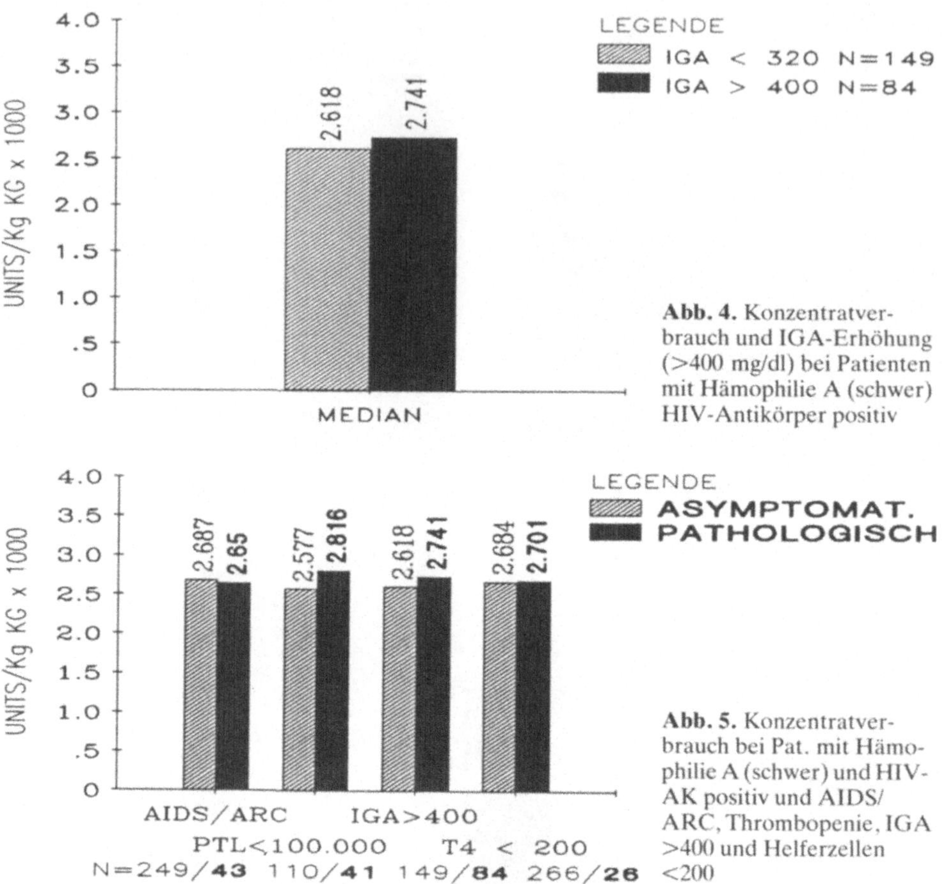



**Abb. 4.** Konzentratverbrauch und IGA-Erhöhung (>400 mg/dl) bei Patienten mit Hämophilie A (schwer) HIV-Antikörper positiv

**Abb. 5.** Konzentratverbrauch bei Pat. mit Hämophilie A (schwer) und HIV-AK positiv und AIDS/ARC, Thrombopenie, IGA >400 und Helferzellen <200

## Zusammenfassung

Fassen wir die Ergebnisse auf der Abb. 5 noch einmal zusammen, so läßt sich feststellen, daß hinsichtlich des Konzentratverbrauches bei Patienten, die AIDS bzw. ARC oder eine Thrombopenie entwickelt hatten oder eine Erhöhung des IgA oder Erniedrigung der Helferzellen gezeigt haben, kein statistisch signifikanter Unterschied auch nur andeutungsweise zu jenen Patienten festgestellt werden konnte, die keine dieser pathologischen Veränderungen zeigten.

## Literatur


Blombäck M, Kjellmann H, Schulman S, Egberg N, Böttiger B, Wiechel B (1987) Immunglobulin levels in haemophiliacs at HIV serovonversion and during follow up. Infection 15:248−252

Brettler DB, Brewster F, Levine PH, Forsberg A, Baker S, Sullivan JL (1987) Immunological aberrations, HIV seropositivity and serovonversion rates in patients with hemophilia B. Blood 70:276−281

# Diskussion

Vinazzer (Linz):

Ich danke Ihnen sehr für diesen wichtigen Beitrag und darf gleich hinzufügen, daß wir an unserem Zentrum ähnliche Untersuchungen durchgeführt haben und zu dem gleichen Ergebnis gekommen sind.

Frau Scharrer (Frankfurt):

Können Sie Aussagen machen über Patienten, die sehr hoch substituiert werden mußten, z.B. Hemmkörperpatienten, und andere Patienten, die sehr wenig substituiert worden sind? Sehen Sie zwischen beiden Gruppen keinen Unterschied?

Frau van Loo (Bonn):

Wir haben keine wesentlichen Unterschiede gesehen, wenngleich wir dieses auch statistisch nicht genau untersucht haben.

Vinazzer (Linz):

Ich kann die Ergebnisse von Frau van Loo bestätigen. Meine HIV-positiven Hemmkörperpatienten, die extrem viel Konzentrat benötigen, haben keine anderen Befunde als Patienten mit wesentlich geringerem Konzentratbedarf.

Bogner (München):

Haben Sie geprüft, ob die Erhöhung des IgA einhergeht mit der nachfolgenden Entwicklung einer Pneumocystis carinii Pneumonie? Darauf wird in der Literatur hingewiesen, und ich halte es für empfehlenswert.

Frau van Loo (Bonn):

Den Zusammenhang haben wir nicht speziell verfolgt. Alle Patienten mit pathologischen Werten werden in Zusammenarbeit mit der Medizinischen Klinik in engen Abständen untersucht.

Schimpf (Heidelberg):

Gibt es keinen Grenzwert der IgA-Erhöhung, bei der die Pneumocystis carinii Pneumonie-Gefahr größer ist?

Bei praktisch allen Hämophilen wird doch erhöhtes IgA und IgG gefunden.

BOGNER (München):

Nein, das ist mir nicht bekannt.

RIEDEL (Bonn):

Erfahrungsgemäß kann man sagen, daß ein IgA-Wert über 500 durchaus ein Indiz dafür sein kann, daß demnächst eine Verlaufsverschlechterung ins Haus steht.

# 5. *Infektionssicherheit kommerzieller Faktor VIII- und Faktor IX-Konzentrate*

Diskussonsleitung:
L. Gürtler (München)
KL. Schimpf (Heidelberg)
W. Schramm (München)

# Infektionssicherheit kommerzieller Faktor VIII- und Faktor IX-Konzentrate

W. Schramm (München)

Wenn man heute über die Infektionssicherheit kommerzieller Faktor VIII- und Faktor IX-Präparate spricht, hat man dabei hauptsächlich die HIV-Infektion im Auge. Man sollte allerdings nicht vergessen, daß die Inaktivierung von Faktor VIII-Präparaten eigentlich wegen der Hepatitisinfektion begonnen wurde. Das Problem der HIV-Infektion (oder HTLV III, wie es früher genannt wurde) trat erst später hinzu.

In den letzten 15 Jahren wurden verschiedene Inaktivierungsverfahren entwikkelt, bei denen mit chemischen, photochemischen, physikalischen oder molekularbiologischen Methoden gearbeitet wurde. In den letzten Jahren wurden vor allem physikalische Methoden angewandt, wie Flüssig- und Trockenerhitzung oder Dampfinaktivierung. In jüngster Zeit kamen dann modernere Verfahren wie Inaktivierung mit monoklonalen Antikörpern oder das TNBP-Verfahren nach Horowitz [1] dazu. Erstaunlicherweise liegen auch bei sehr alten Inaktivierungsverfahren, wie z.B. mit $\beta$-Propiolactone nur wenig eindeutige Unterlagen über die Virussicherheit des Verfahrens vor [2].

Um etwas über die Sicherheit eines bestimmten Inaktivierungsverfahrens aussagen zu können, sind kontrollierte Studien nötig. Für solche Studien wurden 1984 in Miami, Florida, die ICTH-Richtlinien festgelegt und im November 1988 unverändert beim ICTH Meeting in Washington bestätigt (Tabelle 1).

Diese Richtlinien sehen vor, daß es sich um bisher unbehandelte Personen handeln sollte. In vielen Studien werden, um eine größere Stichprobe zu erhalten, allerdings auch selten behandelte Patienten eingeschlossen. Vor Beginn der Studie müssen die Transaminasen normal und die Marker für Hepatitis B und HIV negativ sein. Es muß sich um ein prospektives Studiendesign im Rückblick auf die historische Kontrolle der 100%igen Infektion bei früher behandelten Patienten

**Tabelle 1.** „Safety studies" – ICTH-Kriterien:

- O  unbehandelte Patienten
  „virgins"/PUP, selten behandelt
- O  normale Transaminasen
- O  negative Hepatitis B (HIV)-Marker
- O  prospektives Studiendesign ohne Kontrollgruppe (historische Kontrolle 100%)
- O  regelmäßige Blutabnahme
- O  Diagnose NANB; 2,5facher ALT-Anstieg an zwei nachf. Zeitp.
  Ausschluß anderer Lebererkrankungen

handeln. Das größte Problem einer kontrollierten Studie stellen die regelmäßigen Blutabnahmen dar, da es den Patienten oft nicht zuzumuten ist, eine zweiwöchige Blutabnahme innerhalb der ersten sechs Monate vorzunehmen. Trotzdem muß der Wert einer Studie daran gemessen werden. Die Diagnose der Non-A-Non-B-Hepatitis ist festgelegt: ein zweieinhalbfacher ALT-Anstieg an zwei nachfolgenden Zeitpunkten unter Ausschluß anderer Lebererkrankungen. Die Beurteilung der Sicherheit ist wesentlich schwieriger: Was geschieht mit einer Hepatitis, die außerhalb der Studie festgestellt wird? Kann sie nicht herangezoegn werden?

Transaminasenerhöhungen können auch durch das Phänomen der Posttransfusionshepatitis (KUBANEK, BMFT-Studie 1985) erklärt werden. Sogar bei alleinigem Krankenhausaufenthalt war bei 0,5% der Patienten eine Hepatitis feststellbar (Tabelle 2). Durch eine Operation nahm dieser Prozentsatz nicht zu, wohl aber durch eine Transfusion, nach der er bei 3,5% lag (Tabelle 2).

**Tabelle 2.** Inzidenz der Posttransfusionshepatitis:

|  | Anzahl | Inzidenz |
|---|---|---|
| Krankenhausaufenthalt: | n = 200 | 0,5% |
| nach Operationen: | n = 789 | 0,5% |
| nach Transfusionen: | n = 111 | 3,5% |

B. KUBANEK 1985 (BMFT-Studie)

Eine Studie wird aber nicht nur nach Einhaltung der ICTH-Richtlinien beurteilt (Tabelle 3). Der untersuchte Erreger spielt eine Rolle, da es ein Unterschied ist, ob eine HIV-Infektion oder eine Non-A-Non-B-Hepatitis vorliegt. Auch nach der Art des Verfahrens muß differenziert werden, da man nicht einmal zwei Verfahren in einer Studie gemeinsam auswerten darf. Dabei ist auch wichtig wie stabil und reproduzierbar ein Verfahren ist (GMP: good manufactury practice). Neben dem Studiendesign ist vor allem die Zahl der Patienten ein wichtiges Beurteilungskriterium, da sie kritisch in die statistische Berechnung eingeht.

**Tabelle 3.** „Safety studies" – Beurteilungskriterien:

- ICTH-Richtlinien
- Zahl der Patienten/Studien
- Studiendesign
- getroffene Aussagen (Erreger/Verfahren)

Wenn eine Studie 30 Patienten umfaßt, handelt es sich hier bereits um eine große Studie. Wie sicher ist aber die durch eine solche Studie getroffene Aussage? Wenn von 30 Patienten keiner infiziert wurde, kann man dann bereits von einem sicheren Präparat sprechen? Es ist eine alte medizinische Weisheit, daß die Pathomechanismen von Krankheiten nur selten wirklich gesichert sind; man kann in der Medizin eben nur von Wahrscheinlichkeiten sprechen.

**Tabelle 4.** „Rule of three": (HANLEY et al. 1983). If nothing goes wrong, is everything all right?

| Patientenzahl | Hepatitisrisiko 95% Conf. Intervall |
|---|---|
| 0/10 | 0–30% |
| 0/15 | 0–20% |
| 0/20 | 0–15% |
| 0/25 | 0–12% |
| 0/30 | 0–10% |
| 0/60 | 0– 5% |

Diese Wahrscheinlichkeiten werden durch das „Rule of three" beschrieben (Tabelle 4). Erst wenn sich keiner von 60 untersuchten Patienten infiziert hat, ist die Virusübertragung durch dieses Präparat mit 95%iger Wahrscheinlichkeit ausgeschlossen. Bei kleineren Stichprobenumfängen wird das Koinzidenzintervall immer größer. Deshalb hat HANLEY [3] seine Arbeit auch mit der Frage betitelt: „Wenn alles glatt geht, ist dann auch wirklich alles in Ordnung?". Da aber in der Medizin oft mit relativ kleinen Stichproben gearbeitet wird, muß man diese Probleme mit in die Aussagen einbeziehen.

Deshalb gibt es in der Medizin wohl keine absolute Sicherheit. Man kann daher auch bei größerem Stichprobenumfang nur von mit an Sicherheit grenzender Wahrscheinlichkeit sprechen. Bei kleineren Studien muß man die Aussage entsprechend vorsichtiger formulieren (Tabelle 5).

**Tabelle 5.** „Safety studies" – getroffene Aussagen:

| | |
|---|---|
| O | unsicher |
| O | verbesserte Sicherheit: |
| | – wahrscheinlich |
| | – mit hoher Wahrscheinlichkeit |
| | – mit an Sicherheit grenzender Wahrscheinlichkeit |
| O | absolut sicher |

Mit diesen Einschränkungen ist auch die Sicherheit von virusinaktivierten Faktor VIII- und Faktor IX-Konzentraten zu betrachten. Darüberhinaus muß man die zahlreichen Verfahren (Tabelle 6) getrennt betrachten, da sich z.B. die Verfahren mit den monoklonalen Antikörpern in anschließenden Inaktivierungsverfahren unterscheiden und somit verschieden wirksam sein könnten.

Die Wirksamkeit einiger dieser Verfahren wurde in verschiedenen Studien getestet (Literatur siehe MANNUCCI [4]). Tabelle 7 stellt die Testergebnisse bis Februar 1988 zusammen. Dabei wurden die Studien mit mehr als 20 Patienten im oberen Bereich der Tabelle dargestellt, die mit weniger als 20 im unteren Bereich.

Für einen Großteil der Inaktivierungsverfahren war die Zahl der getesteten Patienten im Februar 1988 noch zu klein um ihre Wirksamkeit eindeutig beurteilen zu können (Tabelle 7).

**Tabelle 6.** Verfahren zur Virusinaktivierung bei Blutgerinnungskonzentrationen

| Method | Time [h] | Temperature [°C] | Concentrate state during inactivation | Manufacturer |
|---|---|---|---|---|
| β-propiolactone + ultraviolet | – | 22 | Solution | Biotest |
| Dry heating | 30 | 60 | Lyophilised | Armour[a] |
| | 72 | 60 | Lyophilised | Hyland[a] |
| | 72 | 68 | Lyophilised | Cutter[a] |
| n-heptan + heating | 20 | 60 | Suspended in slurry | Alpha |
| Dry superheating | 72 | 80 | Lyophilised | UK National Health Service |
| Vapour heating | 10 | 60 | Moisture | Immuno |
| Pasteurisation | 10 | 60 | Solution | Behring, Cutter New York |
| TNBP sodium cholat | 4 | 22 | Solution | Blood Center |
| TNBP/tween 80 | 6 | 22 | Solution | Aima, Biagini |
| Immunoadsorption + TNBP/Triton X-100 | 6 | 22 | Solution | Hyland |
| Immunoadsorption + dry heating | 30 | 60 | Lyophilised | Armour |

[a] Kürzlich vom Hersteller selbst vom Verkauf zurückgezogen
MANNUCCI (1988)

**Tabelle 7.** „Safety studies" Stand Februar 1988, oberer Teil mehr als 20 Patienten, unterer Teil weniger als 20 Patienten

| Patients studied (ref) | Manufacturer | Inactivation procedure | No with hepatitis B | NANB | Hepatitis risk (95% CI) | Anti-HIV sero-conversion |
|---|---|---|---|---|---|---|
| 26 | Behring | Pasteurisation (60°C, 10 h) | 0/10 | 0/26 | 0–11% | 0/26 |
| 28 | Immuno | Hot vapor (60°C, 10 h, 1180 mbar) | 4/14 | 0/24 | – | 0/28 |
| 13 | Hyland | Dry heat (60°C, 72 h) | 0/12 | 11/13 | – | 0/13 |
| 16 | NIIS | Dry heat (80°C, 72 h) | – | 0/16 | 0–19% | 0/16 |
| 11 | Alpha | Heat + heptane (60°C, 20 h) | 0/10 | 3/11 | – | 0/112 |
| 13 | Armour | Immunoadsorption + dry heat (60°C, 30 h) | – | 0/3 | 0–24% | 0/13 |
| 11 | Hyland | Immunoadsorption + solvent detergent | – | 0/11 | 0–27% | 0/11 |
| 11 | NY Blood Center | Solvent detergent | – | 0/12 | 0–15% | 0/12 |
| 10 | Biotransfusion | Solvent detergent | – | 0/10 | 0–30% | 0/10 |

MANNUCCI (1988)

**Tabelle 8.** „Safety studies" Faktor VIII/IX/OOSB/FEIBA/AT III – Stand Juni 1988

| Patients studied (ref) | Manufacturer | Inactivation procedure | No with hepatitis | | Hepatitis risk (95% CI) | Anti-HIV sero-conversion |
|---|---|---|---|---|---|---|
| | | | B | NANB | | |
| 207 | Behring | Pasteurisation (60°C, 10 h) | 0/45 | 0/71 | <5% | 0/207 |
| 104 | Immuno | Hot vapor (60°C, 10 h, 1180 mbar) | 4/43 | 0/65 | – | 0/104 |

Im Juni 1988 konnten bei den Präparaten der Firmen Behring und Immuno bereits besser gesicherte Aussagen über die Wirksamkeit von Inaktivierungsverfahren getroffen werden, da mehr Patienten untersucht waren (Tabelle 8).

Auch bei höheren Stichprobenumfängen kann ein Infektionsrisiko durch das Präparat nie völlig, sondern höchstens mit an Sicherheit grenzender Wahrscheinlichkeit ausgeschlossen werden. Deshalb lautet die eigentliche Frage: Was ist ein für den Hämophilie-Behandler annehmbares Risiko? Alle vorliegenden Studien können letztlich nur beratende Funktion haben, über das tragbare Risiko muß der behandelnde Arzt dann aber selbst entscheiden. Das bedeutet aber, daß man seine Meinung und Entscheidung nach der Wahrscheinlichkeit ausrichten muß.

Dieses Problem der nicht absolut sicheren Aussage gibt es aber auch in sogenannten „exakten Wissenschaften" wie z.B. der Physik. Der berühmte Physiker Max Born hat dazu folgendes gesagt: „Wenn wir von diesem Thema reden, dann müssen wir akzeptieren, daß Ideen wie die absolute Richtigkeit oder die absolute Genauigkeit usw. in keiner Wissenschaft zugelassen werden sollten. Andererseits ist jede Wahrscheinlichkeitsbehauptung vom Standpunkt der jeweiligen Theorie richtig oder falsch".

## Literatur


1. Horowitz MS, Rooks C, Horowitz B, Hilgartner M (1988) Virus safety of solvent detergent treated antihaemophilic factor concentrates. Lancet II:186–189
2. Heinrich D, Sugg U, Brackmann HH, Stephan W, Lissener R (1987) Virus safety of β-propiolactone treated plasma preparations. Clinical experiences. Joint IABS/CSL Symposium on Standardization in Blood Fractionation including Coagulation Factors, Melbourne, 1986. Dev Biol Stand 67:311–317
3. Hanley JA, Lippman-Hand A (1983) If nothing goes wrong, is everything all right? JAMA 249:1743–1745
4. Mannucci PM, Clombo M (1988) Virucidal treatment of clotting factor concentrates. Lancet II:782–785

# Bericht über zwei laufende prospektive klinische Studien zur Virussicherheit von Gerinnungsfaktoren- konzentraten

KL. SCHIMPF, P. M. MANNUCCI (Heidelberg, Mailand)

Da durch nicht-virusinaktivierte Gerinnungsfaktorenpräparate Hepatitis B und Hepatitis Non A/Non B zu 100% und HIV zu 50−100% übertragen werden, sind kontrollierte Studien nicht mehr vertretbar. Wir müssen uns also auf nicht-kontrollierte Studien beschränken. Diese müssen bestimmte Voraussetzungen erfüllen, um statistisch gesicherte Aussagen zu ermöglichen. Darauf hat Herr SCHRAMM bereits hingewiesen. Das Hauptproblem ist eine unzureichende Zahl an Probanden, die nur durch umfangreiche organisatorische Bemühungen zu erreichen ist. Über die derzeitigen Ergebnisse will ich Ihnen zusammenfassend berichten.

Tabelle 1 bezieht sich auf die neueste, noch laufende Virussicherheitsstudie mit dampfsterilisierten Faktor VIII- und Faktor IX-Konzentraten. Die bisherigen Ergebnisse stammen aus dem Monat Oktober 1988. Mit dampfbehandelten Faktor VIII-Konzentraten sind inzwischen 23 Patienten behandelt worden, die keine Zeichen einer Hepatitis NANB aufweisen. Eine Reihe der Patienten ist aktiv gegen Hepatitis B geimpft worden. Von den verbleibenden sind 14 Hepatitis B-negativ geblieben. Die HIV-Infektion ist inzwischen auch bei 14 Patienten zu beurteilen. Eine Infektion konnte in keinem Fall nachgewiesen werden. Die Zahl der verwendeten Konzentratchargen beläuft sich auf 18 für den Faktor VIII S-TIM 3 und 1 für Faktor IX S-TIM 4. Die an der Studie beteiligten Länder, die nach der Zahl der in der Studie eingebrachten Patienten geordnet sind, sind im oberen Teil der Tabelle angegeben.

Eine Übersicht aller Sicherheitsstudien, die mit dampfbehandelten Präparaten durchgeführt worden sind, geben die Tabellen 2−5. Bezüglich der Hepatitis

**Tabelle 1.** Current international study on virus safety of vapor heat-treated F.VIII and F.IX concentrates (Italy, Japan, Canada, Fed. Rep. of Germany, France, Austria)

| Tested materials: 18 batches F.VIII S-TIM 3<br>1 batch   F.IX   S-TIM 4 | | |
| --- | --- | --- |
| (pat.: 19 hem A, 1 hem B) | n pat. | pos./neg. |
| *HNANB*<br>(min. follow-up: 4 months) | 23 | 0/23 |
| *HB*<br>(min. follow-up: 6 months) | 14 | 0/14 |
| *HIV*<br>(min. follow-up: 15 months) | 14 | 0/14 |

**Tabelle 2.** Vapor heated concentrates; HNANB Safety

| Study | Factor tested | Batches | Analyzable patients | HNANB pos. |
|---|---|---|---|---|
| Italian | VII | 1 | 1 | 0/ 1 |
| safety | VIII | 9 | 28 | 0/28 |
| | IX | 1 | 2 | 0/ 2 |
| German PCC safety | Prothromplex | 4 | 14 | 0/14 |
| Internat. safety | VIII | 18 | 19 | 0/19 |
| | IX | 1 | 1 | 0/ 1 |
| | | 34 | | 0/65 |

NANB (Tabelle 2) sind nur Studien aufgelistet, die strikt den Regeln des Scientific Commitee der ISTH folgen. Wenn man die Fälle dieser Studien zusammenzählt — und es ist wohl akzeptiert, daß diese zusammengezählt werden können — so liegen wir bereits im Bereich statistischer Signifikanz von 95%. Die Wahrscheinlichkeit, daß zufällig einer infiziert worden ist, liegt also unter 5%.

Die Ergebnisse in Tabelle 3 beziehen sich auf die Hepatitis B-Sicherheit. In der italienischen Studie sind 4 Fälle mit positiver Serologie aufgetreten, die nach meiner Einschätzung aber noch nicht gesichert sind. Wenn man die Arbeit von MANNUCCI et al. analysiert, waren unter 3 Patienten, die angeblich eine Charge erhalten haben, zwei, bei denen HBsAg nachgewiesen werden konnte. Der dritte Patient hatte kein HBsAg. Es fand sich nur Anti-HBc. Beide Patienten mit positivem HBsAg hatten Verwandte, die ebenfalls HBsAg in ihrem Blut aufwiesen. Der Typ der HBsAg war nicht, wie in Italien üblich, AY, sondern AD. Aber es gab zwei positive Verwandte. Der vierte Patient hatte eine andere Charge erhalten, die bei einem fünften Patienten keinerlei Infektion hervorgerufen hatte. Dieser vierte Patient hatte eine Hepatitis mit dem in Italien häufigen AY-Typ. In meinen Augen ist daher noch nicht geklärt, ob diese Patienten durch die Konzentrate infiziert worden sind, zumal Schimpansenversuche mit diesen Chargen durchgeführt wurden, die negativ verlaufen sind. Sie wurden erst positiv, nachdem sie gechallenged worden sind.

**Tabelle 3.** Vapor heated concentrates; HB Safety

| Study | Factor Tested | Analyzable patients | HB pos. |
|---|---|---|---|
| Italian safety | VII | 1 | 0/ 1 |
| | VIII | 14 | 4/14 |
| | IX | 1 | 0/ 1 |
| German PCC safety | Prothromplex PPSB | 14 | 0/14 |
| Internat. safety | VIII | 14 | 0/14 |
| | IX | 1 | 0/ 1 |
| | | | 4/45 |

**Tabelle 4.** Vapor heated concentrates; HIV Safety

| Study | Factor Tested | Analyzable patients | Anti-HIV pos. |
|---|---|---|---|
| German-Austrian-Italian | VIII | 60 | 0/60[a] |
|  | IX | 18 | 0/18 |
|  | FEIBA | 3 | 0/ 3 |
| Italian safety | VII | 1 | 0/ 1 |
|  | VIII | (28) | (0/28)[a] |
|  | IX | 2 | 0/ 2 |
| German PCC safety | PPSB Prothromplex | 12 | 0/12 |
| International safety | VIII | 23 | 0/23 |
|  | IX |  |  |
|  |  |  | 0/129 |

[a] The 28 patients at the Italian safety study are included in the German-Austrian-Italian study

Tabelle 4 zeigt die Auswertung der HIV-Sicherheit. Das Sternchen rechts bedeutet, daß die 28 italienischen Patienten in der obersten retrospektiven Studie eingeschlossen sind. Alle blieben negativ. Auch hier ist die statistisch zu fordernde Mindestzahl gerade erreicht. Wenn man alle Studien zusammenzählt, haben wir inzwischen 110 Fälle, die Anti-HIV-negativ geblieben sind.

Tabelle 5 enthält eine weitere internationale Studie, die ebenfalls zur Zeit läuft, und zwar eine Studie mit pasteurisiertem Faktor VIII-Konzentrat. Oben sind wieder die beteiligten Länder nach der Zahl der eingebrachten Patienten aufgeführt. Bezüglich der Hepatitis NANB ist inzwischen festzustellen, daß alle 26 Patienten negativ geblieben sind. Hinsichtlich der Hepatitis B können 16 Patienten beurteilt werden, die ebenfalls keinen Hinweis auf eine Infektion zeigen. Zur HIV-Infektion ist noch nichts zu sagen, da die gesetzte Beobachtungsdauer von 15 Monaten noch nicht überschritten ist.

**Tabelle 5.** Current international study on virus safety of pasteurized factor VIII concentrate (Italy, German Democratic Rep., Fed. Rep. of Germany, Austria, Belgium)
Tested material: 10 bateches Hemate: C P or HS

|  | n pat. | pos./neg. |
|---|---|---|
| *HNANB* |  |  |
| (min. follow-up:  4 months) | 26 | 0/26 |
| *HB* |  |  |
| (min, follow-up:  6 months) | 16 | 0/16 |
| *HIV* |  |  |
| (min. follow-up: 10 months) |  |  |

Tabelle 6 faßt alle Patienten zusammen, welche die Kriterien des International Committee erfüllen und die auf Hepatitis NANB untersucht worden sind.

Tabelle 7 zeigt die Auswertungsergebnisse bezüglich der Hepatitis B-Sicherheit. 31 Patienten aus einer früher veröffentlichten Studie, die mit Faktor VIII-Konzentrat behandelt und Hepatitis B-negativ geblieben sind, habe ich fortgelassen, da diese Studie nicht den strengen Kriterien des International Committee entspricht.

**Tabelle 6.** Pasteurized concentrates; HNANB safety

| Study | Factor tested | Batches | Analyzable patients | HNANB pos. |
|---|---|---|---|---|
| German AT III P safety | AT III | 2 | 13 | 0/13 |
| German F IX P safety | IX/X | > 6 | IX  5<br>X  1 | 0/ 5<br>0/ 1 |
| Internat. F VIII P safety | VIII | 32 | 26 | 0/26 |
| Internat. F VIII:C P safety | VIII | 10 | 26 | 0/26 |
|  |  | >63 |  | 0/71 |

**Tabelle 7.** Pasteurized concentrates; HB safety

| Study | Factor tested | Batches | Analyzable patients | HNANB pos. |
|---|---|---|---|---|
| German AT III P safety | AT III | 2 | 6 | 0/ 6 |
| German F IX P safety | IX/X | 4 | IX  5<br>X  1 | 0/ 5<br>0/ 1 |
| Internat. F VIII P safety | VIII | 32 | 10 | 0/10 |
| Internat. F VIII:C P safety | VIII | 10 | 16 | 0/16 |
|  |  | 48 |  | 0/38 |

# Diskussion

WANK (Wien):

Sind in den laufenden Studien Patienten gegen Hepatitis B geimpft worden?

SCHIMPF (Heidelberg):

Das war in meinen Abbildungen deutlich erkennbar. Die aktive Hepatitis B-Impfung ist bei diesen Virussicherheitsstudien grundsätzlich erlaubt, so daß zur Beurteilung der Hepatitis NANB-Sicherheit entsprechend mehr Patienten verfügbar sind als zur Prüfung auf HBV-Übertragung.

PINDUR (Homburg/Saar):

In den Fällen, die HBV-serokonvertiert sind und bei denen Familienangehörige als HBs-Antigenträger gefunden wurden, wird angenommen, daß die Infektion durch soziale Kontakte mit Familienangehörigen verursacht wurde, oder ist die Infektion doch durch Faktorenkonzentrate übertragen worden?

SCHIMPF (Heidelberg):

In der Arbeit von MANNUCCI et al. wird das nicht diskutiert. Es wird nur die Tatsache mitgeteilt, weil man keine Sicherheit über den Infektionsweg erlangen kann. Selbstverständlich stellt sich die Frage der nosokomialen Übertragung, und ich möchte beispielhaft einen Fall aus einer schon veröffentlichten Studie erwähnen. Wir hatten einen Jungen, der noch nie substituiert worden war und keinerlei Auffälligkeiten in der Anamnese aufwies. Wir fanden immer wieder leicht erhöhte Transaminasenwerte und mußten uns fragen, ob das auf das pasteurisierte Präparat zurückzuführen ist. Erst die Rückfrage bei seinem Kinderarzt ergab, daß der Patient bereits früher immer mal wieder Transaminasenwerte über 30 gehabt hat. Hätten wir diese Nachricht nicht erhalten, wäre der Fall als durch das Präparat verursacht angesehen worden.

GÜRTLER (München):

Hervorzuheben bleibt, daß es gegen die Hepatitis B einen effizienten Impfstoff gibt und grundsätzlich geimpft werden sollte, auch wenn man damit für Infektionssicherheitsstudien die Prüfungsaussagen einschränkt.

# Der Nachweis von Hepatitis B, NANB und HIV-Antikörpern bei ausschließlicher Verwendung zugelassener oder in klinischer Prüfung befindlicher virusinaktivierter Gerinnungskonzentrate

H.-H. Brackmann, H. Egli, B. v. Loo, P. Euler, G. Clauss (Bonn)

Die Virussicherheit der von uns verwendeten Gerinnungspräparate ist uns allen immer ein besonderes Anliegen gewesen, zumal wir mit der Übertragung des HIV eine große Katastrophe in Kauf nehmen mußten.

Mit der Einführung virusinaktivierter Gerinnungskonzentrate ist die Möglichkeit der Übertragung der Hepatitis B, NANB sowie des HIV drastisch gesunken.

In den letzten 2 Jahren sind bei uns ausschließlich besonders intensiv virusinaktivierte Konzentrate verwendet worden, die entweder durch flüssige Hitze, mit Dampf oder chemisch virusinaktiviert wurden.

In klinischer Erprobung sind derzeit bei uns ein Produkt, das mit monoklonalen Antikörpern hergestellt und mit einem solvent/detergent Verfahren virusinaktiviert wurde, sowie ein weiteres Präparat, das nach höherer Reinigung in flüssigem Zustand erhitzt wurde.

## Methodik

Untersucht wurden die Transaminasenwerte SGOT, SGPT, Gamma-GT und LDH nach der optimierten Standardmethode mit den Reagenzien der Firma Boehringer.

Die Hepatitisserologie erfolgte nach der ELISA-Methode mit Reagenzien der Firma Abbott.

Der HIV-Antikörper-Test erfolgte nach der ELISA-Methode mit Reagenzien der Firma Organon sowie nach der Western-Blot-Methode mit Reagenzien der Firma du Pont.

Die Transaminasen wurden 2–12mal pro Jahr bestimmt. Die Untersuchung auf Hepatitis B-Antikörper erfolgte entsprechend ihrem Antikörpertiter. Der HIV-Antikörper wurde bei den Patienten, bei denen er negativ war 2–4mal pro Jahr kontrolliert.

Der Beobachtungszeitraum dieser Untersuchungen erstreckt sich von Anfang 1987 bis einschließlich Oktober 1988. Innerhalb dieses Beobachtungszeitraumes wurden nur Patienten untersucht, die ausschließlich ein einziges Produkt verwendet hatten.

**Patienten**

Unter den o.g. Kriterien erfüllten für die Hämophilie A 291 Patienten, für die Hämophilie B 55 Patienten und für das von Willebrand-Jürgens-Syndrom 13 Patienten die entsprechenden Voraussetzungen. Patienten, die beim Eintritt in die Studie noch nicht an einer HIV-Infektion infiziert waren, waren für die Hämophilie A 71, für die Hämophilie B 7 und für das von Willebrand-Jürgens-Syndrom 11 Patienten. Zusätzlich waren für die Hämophilie A 51 Patienten, für die Hämophilie B 22 Patienten und für das von Willebrand-Jürgens-Syndrom 1 Patient sowohl ohne nachgewiesene Hepatitis B bzw. NANB, als auch ohne nachgewiesene HIV-Antikörper.

**Gerinnungspräparate**

*Präparate in klinischer Erprobung*

Hierbei handelt es sich um das Präparat der Firma Travenol mit dem Handelsnamen Hämophil M, das mit monoklonalen Antikörpern und einem solvent/detergent Virusinaktivierungsverfahren hergestellt wurde. Mit diesem Produkt wurden 9 Patienten behandelt. Davon waren 2 Patienten hinsichtlich ihres HIV-Antikörpers negativ. Der Beobachtungszeitraum betrug 15 Monate.

Von dem neuen Produkt der Firma Behring, mit dem derzeitigen Handelsnamen Behring C:HS wurden 6 Patienten über einen Zeitraum von 6 Monaten behandelt. Hiervon war ein Patient HIV-Antikörper-negativ.

*Zugelassene Präparate*

Faktor VIII-Konzentrate

Behring, Handelsname Hemate HS. Von insgesamt 129 Patienten, waren 38 Patienten HIV-Antikörper-negativ, zusätzlich waren 52 Patienten sowohl HIV-Antikörper-negativ als auch ohne Anzeichen einer früher durchgemachten Hepatitis NANB. Von diesen hatten 49 Patienten positive Hepatitis B Antikörper aufgrund einer spezifischer Impfung.

Cutter, Handelsname Koate HS. Hierbei wurden 75 Patienten beobachtet, davon waren 23 HIV-Antikörper-negativ. Es gab keinen Patienten der nicht eine Hepatitis B und evtl. NANB durchgemacht hatte.

Immuno, Handelsname S-TIM 3. Es wurden 51 Patienten beobachtet, davon waren 10 HIV-Antikörper-negativ. Alle Patienten hatten Anzeichen einer früher bereits durchgemachten Hepatitis B und/oder NANB:

Octapharm, Handelsname Octa VI. Hierbei wurden 48 Patienten beobachtet, davon waren 11 HIV-Antikörper-negativ. Alle Patienten hatten Anzeichen einer früher durchgemachten Hepatitis B und evtl. NANB.

Faktor IX-Konzentrate

Biotest, Handelsname PPSB. Es wurden 24 Patienten beobachtet, davon waren 4 HIV-Antikörper-negativ und 17 waren zusätzlich negativ hinsichtlich einer Hepatitis B und NANB.

Immuno, Handelsname S-TIM 4. Es wurden 31 Patienten beobachtet, davon waren 3 Patienten HIV-Antikörper-negativ und 5 Patienten waren zusätzlich negativ für die Hepatitis B und NANB.

## Ergebnisse

*Faktor VIII-Konzentrate in klinischer Prüfung* (Tabelle 1):

Bei den Produkten der Firma Travenol und der Firma Behring konnte in den genannten Beobachtungszeiträumen weder eine Serokonversion bezüglich des HIV-Antikörpers bei den Patienten festgestellt werden, die vor Eintreten in die Studie HIV-Antikörper-negativ waren, noch konnten Transaminasenerhöhungen festgestellt werden, die auf eine evt. NANB-Hepatitis hindeuteten.

**Tabelle 1.** Ergebnisse I. F.VIII-Konzentrate in klinischer Prüfung

| | Patient | | Verbrauch | Patient | |
| Firma | N = | virg. HIV | U × 1000 | NANB[a] | HIV |
| --- | --- | --- | --- | --- | --- |
| Travenol | 9 | 2 | 4455 | – | – |
| Behring | 6 | 1 | 362 | – | – |

[a] Ausschlußdiagnostik; SGPT >100 U/l (>2×)

*Zugelassene Konzentrate (Tabelle 2)*

Faktor VIII-Konzentrate

Bezüglich der o.g. Faktor VIII-Konzentrate konnten in dem entsprechenden Beobachtungszeitraum bei der Firma Behring 2 akute Heptitis B-Fälle beobachtet werden, bei Patienten mit HIV-Antikörper-negativem Zustand.

Bei dem Produkt der Firma Cutter wurde bei 3 Patienten mit negativem-HIV-Antikörper und positivem Hepatitis B-Antikörper Transaminasenerhöhungen von über 100 U/l nach zweimaliger Kontrolle gemessen. Allerdings waren diese Patienten hinsichtlich der Hepatitis NANB keine virgin-Patienten. Bei der Firma Immuno wurde ein Patient mit einer Transaminasenerhöhung von über 100 U/l bei zweimaliger Kontrolle festgestellt, hierbei handelt es sich um einen Patienten der HIV-Antikörper-positiv ist und darüberhinaus in früheren Jahren eine Hepatitis B sowie NANB durchgemacht hatte.

Bei der Firma Octapharm konnten weder Serkonversionen hinsichtlich des HIV-Antikörpers beobachtet werden, noch wurden Transaminasenerhöhungen festgestellt, die auf eine evtl. NANB-Hepatitis hindeuteten.

**Tabelle 2.** Ergebnisse II. Zugelassene Konzentrate

| Firma | N = | Patient Virgin | | Verbrauch 1987/88 | Patient (N =) mit Ergebnisse | | |
|---|---|---|---|---|---|---|---|
| | | HIV | HEP HIV | U × 1000 | Hep. B | NANB [a] | HIV |
| **F.VIII** | | | | | | | |
| Behr. | 129 | 38 | 52 | 29 154 | 2[b] | – | – |
| Cutt. | 75 | 23 | – | 25 715 | – | 3[c] | – |
| Immu. | 51 | 10 | – | 14 298 | – | 1[b] | – |
| Octa. | 48 | 11 | – | 23 902 | – | – | – |
| **F.IX** | | | | | | | |
| Biot. | 24 | 4 | 17 | 2 581 | – | – | – |
| Immu. | 31 | 3 | 5 | 6 458 | – | – | – |

[a] Ausschlußdiagnostik; SGPT >100 U/l (2×)
[b] HIV-AK neg.; [b] HIV-AK pos.


## Faktor IX-Konzentrate

Bei der Untersuchung der beiden Faktor IX-Konzentrate der Firma Biotest und
der Firma Immuno wurden weder HIV-Antikörper-Serokonversionen noch
Transaminasenerhöhungen festgestellt, die auf eine evtl. NANB-Hepatitis hindeuteten.


## Zusammenfassung

Fassen wir unsere bisherigen Ergebnisse zusammen, so können wir feststellen,
daß bei 2 Patienten bei dem Produkt Haemate HS (Firma Behring) eine Übertragung einer akuten Hepatitis B und bei 4 weiteren Patienten (3 Patienten bei Koate
HS, 1 Patient bei Immuno S-TIM 3) Transaminasenerhöhungen festgestellt wurden, die eine Hepatitis NANB vermuten lassen. Allerdings handelt es sich hierbei
um Patienten, die in früheren Jahren bereits eine Hepatitis B sowie NANB durchgemacht hatten, so daß eine Exazerbation eines evtl. chronischen Zustandes nicht
ausgeschlossen werden kann.

Zusammenfassend muß somit festgestellt werden, daß bei Verwendung einer
großen Menge an Gerinnungskonzentraten bei entsprechend großer Anzahl von
Patienten, mit intensiv virusinaktivierten Produkten eine gegenüber früheren
Produkten sehr hohe Sicherheit hinsichtlich der Hepatitis B sowie der NANB
besteht und derzeit eine absolute Sicherheit hinsichtlich der Übertragung des
HIV.


## Literatur

Mannucci PM, Zanetti AR, Colombo M (1988) Study group of the fondazione dell'Emofilia.
  Prospective study of hepatitis after factor VIII concentrate explosed to hot vapour. Br J
  Haematol 68:427–430

Prince AM, Horowitz B, Horowitz MS, Zang E (1987) The development of virus-free labile blood derivates — review. Eur J Epidemiol 3:103—118

McDougal JS, Martin LS, Cort SP, Mozen M, Heldebrant CM, Evatt BL (1985) Thermal inactivation of the acquired immunodeficiency syndrom virus, human T lymphotropie virus-III/lymphadenopathy-associated virus, with special reference to antihemophilic factor. J Clin Invest 76:875—877

Heldebrant CM, Gomperts ED, Kasper CK et al. (1985) Evaluation of two viral inactivation methods for the preparation of safer factor VIII and factor IX concentrates. Transfusion 25:510—515

Lawrence DN, Schulmann S, Rizza CR et al. (1987) International surveillance for HIV seroconversion in hemophilia patients receiving heat-treated factor concentrate therapy (Abstract no. M11.5). In: Abstracts of the Third International Conference on Acquired Immunodeficiency Syndrome. Washington, DC: US Department of Health and Human Service, Public Health Sevice, World Health Organization, 1987:9

Colombo M, Mannucci PM, Carnelli V et al. (1985) Transmission of non-A, non-B hepatitis by heat-treated Factor VIII concentrate. Lancet II:1—4

Allain JP, Gazengel C, Sultan Y, Verroust F (1986) The french hemophilia study Grouü. Clinical evaluation of a heat treated high-purity factor VIII concentrate. Ric Clin Lab 16:245

Kernoff PBA, Miller EJ, Savidge GF, Machin SJ, Dewar MS, Preston FE (1987) Reduced risk of non A, non B hepatitis after a first exposure to wet heated factor VIII concentrate. Br J Haematol 67:207—211

Edwards CA, Piet MPJ, Chin S, Horowitz B (1987) Tri(n-butyl) phosphate/detergent treatment of licensed therapeutic and experimental blood derivatives. Vox Sang 52:53—59

Heinrich D, Sugg U, Brackmann HH, Stephen W, Lissner R (1987) Virus safety of beta-propriolactone treated plasma preparations: clinical experiences. Dev Biol Stand 67:311—317

Schimpf K, Mannucci PM, Kreutz W, Backmann HH, Auerswald G, Ciavarella N, Mösseler J, De Rosa V, Kraus B, Brueckman CH, Mancuso G, Mittler U, Haschke F, Morfini M (1987) Absence of hepatitis after treatment with a pasteurized factor VIII concentrate in patients with hemophilia and no previous transfusion. N Eng J Med 316:918—921

Horowitz B, Wiebe ME, Lippin A, Stryker M (1985) Incactivation of viruses in labile blood derivates I: Disruption of lipid-enveloped viruses by tri-(n-Butyl)phosphate detergend combinations. Transfusions 25:516—552

Mannucci PM, Zanetti AR, Colombo M, and the study groupe of the fondazione dell'Emophilia (1988) Prospective study of hepatitis after factor VIII concentrate exposed to hot vapour. Br J Haematol 68:427—430

# Diskussion

Schimpf (Heidelberg):

Zu den beiden Hepatitis-Fällen durch pasteurisierte Konzentrate möchte ich die Frage nach der Glaubwürdigkeit der Schimpansenversuche stellen. Soviel ich gehört habe, sind die inkriminierten Chargen Schimpansen in sehr hoher Dosierung gespritzt worden. Die Schimpansen blieben bis jetzt alle negativ für Hepatitis B. Das ist vergleichbar mit den beiden Fällen, die ich vorgetragen habe, auch hier sind die Schimpansenversuche negativ verlaufen, so daß man versucht ist, deren Aussagekraft zu bezweifeln. Aber auch dafür gibt es keine schlüssigen Beobachtungen.

Brackmann (Bonn):

Nach allem, was man aus der Literatur weiß, sind Schimpansenversuche wichtig, ergeben aber keine absolute Sicherheit. Zu unseren beiden Fällen möchte ich anfügen, daß nur eine Charge an einem Schimpansen geprüft worden ist. Beide Patienten haben aber mehrere Chargen bekommen. Wir haben eine herausgegriffen, die für die Infektion mit großer Wahrscheinlichkeit verantwortlich war.

Gürtler (München):

Haben Sie den Subtyp geprüft?

Brackmann (Bonn):

AD.

Gürtler (München):

Das ist der bei uns übliche Typ. Wie haben Sie eine Hepatitis NANB charakterisiert?

Brackmann (Bonn):

Durch Ausschlußdiagnostik. Auch CMV- und EBV-Infektionen wurden ausgeschlossen. Hepatitis B-Antikörper waren bereits vorhanden und die Transaminasen lagen bei mehrmaliger Prüfung über 100.

SCHIMPF (Heidelberg):

Wir haben früher schon einmal zwei Hepatitis NANB-Fälle bei pasteurisierten Präparaten beobachtet. Diese waren nicht streng genug kontrolliert worden und konnten nicht verwertet werden. Es waren aber zwei, die operiert worden waren, und zwar in derselben Klinik, in demselben Operationssaal und beide erkrankten danach. So wissen wir natürlich nicht, ob die Infektion durch das Präparat oder die Operation bedingt war.

GÜRTLER (München):

Was haben die Umgebungsuntersuchungen der zwei Hepatitis B-Fälle ergeben?

BRACKMANN (Bonn):

Alle sind über 1 Jahr lang untersucht worden. Es ist nichts aufgetreten.

# Immunologischer Status und negative HIV-1- und HIV-2-Serologie nach Substitution mit virus-inaktivierten Faktor VIII-Präparaten seit 1980

W. Kreuz, B. Krackhardt, U. Ebener, A. Werner, H. v. Briesen, U. Nowak-Göttl, B. Wegerich, S. Wehner, R. Kurth, B. Kornhuber (Frankfurt)

Ab 1980 haben wir alle unsere neu einzustellenden Kinder mit Hämophilie A und leichtem von Willebrand-Syndrom mit einem in wäßriger Lösung hitzebehandelten Faktor VIII-Konzentrat behandelt (Faktor VIII HS, Haemate HS). Nach zum Teil 9jähriger Behandlungszeit interessierte uns besonders die HIV-1- und HIV-2-Sicherheit dieser Präparate und inwieweit immunologische Veränderungen bei den Langzeit-behandelten Patienten auftraten. Von den untersuchten immunologischen Parametern möchten wir Ihnen die Ergebnisse der T-Zell-Subpopulationen und der Lymphozyten-Stimulationen mit verschiedenen Mitogenen darstellen.

In Tabelle 1 werden unsere Patientengruppen dargestellt. Die erste Subgruppe bilden Hämophile A-Patienten, die mit üblichen Dosen des Faktor VIII-Konzentrates 2–3mal pro Woche prophylaktisch oder nur bei Bedarf behandelt wurden. Die zweite Subgruppe besteht ebenfalls aus Hämophilie A-Patienten, dies sind aber ehemalige Hemmkörper-Hämophile, die im Laufe einer Hemmkörpereliminationstherapie sehr hohe Dosen des Faktor VIII-Konzentrates erhalten haben und deshalb separat aufgeteilt werden.

Im Oktober 1984 wurde uns zum ersten Mal ein in wäßriger Lösung hitzebehandeltes Kryopräzipitat (Ristofact HS) zur Verfügung gestellt. Alle unsere Patienten mit Typ III, also schwerster von Willebrand-Jürgens-Erkrankung, vor allem diejenigen, die bis dahin noch nicht substituiert worden waren, bekamen in der Folgezeit dieses Präparat. Diese Patienten findet man in der dritten Subgruppe. Alle Patienten mit schwerem von Willebrand-Jürgens-Syndrom, die vor dieser Zeit mit Kryopräzipitat behandelt werden mußten, sind, auch wenn sie in ihrem

**Tabelle 1**

| Diagnose (n) 1981er | Alter (Jahre) Median (range) | Therapie | Therapiedauer (Jahre) Median |
|---|---|---|---|
| Häm A (15) | 10,5 (2,5–13,5) | pasteurisiertes F VIII-Konzentrat | 4,0 |
| Häm A (Inh) (8) | 5,5 (3,5–9,5) | | 7,0 |
| vWS (4) | 11,0 (4,5–14,0) | past. F VIII-Kryopräzipitat | 3,5 |
| Häm A (5) | 7,0 (4,0–9,0) | keine Substitutionstherapie | – |
| vWS (9) | 10,0 (4,5–15,0) | therapie | – |
| Kontrollen (21) | 9,0 (3,0–16,0) | – | – |

Leben nur ein einziges Mal Kryopräzipitat bekommen mußten, leider HIV-infiziert.

Als Kontrollgruppen dienen uns auf der einen Seite nicht substituierte Hämophilie A-Patienten und von Willebrand-Jürgens-Patienten und 21 Kinder ohne jede Grunderkrankung.

Nun zu unseren Ergebnissen bezüglich HIV-1- und HIV-2-Sicherheit (Tabelle 2). Keines der substituierten Kinder ist Anti-HIV-1 oder Anti-HIV-2 positiv geworden, auch klinisch bieten diese Kinder keinen Anhalt für eine HIV-1- oder HIV-2-Infektion. In der dritten Spalte ist die Gesamtdosis und in der vierten Spalte die Dosis des Faktor VIII-Präparates, die bis Oktober 1985 verabreicht wurde, aufgeführt. Sie wissen, daß bis zu diesem Zeitpunkt die Spender nicht auf HIV-Antikörper untersucht wurden, und da große Teile des Plasmas aus den USA stammten, muß von einer hohen HIV-Kontamination des verwendeten Plasmas ausgegangen werden.

**Tabelle 2**

| Diagnose (n) | Therapie | Gesamt-Dosis $\times 10^3$ (IU) Median (range) | Dosis bis Okt. 85 $\times 10^3$ (IU) x (range) | Anti-HIV-1 pos | Anti-HIV-2 pos |
|---|---|---|---|---|---|
| Häm A (15) | | 71,5 (1,5−353,0) | 30,1 (1,3−124,5) | 0/15 | 0/15 |
| | pasteurisiertes F VIII-Konzentrat | | | | |
| Häm A (Inh) (8) | | 1063,2 (465,7−3282,8) | 683,9 (56,8−2019,9) | 0/8 | 0/8 |
| vWS (4) | past. F VIII-Kryopräzipitat | 14,2 (12,5−19,2) | 12,5 (1,8−20,3) | 0/4 | 0/4 |
| Häm A (5) | | − | − | 0/5 | 0/5 |
| | keine Substitutions-therapie | | | | |
| vWS (9) | | − | − | 0/9 | 0/9 |
| Kontrollen (21) | − | − | − | 0/21 | 0/21 |

Bemerkenswert ist, daß auch unsere ehemaligen Hemmkörper-Patienten, die schon seit 1980 sehr hohe Dosen dieses Faktor VIII-Konzentrates erhielten, nicht infiziert wurden.

Auch bei den Patienten mit schwerer von Willebrand-Jürgens-Erkrankung fanden wir keine Antikörper gegen HIV-1 und HIV-2 nach jetzt 4jähriger Gabe des pasteurisierten Kryopräzipitates.

Nun zu unseren Ergebnissen der T-Zell-Subpopulation (Abb. 1):

Jeweils in der ersten Säule der Gruppen werden die absoluten OKT4-Zellzahlen und in der zweiten gestreiften Säule die absoluten OKT8-Zellzahlen darge-

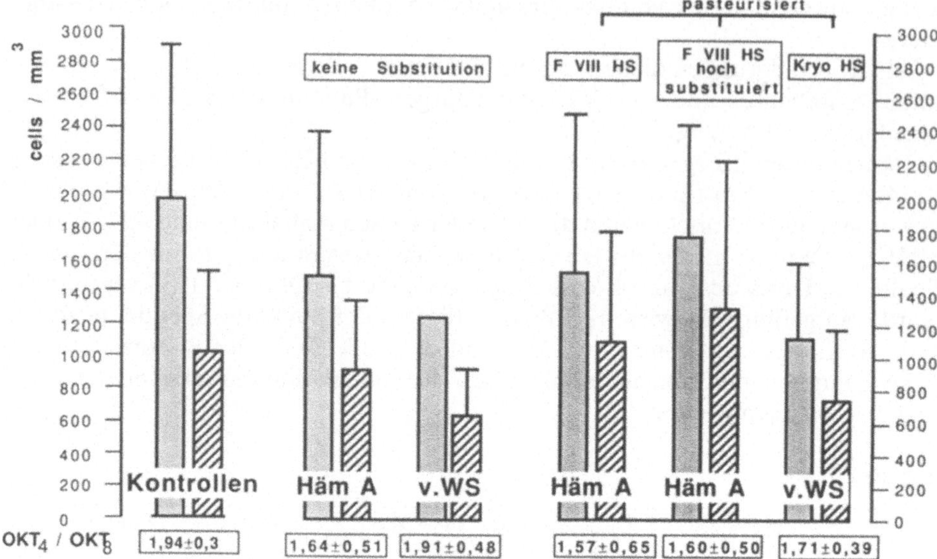



**Abb. 1.** T-Zell-Subpopulationen: OKT$_4$ □ und OKT$_8$ ▨

stellt. Von links nach rechts zunächst die gesunde Kontrollgruppe, dann eine nicht substituierte Hämophilie A-Gruppe, danach die nicht substituierte von Wille-brand-Jürgens-Gruppe, und auf der rechten Seite der Abbildung die substitu-ierten Patientengruppen; zunächst die mit üblichen Dosen behandelte Hämophi-lie A-Gruppe, dann die hochdosierte Gruppe der ehemaligen Hemmkörperhä-mophilen und ganz rechts die mit Kryopräzipitat behandelte von Willebrand-Jür-gens-Gruppe. Sie können erkennen, daß gegenüber den Kontrollgruppen keine signifikanten Veränderungen der absoluten T4- oder T8-Zellzahlen gefunden wurden. Auch unsere hoch substituierten ehemaligen Hemmkörperhämophilen zeigten eine im Normalbereich liegende OKT4/OKT8-Ratio.

In den folgenden Abbildungen werden die Ergebnisse der Lymphozytenstimu-lationen mit verschiedenen Mitogenen der verschiedenen Patientengruppen in der-selben Reihenfolge dargestellt wie bei den T-Zell-Subpopulationen. Während auf der Ordinate die Einbaurate von Tritium-markiertem Thymidin in die neusynthe-tisierte DNA der Lymphozyten als Maß für die Proliferationsrate aufgetragen ist – dabei entspricht die obere Begrenzung der Abbildung 100 000 Counts/Min. (cpm) –, sind auf der Abszisse die verschiedenen Patientengruppen aufgeführt.

In Abb. 2 wird die Lymphozytenstimulation mit OKT4 (T-Zell-Mitogen) darge-stellt, in der ersten Säule jeweils die Lymphozytenstimulationsrate ohne Interleu-kin-2 und in der zweiten Säule nach Zugabe von IL-2.

Man kann deutlich erkennen, daß sich die Stimulationsraten auf OKT3 sowohl bei den normal dosierten Hämophilie A-Patienten als auch den hochdosierten Hemmkörper-Hämophilen nicht signifikant unterscheiden von den nicht substitu-ierten Patientengruppen. Auch durch Zugabe von Interleukin-2 lassen sich bei

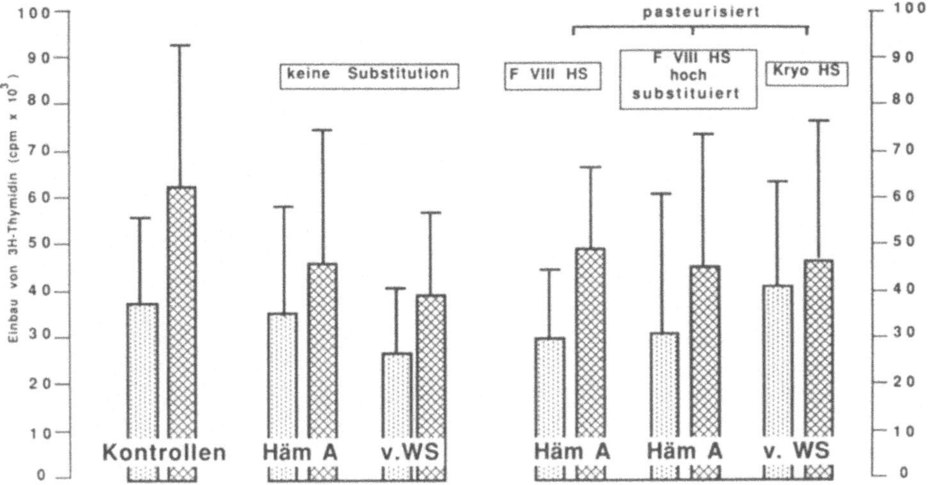

**Abb. 2.** OKT3-induzierte Lymphozytenproliferation: ohne Zusatz von hp IL-2 ▤ / mit Zusatz von hp IL-2 ▨

den substituierten wie auch bei den nicht substituierten Patienten ähnliche zusätzliche Stimulationsraten erzielen.

(Abb. 3): In der ersten Säule (waagerecht gestreift) wird jeweils die Lymphozytenstimulation mit ConA (überwiegend T-Zell-Mitogen) und in der zweiten Säule (karierte Säule) die Lymphozytenstimulation mit PWM (überwiegend B-Zell-Mitogen) dargestellt. Vergleicht man wieder die Stimulationsraten der behandelten Patientengruppen mit den Kontrollgruppen so finden sich auch hier keine

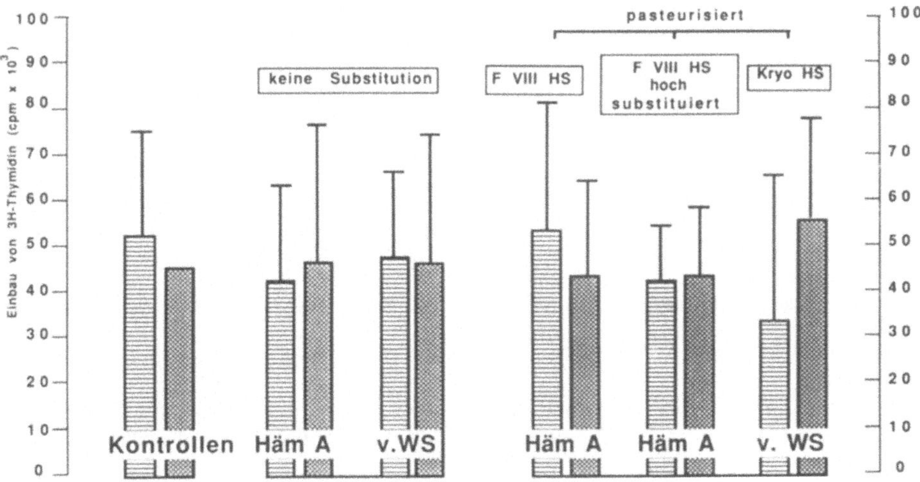

**Abb. 3.** Lymphozytenproliferationstest mit ConA ▤ und PWM ▨

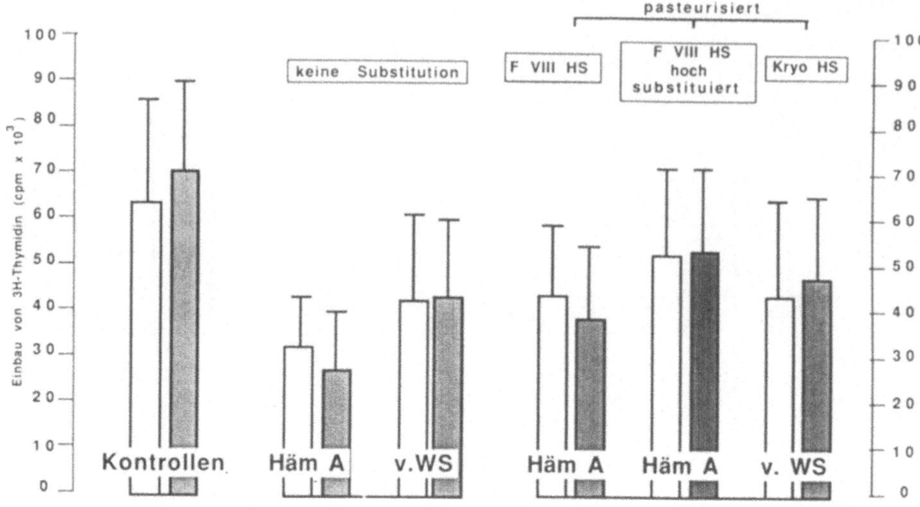



**Abb. 4.** PHA-induzierte Lymphozytenproliferation: ohne Zusatz von hp IL-2 ☐ / mit Zusatz von hp IL-2 ▩

signifikanten Unterschiede bei der Lymphozytenstimulation mit ConA und PWM.

Die Abb. 4 zeigt die Lymphozytenstimulationsraten auf PHA (T-Zell-Mitogen), in der ersten Säule der Gruppen jeweils ohne Zugabe von IL-2, in der zweiten Säule jeweils nach Zugabe von IL-2. Auch bei den Lymphozytenstimulationen mit PHA kann man nach jahrelanger auch hoher Substitution sowohl bei den Hämophilie A- als auch den von Willebrand-Jürgens-Patienten kein Stimulationsdefizit nachweisen.

*Zusammenfassend* kann man sagen, daß wir nach 9jähriger Behandlung mit in wäßriger Lösung hitzebehandelten Faktor VIII-Präparaten auch bei hoher Dosierung keine HIV-1- oder HIV-2-Infektion gesehen haben. Auch bei den T-Zellsubpopulationen und Lymphozytenstimulationen mit verschiedenen Mitogenen konnte bei den behandelten Patienten im Vergleich zu den nicht substituierten Patientengruppen keine signifikanten Unterschiede gefunden werden.

## Literatur


1. Bergmann L, Mitrou PS, Demmer-Dickmann M et al. (1984) Immunologische Veränderungen bei männlichen Homosexuellen und Patienten mit Hämophilie und von Willebrand-Jürgens-Syndrom. In: Helm EB, Stille W (Hrsg) AIDS. Zuckerschwert München, S 66—92
2. Gimore N, Wainberg M (1985) Viral mechanisms of immunosuppression. Prog Leukocyte Biol 1:7
3. Gupta S (1986) Study of activated T-cells in man. Interleukin-2-receptor and transferrin receptor expression on T-cells and production of interleukin-2 in patients with AIDS and ARC. Clin Immunol Immunopathol 38:93—100
4. Koehler M, Hellstern P, Reiter B et al. (1984) Behandlung desvon Willebrand-JürgensSyndrom mit „hepatitissicheren" Faktor VIIIKonzentraten. Dtsch Med Wochenschr 109:1800

5. Kreuz W, Ebener U, Krackhard B et al. (1986) Management of hemophilic children with pasteurised Factor VIII Products since 1980 – Absence of Antibodies to HTLV-III and Unchanged Immunological Status. Haemostasis, Recent Advances and New Developments in Hemostaseology, p 132
6. Lane HC, Depper JM, Greene WC et al. (1985) Qualitative analysis of immune function in patients with the acquired immunodeficiency syndrom. N Engl J Med 313:79–84
7. Schimpf KL, Brackmann HH, Kreuz W et al. (1987) No anti-HIV seroceonversion after replacement therapy with pasteurized factor VIII concentrate. A study of 151 patients with hemophilia A or von Willebrand-Jürgens disease. Thromb Haemost 589:322
8. Schimpf KL, Brackmann HH, Kreuz W et al. (1987) Absence of hepatitis after treatment with a pasteurized factor VIII concentrate in patients with hemophilie and no previous transfusion. N Engl Med 316:918–922
9. Schnittmann et al. Direct polyclonal activation of human B-lymphocytes by the acquired immune deficency syndrome. Science 133:1084–1086
10. Stites DP, Stobo JD, Wells JV Basic and clinical immunology. Appleton and Lange, Norwalk

# Diskussion

Schimpf (Heidelberg):

Bezüglich der Anti-HIV-2-Prüfung möchte ich anfügen, daß bei den 67 Patienten unserer Studie jetzt einmal Anti-HIV-2 bestimmt worden ist. Alle Fälle waren negativ.

Klose (München):

Haben die hochdosiert behandelten Hämophilie A-Patienten ausschließlich Haemate HS bekommen oder auch aktivierte Faktor IX-Komplexpräparate?

Kreuz (Frankfurt):

In dieser Gruppe sind 6 high-responder-Patienten, die eine Kombinationstherapie mit FEIBA bekommen haben. Man kann also sagen, daß wir auch unter der zusätzlichen Gabe eines virusinaktivierten Prothrombinkomplexes keine Veränderung der Subpopulation und auch der Mitogen-induzierten Lymphozytenstimulation gesehen haben. Wir haben bisher 9 Kinder mit einer Hemmkörperhämophilie behandelt. Alle 9 Patienten sind hemmkörperfrei.

Köstering (Göttingen):

Sie hätten doch sicher erwähnt, wenn in diesen Langzeitbeobachtungen Transaminasenanstiege aufgetreten wären. Ist das nicht der Fall gewesen?

Kreuz (Frankfurt):

Wir haben keine Transaminasenanstiege gesehen und auch keine Hepatitis-Fälle, besonders nicht in der Gruppe der Hemmkörperpatienten. Auch CMV- und EBV-Infektionen wurden nicht gefunden.

# In-vivo- und ex-vivo-Untersuchungen eines neuen monoklonal gereinigten F.VIII-Konzentrates

I. Scharrer, Zs. Vigh, E. Aygören, F. Störkel, V. Hach-Wunderle
(Frankfurt)

Hochgereinigte F.VIII-Präparate sollten folgende Anforderungen erfüllen:
Hohe spezifische Aktivität, Reinheit bezüglich viraler Agentien und Fremd-
proteinen, gute hämostatische Wirkung und keine Nebenwirkungen.

Eine neue Generation von F.VIII-Präparaten stellen die monoklonal gereinigten dar.

Das Herstellungsprinzip basiert auf der Isolierung des F.VIII aus Kryopräzipitat entweder mit Hilfe monoklonaler Antikörper gegen den von Willebrand-Jür-
gens-Faktor oder gegen den F.VIII:C.

Zur Virusinaktivierung werden Kryopräzipitate entweder mit dem solvent
detergent TNBP oder mit Trocken- oder Feuchterhitzung behandelt.

Die einzelnen sechs Schritte des Herstellungsprozesses sind auf Tabelle 1 dargestellt.

**Tabelle 1.** Herstellung eines monoklonal gereinigten F.VIII-Präparates

Kryopräzipitat aus Plasma getesteter Spender
↓
Virusinaktivierung mit TNBP/Triton X-100
↓
Anti-F.VIII:C Immunaffinitäts-Chromatographie
↓
Eluieren des F.VIII:C von der Säule
↓
Reinigung über Ionenaustauschsäule
↓
Stabilisierung mit Humanalbumin

Bei den in-vitro-Untersuchungen der beiden derzeit verfügbaren kommerziellen Präparate konnten wir kein Fibrinogen, kein Fibronektin, keine Isoagglutinine und keine Immunglobuline nachweisen. Das meßbare Protein in den monoklonal gereinigten Präparaten besteht vorwiegend aus dem zugefügten Albumin.

Der Nativity-Index, das Verhältnis zwischen F.VIII:C Ag und F.VIII:C, betrug
bei den beiden kommerziellen monoklonal gereinigten Produkten 0,8 bzw. 4. In
Präparaten, in denen höhere F.VIII:C Ag- als F.VIII:C-Aktivitätswerte gefunden
werden, ist eine partielle Inaktivierung des F.VIII:C während der Herstellung
anzunehmen.

**Tabelle 2.** In-vitro-Vergleich von F.VIII-Konzentraten

| Konzen-trate | Spec. Act. (VIII:C/ | Fg | vWF Ag/ VIII:C | RCoF/ VIIIC: | Multimeren Analyse | IgG | IgA mg/1000 E | IgM | Isoagglutinintiter NaCl | Coombs |
|---|---|---|---|---|---|---|---|---|---|---|
| AFH−M | 10,0 | Ø | 0,10 | 0,01 | keine Banden | Ø | Ø | Ø | Ø | Ø |
| A (HS) | 6,0 | 1,25 g/l | 2,08 | 2,20 | 8 Banden | 96 | Spuren | 15 | A −<br>B 1: 16 | −<br>1· 32 |
| B (HS) | 4,0 | Ø | 0,70 | 3,50 | 13 Banden | Spuren | Ø | Spuren | A 1: 512<br>B 1: 16 | 1: 1024<br>1: 256 |
| C (HS) | 22,0 | Ø | 0,60 | 3,80 | 10 Banden | Ø | Ø | Ø | A −<br>B 1: 16 | 1: 4<br>1: 32 |
| D (ST) | 7,5 | 2,70 g/l | 0,80 | 2,50 | 11 Banden | Ø | Ø | Ø | A 1: 32<br>B 1: 16 | 1: 512<br>1: 128 |
| E (SD) | 35,0 | Ø | 0,50 | 1,30 | 8 Banden | Ø | Ø | Ø | A 1: 32<br>B 1: 8 | 1: 256<br>1: 64 |
| F (HT) | 1,5 | 12,10 g/l | 1,00 | 1,30 | 9 Banden | 15 | Spuren | 11 | A 1: 8<br>B 1: 4 | 1: 64<br>1: 16 |

Tabelle 2 demonstriert eine in-vitro-Charakteristik eines monoklonal gereinigten Präparates im Vergleich zu sechs anderen von uns untersuchten kommerziellen Produkten.

Abbildung 1 zeigt die Multimerenanalye verschiedener kommerzieller Präparate. Keine oder nur sehr blasse Multimerenbanden konnten in den monoklonal gereinigten Präparaten (Abb. 1, 3. und 4. Spalte) entdeckt werden.

Bei den ex-vivo-Untersuchungen betrugen die mittlere Recovery, geprüft in drei unserer Patienten, 75% und die Halbwertszeit 11,5 Stunden.

Bei einer Longitudinalstudie über bis jetzt 12 Monate konnten wir in diesen drei Patienten keine signifikante Veränderung der T4- und T8-Zellen nachweisen (Tabelle 3). Berücksichtigt man dabei die von C. Caspar (persönliche Mitteilung) angegebene Verminderung der T4-Zellen von etwa 2,5% pro Monat in seropositiven Blutern, so ist bei den Patienten keine signifikante Veränderung zu erkennen, wobei zu betonen ist, daß es sich hier nur um eine kleine deskriptive Darstellung ohne Wertung handelt.

**Tabelle 3.** Verhalten der T4/T8-Zellen unter AHF-M-Therapie

| | T4 | T8 | T4 | T8 | T4 | T8 |
|---|---|---|---|---|---|---|
| vor | 747 | 601 | 495 | 440 | 295[a] | 274[a] |
| nach  3 M | 693 | 629 | 493 | 291 | 727 | 680 |
| nach  6 M | 737 | 649 | 324 | 313 | 647 | 692 |
| nach  9 M | 824 | 636 | 391 | 330 | 733 | 834 |
| nach 12 M | 719 | 792 | 395 | 355 | 733 | 809 |
| Anti HIV-Status Behandlung | Anti HIV + Prophyl. | | Anti HIV + nach Bedarf | | Anti HIV − nach Bedarf | |

[a] Op einer Paronychie

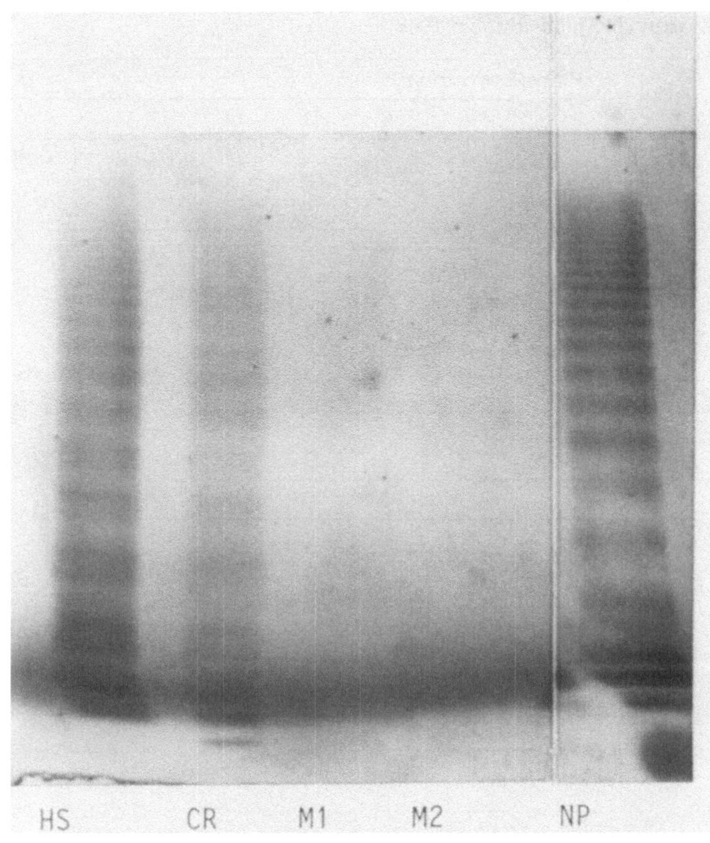



**Abb. 1.** Multimerenanalysen von verschiedenen F.VIII-Präparaten (Spalten 3 und 4 zeigen die Multimerenanalyse von monoklonal gereinigten Präparaten) HS = feucht hitzebehandelt; CR = Cryopräzipitat; M1 = monoklonal gereinigt; M2 = monoklonal gereinigt; NP = Normalplasma

Hemmkörper gegen den F.VIII:C, zirkulierende Immunkomplexe und Mäuseantikörper traten in unseren Patienten bisher nicht auf. Ebenso waren keine Serokonversion und keine signifikanten Veränderungen der Leberenzyme in diesen 12 Monaten nachweisbar. Auch bei 11 zusätzlichen, über einen kürzeren Zeitraum behandelten Patienten konnten wir bisher keine derartigen Nebenwirkungen feststellen.

GOMPERTS berichtete in Madrid in Mai 1988 während des XVIII. Welthämophiliekongresses über eine klinische Studie, in der 30 seropositive und 17 seronegative Bluter mit monoklonal gereinigten Präparaten behandelt werden. Die im Oktober 1988 verfügbaren Ergebnisse bezüglich der HIV-Serokonversion, der ALT-Daten und der Mäuseantikörper sind auf der Tabelle 4 in Abhängigkeit vom Kontrollzeitpunkt dargestellt. Mäuseantikörper, eine Serokonversion sowie Transaminasenanstiege wurden bisher nicht beobachtet (persönliche Mitteilung).

Im August 1986 wurde in USA eine von LUSHER geleitete multizentrische klinische Studie mit Monoclate begonnen, in der 22 Kinder behandelt werden. Alle

**Tabelle 4.** Hemofil-M-Markerstudien/Stand Oktober 1988

| HIV-Serokonversion | | | | | | |
|---|---|---|---|---|---|---|
| Monate | 5 | 8 | 11 | 14 | 17 | – |
| Ak neg. (n Pat.) | 1 | 6 | 4 | 3 | 4 | 18 |
| Virgins (n Pat.) | 3 | 2 | 5 | 6 | – | 16 |
| total (n Pat.) | 4 | 8 | 9 | 9 | 4 | 34 |

Schema:

*ALT-Daten/Virgins*

|  |  |
|---|---|
| 1. Monat | alle 2 Wochen |
| 2.–5. Monat | alle 3 Wochen |
| 9. Monat | 1mal |
| 12. Monat | 1mal |

| Monate | 5 | 7 | 8 | 11 | 12 | 14 | – |
|---|---|---|---|---|---|---|---|
| n Pat. | 1 | 3 | 4 | 3 | 1 | 5 | 17 |

*Murine-Ig-Serokonversion*
ELISA und Immunoblot/alle 3 Monate

| Monate | 5 | 8 | 11 | 14 | 17 | 19 | – |
|---|---|---|---|---|---|---|---|
| Virgins | 5 | 4 | 3 | 2 | – | – | 14 |
| vorbehandelt (n Pat.) | 5 | 8 | 14 | 6 | 3 | 1 | 37 |

Kinder wurden und werden vor Eintritt in die Studie gegen Hepatitis B geimpft. Nach Angaben von LUSHER sei bisher keine Non-A/Non-B-Hepatitis und keine Serokonversion aufgetreten (LUSHER et al. 1988).

Die bekannte Tatsache, daß auch seronegative Patienten Immunregulationsstörungen aufweisen, lassen vermuten, daß F.VIII-Präparate einen Einfluß auf das Immunsystem haben können.

Immunsuppressive Wirkungen in vitro sind von verschiedenen Autoren (Tabelle 5) beschrieben worden, wie etwa der Einfluß auf die Monozytenfunktion von der Arbeitsgruppe um EIBL und um PASI, eine Beeinflussung der Killer-Cell-Activity von LEDERMAN, der Lymphozytenproliferation von LEDERMAN, der Inter-

**Tabelle 5.** Immunsuppressive Wirkungen von F.VIII-Konzentraten (in vitro)

| Wirkung auf | Autoren |
|---|---|
| Monozytenfunktion | EIBL et al. 1987 |
| Monozytenfunktion | PASI 1988 |
| Killer cell activity | LEDERMAN et al. 1985 |
| Lymphozytenproliferation | LEDERMAN et al. 1986 |
| Interleukin-2-Produktion | LEDERMAN et al. 1986 |
| Lymphozytentransformation | HAY 1988 |
| Lymphozytentransformation | WALLEVIK 1988 |

**Tabelle 6.** Immunsuppressive Wirkungen von Faktor VIII-Konzentraten in seronegativen Patienten

| Wirkung | Autoren |
|---|---|
| Beeinflussung der Lektin ind. Lymphozytentransformation | BERNTROP 1988 |
| Erniedrigung der Helfer-Zellen | ALEDORT 1988 |
| Erniedrigung der Helfer-Zellen | CONTE et al. 1988 |
| Erniedrigung der Helfer-Zellen | SULLIVAN et al. 1986 |
| Erniedrigung der Helfer-Zellen | LUDLAM et al. 1983 |
| Erniedrigung der Helfer-Zellen | LUBAN et al. 1983 |
| Polyklon. Aktivierung der B-Zellen | RAGNI et al. 1987 |

leukin-2 Produktion von LEDERMAN und der Lymphozytentransformation von HAY und WALLEVIK. Auch in vivo wurden immunsuppressive Effekte beschrieben (Tabelle 6), so von BERNTROP, ALEDORT, CONTE, SULLIVAN, LUDLAM, LUBAN und RAGNI. Insbesondere wurde mehrfach eine Erniedrigung der T4-Zellen in behandelten seronegativen Patienten gesehen, wobei dieser Effekt möglicherweise unabhängig von der Substitutionsmenge und eher abhängig von der Zusammensetzung der Präparate zu sein scheint.

Die von BRETTLER und anderen amerikanischen Hämophilietherapeuten über jetzt etwa 2½ Jahre beobachtete Konstanz der T4-Zellen unter der Gabe von monoklonal gereinigten Präparaten weist darauf hin, daß möglicherweise die neue Generation von F.VIII-Präparaten das Immunsystem weniger beeinflußt als die bisher angewandten Produkte (BRETTLER 1988).

Weitere klinische Erfahrungen an einem größeren Patientenkollektiv müssen jedoch diese Vermutung und diese neue Behandlungsmethode prüfen und erhärten.


## Literatur

Aledort LM (1988) Blood products and immune changes: impacts without HIV infection. Semin Hematol 25 (Suppl 1) 2:14−19

Berntrop E (1988) Lectin induced lymphocyte transformation after infusion of factor VIII concentrates. Conference: Replacement therapy in haemophilia − problems and solutions, 4. 11. 88, Lissabon

Brettler DB (1988) Update on human studies involving monoclonal antibody concentrates. Conference: Replacement therapy in haemophilia − problems and solutions, 4. 11. 88, Lissabon

Conte R, Giovanardi L, Tazzari PL et al. (1988) Non-HLA lymphocytotoxic antibodies in HIV-seropositive and HIV-seronegative hemophiliacs. Vox Sang 54:47−51

Eibl MM, Ahmad R, Wolf HM et al. (1987) A component of factor VIII preparations which can be separated from factor VIII activity down modulates human monocyte functions. Blood 69:1153−1160

Gomperts J, Addiego J, Gill J et al. (1988) Medium term evaluation of an ultrapure F.VIII concentrate in previously treated and untreated patients. XVIII International Congress of the World Federation of Hemophilia, Madrid, Mai 26−31, Abstract, 23

Hay C (1988) In vitro inhibition of lymphocyte transformation by factor VIII-possible mechanisms. Conference: Replacement therapy in haemophilia − problems and solutions, 4. 11. 88, Lissabon

Lederman MM, Ratnoff FOD, Schacter B et al. (1985) Impaired cell-mediated immunity in hemophilia II. Persistence of subclinical immunodeficiency and enhancement of natural killer cell activity by lymphokines. J Lab Clin Med 106:197

Lederman MM, Saunders C, Toosi Z et al. (1986) Antihemophilic factor (factor VIII) preparations inhibit lymphocyte proliferation and production of interleukin 2. J Lab Clin Med 471–478

Luban NLC, Kelleker JF, Reamau GH (1983) Altered distribution of T-lymphycyte subpopulation in children and adolescents with hemophilia. Lancet I:503–505

Ludlam CA, Carr R, Veitch SE (1983) Disordered immune regulation in hemophiliacs not exposed to commercial factor VIII. Lancet II:1226

Lusher JM, Lamon DD and the Monoclate Study Group (1988) A multicenter study to determine the hepatitis safety of monoclate, a new highly purified F.VIII:C preparation. XVIII International Congress of the World Federation of Hemophilia, Madrid, Mai 26–31, (Abstract) p 124

Pasi K (1988) Correlation between increasing purity and reduced inhibition of monocyte phagocytic function. Conference: Replacement therapy in haemophilia – problems and solutions, 4. 11. 88, Lissabon

Ragni MV, Kingsley LA, Kiss JE et al. (1987) HIV-related deaths in HIV antibody-positive haemophiliac patients. Lancet I:100

Sullivan JL, Brewster FE, Brettler DB, et al. (1986) Hemophiliac immunodeficiency: influence of exposure to factor VIII concentrate, LAV/HTLV-III and herpes viruses. J Pediatr 108:504–510

Wallevik FK (1988) Correlation between increasing purity and reduced inhibition of monocyte phagocytic function. Conference: Replacement therapy in haemophilia – problems and solutions, 4. 11. 88, Lissabon

# Diskussion

Wenzel (Homburg/Saar):

Haben Sie Recovery-Halbwertszeitbestimmungen auch mit anderen Präparaten gemacht, und wie liegen die im Vergleich zu diesem Präparat? Haben Sie die deklarierten Einheiten für die Dosierung genommen oder diese im Präparat selbst gemessen?

Frau Scharrer (Frankfurt):

Wie haben den Faktor VIII-Gehalt geprüft, mit der deklarierten Menge verglichen und die Recovery bestimmt. Selbstverständlich haben wir das im Vergleich mit anderen Präparaten gemacht. Sie alle wissen, daß die Recovery-Bestimmung bei den verwendeten Präparaten ähnlich ausfällt. Sie sind geringfügig besser, doch sollte man damit sehr vorsichtig sein. Die Halbwertszeit von 8–12 Stunden kann man von jedem Präparat erwarten sowie eine Recovery von 70–80%. Bei 100% und höheren Werten sollte man bezüglich der Methode sehr kritisch sein.

Gürtler (München):

Entscheidend scheint mir, daß Sie nach 12 Monaten Therapie bei Ihren Patienten keine Maus-Antikörper nachweisen konnten.

Eibl (Wien):

Erinnern Sie sich noch an die Zeit der Pferdeserumbehandlung? Ich meine, weder der Antikörper- noch der Hauttest sagen etwas aus.

Gürtler (München):

Eine verbindliche Aussage wird also zu erwarten sein, wenn die Patienten über 5 Jahre behandelt worden und keine Allergien oder anaphylaktische Reaktionen aufgetreten sind. Das ist wesentlich aussagekräftiger als irgendeine DNA-Bestimmung.

# II. *Substitutionstherapie-bedingte chronische Hepatitis*

Diskussionsleitung:
H. RASCHE (Bremen)
I. SCHARRER (Frankfurt)

zusammen mit
L. GÜRTLER (München): Virologie
M. SCHULZ (Hannover): Hepatologie

# Substitutionstherapie-bedingte chronische Hepatitis

M. Schulz (Hannover)

## Einleitung

Trotz der momentan im Mittelpunkt des Interesses stehenden AIDS-Problematik ist das Problem der Posttransfusionshepatitis Hämophiler — wie die Todesstatistik der Deutschen Gesellschaft für Hämophilie zeigt [1] — nach wie vor aktuell. Dieser Statitik zufolge waren von 1978–1982 16%, von 1983–1985 23% der Todesfälle durch eine dekompensierte Leberzirrhose verursacht. Bis Anfang dieses Jahrzehnts hatte nahezu jeder Hämophile Kontakt mit dem Hepatitis B-Virus (HBV) [2]. Bis in die letzte Zeit wurde davon ausgegangen, daß ein nicht unerheblicher Teil dieses Patientenkollektivs mit dem Erreger der Non-A/Non-B-Hepatitis (NANB) infiziert war. Mehrere Veröffentlichungen über gezielte oder routinemäßig bei Laparotomien entnommene Leberbiopsien haben ebenfalls die hohe Prävalenz chronischer Hepatitiden bei hämophilen Patienten zeigen können. Die geschätzten Zahlen liegen zwischen 20–40% [3, 4, 5, 6, 7].

## Chronische Hepatitis: Erreger, Verläufe und Prognose

Tabelle 1 listet die derzeit bekannten Erreger der humanen Hepatitis auf. Als Erreger der Posttransfusionshepatitis spielen lediglich das HBV, der Erreger der parenteral übertragenen NANB-Hepatitis und das Hepatitis Delta-Virus (HDV) eine Rolle. Diesen Viren gemeinsam ist der parenterale Übertragungsweg und das Vorkommen chronischer Infektionen. Andere Erreger führen selbst bei immunsupprimierten Patienten kaum zu einer klinisch relevanten Hepatitis. Durch serologische Testung der Blutspender und die HBV-Impfung von Risikogruppen konnte die HBV-Infektion als Ursache der Posttransfusionshepatitis nahezu vollständig eliminiert werden. Heute dürfte die NANB-Hepatitis ca. 60–90% aller Posttransfusionshepatitiden verursachen [8].

**Tabelle 1.** Hepatitiserreger

| | |
|---|---|
| Heptatitis A-Virus (HAV) | RNA (Picorna) |
| Hepatitis B-Virus (HBV) | DNA |
| Erreger der NANB-Hepatitis | |
| enteral | RNA |
| parenteral | ? RNA (Toga-ähnl.) |
| Hepatitis Delta-Virus (HDV) | RNA (inkompl.) |
| (CMV, EBV, HSV, VZV, Cocksackie, Toxoplasmose) | |

Nach seiner Entdeckung durch BLUMBERG im Jahre 1965 ist das HBV der am längsten bekannte und am besten untersuchte Hepatitiserreger. Es handelt sich um ein DNA-Virus mit partiell doppelsträngigem Genom, in dessen kompliziertem Vermehrungszyklus eine DNA-Polymerase-abhängige (DNAp) RNA-Zwischenphase vorkommt. Durch die Entwicklung empfindlicher Nachweisverfahren einer HBV-Infektion (HBsAg, HBeAg und ihrer korrespondierenden Antikörper) ist es gelungen, ein genaues Bild vom Infektionsmodus, von den Inkubationszeiten und dem klinischen Verlauf der Erkrankung zu gewinnen. Bereits kleinste Mengen virushaltigen Materials können eine Hepatitis verursachen. Die Inkubationszeit ist dabei nahezu linear mit der inokulierten Virusmenge korreliert. Der Verlauf der Infektion und die Immunantwort scheinen ebenfalls abhängig zu sein von der Menge des infektiösen Materials sowie dem Alter des Patienten.

Die HBV-Infektion verläuft gewöhnlich initial in Form einer akuten Hepatitis mit Ikterus und ausgeprägter, uncharakteristischer Symptomatik (Tabelle 2). Relativiert werden muß diese Aussage insofern, als bei Hämophilen und Beschäftigten in den Gesundheitsberufen aufgrund der serologischen Befunde verhältnismäßig viele anikterische und asymptomatische Verläufe angenommen werden müssen. − Etwa 1% der Erkrankungen verlaufen als fulminante Hepatitis. 10% weisen eine chronische Verlaufsform auf, davon je nach Literatur 20−70% eine chronisch aktive, prognostisch ungünstige Form. Innerhalb von fünf Jahren gehen 25−50% in eine Zirrhose über [9, 10]. Die unterschiedlichen Angaben in der Literatur spiegeln Unterschiede der untersuchten Patientenkollektive wider. Klinisch gesunde Virusträger (Carrier) kommen vor [11]. Von den chronischen Virusträgern verlieren 5−15% jährlich HBeAg, ca. 2% das HBsAg [12].

Eine der Spätkomplikationen der chronischen HBV-Infektion ist das Hepatocelluläre Carcinom (HCC). Neben der Persistenz des Virus sind wahrscheinlich Co-Faktoren zur Karzinogenese erforderlich. In Mitteleuropa entstehen HCC

**Tabelle 2.** Posttransfusionshepatitis B und NANB. Klinische Charakteristik

|  | Hepatitis B | Hepatitis NANB |
|---|---|---|
| 1. Akute Hepatitis |  |  |
| Beginn | schleichend | schleichend |
| Symptome | ausgeprägt | seltener |
| Ikterus | häufig (70%) | selten (20−30%) |
| Inkubationszeit | 41−108 Tage | (<30−) 35−140 Tage |
| Übertragung |  |  |
| oral | + | ? |
| percutan | + | + |
| sexuell | + | + |
| vertikal | + | + |
| 2. chronische Hepatitis |  |  |
| chron. Verläufe | selten (10%) | häufig (10−60%) |
| CAH | 20−70% | 30−90% |
| Zirrhose | 25−50% | 10−25% |
| Carrier | + | + |
| Symptome | häufig, uncharakteristisch | häufig fehlend |

vorwiegend bei Patienten mit chronisch aktiver Hepatitis und Zirrhose [13]. Die Latenzzeit von der Infektion bis zur Entwicklung eines HCC liegt in Mitteleuropa bei 20−30 Jahren.

Der Begriff der NANB-Hepatitis stand bislang für die Gruppe jener Hepatitiserkrankungen, die morphologisch das Bild einer Virushepatitis zeigten, bei denen sich jedoch serologisch kein Marker der bekannten hepatotrophen Viren nachweisen ließ, obwohl in den vergangenen Jahren mehrfach angebliche Viruspartikel in infiziertem Gewebe und Serum beschrieben worden sind [14, 15]. Die Annahme von zumindest zwei Erregern der Erkrankung gründet auf der Beobachtung auffallend unterschiedlicher Inkubationszeiten von 2−4 bzw. 8−12 Wochen, wie sie auch immer wieder bei den Untersuchungen zur Hepatitissicherheit von Faktorenkonzentraten beobachtet wurden. An der viralen Genese bestand aufgrund der Epidemiologie und der Möglichkeit der Übertragung auf Schimpansen kein Zweifel. − In neuester Zeit scheint es Houghton et al. des Unternehmens California Biotechnology Company Chiron gelungen zu sein, Teile eines für die Erkrankung möglicherweise verantwortlichen Togavirus-ähnlichen einsträngigen RNA-Virus zu sequenzieren, das von ihnen als Hepatitis C-Virus (HCV) bezeichnet wurde [16, 17]. Als weiterer Schritt wurde von derselben Gruppe ein Festphasen-Immunoassay als sensitiver und spezifischer diagnostischer Test vorgestellt, der die Mehrzahl der Posttransfusionshepatitiden und etwa 50% der sporadischen NANB-Hepatitiden erfassen soll [18]. Bei Seren von Patienten mit gesicherter chronischer NANB-Hepatitis aus Japan und Italien waren 84% der Seren positiv für Anti-HBC-Antikörper. Die Serokonversion trat während der ersten sechs Monate nach akuter Infektion auf. In der akuten Phase der Infektion wiesen dagegen nur ca. 50% eine Serokonversion für diesen Anti-HCV-Antikörper auf [19]. Eine kommerzielle Freigabe des Tests ist für die nächste Zeit zu erwarten.

Tabelle 2 zeigt klinische Daten und den Krankheitsverlauf der NANB-Hepatitis im Vergleich zur HBV-Infektion. Typisch ist die häufig relative Symptomarmut sowohl der akuten als auch der chronischen Verläufe. 10−60% der Infektionen sollen in chronische Verläufe übergehen, obwohl wegen der bisher fehlenden serologischen Nachweismöglichkeit diese Daten mit Vorbehalt zu bewerten sind. Die Prognose der chronischen Infektion ist nur wenig besser als die der HBV-Infektion: 30−90% der chronischen Verläufe haben eine aktive Verlaufsform, 10−25% gehen innerhalb von fünf Jahren in eine Zirrhose über [20, 21, 22]. − Auch bei der NANB-Hepatitis ist nachgewiesen, daß selbst nach sechsjährigem hepatitisfreiem Verlauf eine Übertragung auf Schimpansen und Menschen möglich ist [23].

Das HDV oder Delta-Agens ist ein inkomplettes („defektives") RNA-Virus, das das HBV für seine Replikation benötigt und seinerseits die Vermehrung des HBV beeinträchtigt. Die Klinik (Tabelle 3) ist abhängig vom Infektionsmodus. Zu unterscheiden sind die Co-Infektion von HDV und HBV und die Superinfektion bei chronischer HBV-Infektion [24]. Die Co-Infektion verläuft in über 90% der Fälle als eine akute, häufig auch fatal ausgehende Hepatitis. Der Übergang in eine chronische Verlaufsform ist selten. Bei der Superinfektion entwickelt sich dagegen in 70−90% ein chronischer Verlauf mit einem hohen Anteil (60−70%) chronisch aktiver Formen. 60−70% sollen innerhalb von fünf Jahren eine Zirrhose ausbilden [25]. − HDV-Infektionen sind im Mittelmeerraum endemisch; in Mitteleuropa sind sie selten.

**Tabelle 3.** Hepatitis D. Klinische Charakteristik

| | |
|---|---|
| Inkubationszeit | 60 Tage (?) |
| Co-Infektion HBV | |
| akute Hepatitis | >90% (häufig fatal) |
| chronische Hepatitis | 2% |
| Superinfektion HBV | |
| chronische Verläufe | 70–90% |
| CAH | 60–70% |
| Zirrhose | 60–70% |

## Klinik und Diagnostik

Die Klinik der chronischen Hepatitis ist uncharakteristisch. Abgeschlagenheit, Müdigkeit, Leistungsabfall, Übelkeit, Appetitlosigkeit, Fett- und Alkoholintoleranz und Druckschmerz im Oberbauch sind die vieldeutigen Symptome. Im allgemeinen sind die Symptome bei der chronisch aktiven Hepatitis ausgeprägter als bei der persistierenden Verlaufsform, bei der NANB-Hepatitis geringer ausgeprägt als bei der Hepatitis B. Viele Patienten selbst mit schweren Verläufen einer NANB-Hepatitis berichten während des Krankheitsverlaufs über keinerlei subjektive Symptome. – Klinisch faßbare objektive Zeichen der Erkrankung wie Hepato- und Splenomegalie sind nur inkonstant nachweisbar.

Die Diagnostik von Lebererkrankungen setzt eine rationelle Anwendung der zur Verfügung stehenden klinischen, laborchemischen und bildgebenden Verfahren voraus. Bereits anhand weniger Daten läßt sich feststellen, ob eine Lebererkrankung vorliegt. Die Transaminasen und die $\gamma$-GT erweisen sich dabei als die empfindlichsten Parameter. Aus einem erweiterten diagnostischen Programm (Tabelle 4) lassen sich Rückschlüsse ziehen über die Art der Lebererkrankung, deren Aktivität und Ursache. Sind bei der chronischen Hepatitis histologische Aktivitätszeichen vorhanden, finden sich in über 90% auch pathologische Enzymveränderungen im Serum. Je stärker die Zellschädigung desto stärker sind diese Veränderungen; Verschlechterungen zeigen sich ebenso wie Remissionen. Entscheidend für die Bewertung der Befunde ist nicht die Höhe eines Einzelwertes, sondern die differenzierte Betrachtung aller zur Verfügung stehenden Parameter.

Die Transaminasen sind Ausdruck der aktuellen Parenchymzellschädigung. Die GLDH spiegelt das Ausmaß der Einzelzellnekrosen mit Austritt mitochondrialer Enzyme wider. Die $\gamma$-GT ist das Leitenzym des toxischen Leberschadens – der wichtigsten Differentialdiagnose der chronischen Hepatitis. CHE-Veränderungen finden sich ebenfalls bei toxischen Leberschäden. Ein Abfall der Parameter der Lebersyntheseleistung (u.a. CHE, Albumin, Gerinnungsproteine) spricht bei fortgeschrittener Lebererkrankung für die eingeschränkte Funktionsreserve des Organs.

Bei der chronischen Hepatitis findet sich im allgemeinen eine gering bis mäßiggradige Erhöhung der Transaminasen. Das Niveau entspricht dabei in etwa der Aktivität der Erkrankung. Bei der chronisch aktiven Hepatitis finden sich Transaminasen zwischen 50 und 120 U/l, bei der persistierenden Form liegen sie meist darunter. Typischerweise ist die $\gamma$-GT bei der aktiven Verlaufsform stärker

**Tabelle 4.** Diagnostisches Vorgehen bei Verdacht auf das Vorliegen einer chronischen Hepatitis

---

Anamnese

Diagnostisches Minimalprogramm:
  ALT, AST, $\gamma$-GT, Bilirubin, HBsAg.

Erweitertes diagnostisches Programm:
  ALT, AST, GLDH, $\gamma$-GT, AP, CHE, LDH, Bilirubin
  Elektrolyte. Kreatinin, Harnstoff
  Gesamtprotein, Proteinelektrophorese
  Quick-Wert, vollständiger Gerinnungsstatus
  Blutbild
  IgG, IgA, IgM
  ANA, AMA, AK gegen glatte Muskulatur, Rheumafaktoren
  Anti-HAV, HBsAg, Anti-HBs, Anti-Hbc, HBeAg, Anti-HBe, Anti-HDV (HBV-DNA)
  (S-Eisen, Coeruloplasmin, $\alpha_1$-Antitrypsin, Ammoniak, Methionin, $\alpha$-Fetoprotein)

Sonographie

---

erhöht. Wichtigstes Kriterium zur serologischen Unterscheidung dieser beiden Verlaufsformen ist die quantitative Bestimmung der Immunglobuline, insbesondere des IgG. Bei der chronischen aktiven Form sind sie erhöht als Ausdruck der mesenchymal entzündlichen Aktivität. Zudem erlaubt die Bestimmung der Immunglobuline weitere differentialdiagnostische Überlegungen. Bei der chronisch destruierenden nicht-eitrigen Cholangitis findet sich häufig neben den krankheitstypischen antimitochondrialen Antikörpern eine isolierte Erhöhung des IgM, bei toxischen Schäden des IgA. Bei fortgeschrittener Leberzirrhose mit portaler Hypertension sind die Immunglobuline auch bei ruhender entzündlicher Aktivität erhöht.

Weitere Parameter wie Ammoniak, Methionin (gestörte Entgiftungsfunktion) und $\alpha$-Fetoprotein (AFP) zielen auf Komplikationen der Erkrankung. AFP-Titer über 400 µg/l sind verdächtig auf das Vorliegen eines HCC. Allerdings fehlt bei etwa 20–40% der HCC ein erhöhtes AFP; geringer erhöhte AFP-Titer können auch Ausdruck einer vermehrten regeneratorischen Aktivität sein.

Die verschiedenen Ursachen einer Hepatitis lassen sich aufgrund der serologischen Daten differenzieren. Serologisch zu diagnostizieren sind die Hepatitis A (Anti-HAV IgM und IgG) und die Hepatitis B. Anti-HBc/HBsAg bzw. Anti-Hbc/Anti-HBs beweisen – sofern keine Impfung erfolgt ist – eine aktuelle bzw. stattgehabte Infektion. Eine besondere Bedeutung kommt dabei dem Nachweis des HBeAg bzw. Anti-HBe zu. Das HBeAg gilt als Ausdruck einer hohen Infektiosität und der fortgesetzten Virusreplikation. Dieses Schema muß insofern revidiert werden, da heute mit dem Nachweis von HBV-DNA bzw. HBV-DNAp (DNA-Polymerase) sichere Parameter einer fortbestehenden Virusreplikation vorliegen (Tabelle 5). Bei positiver HBV-DNA ist nur in etwa 70% HBeAg zu finden, in 5% Anti-HBe und in 25% weder HBeAg noch Anti-HBe. Leider steht die Bestimmung dieser Parameter noch nicht allgemein zur Verfügung. – Die chronische HDV-Superinfektion ist charakterisiert durch den Nachweis von HBsAg und Anti-HDV (IgG und IgM). Die HBV-DNA ist in diesen Fällen negativ. Bei der akuten HDV-Coinfektion sind Anti-HDV IgM und IgG meist nur während der aktuellen Krankheitsphase nachweisbar [24]. – Die NANB-Hepatitis ist demge-

**Tabelle 5.** Diagnostische Kriterien der chronischen HBV-Infektion

| | |
|---|---|
| HBV-DNA pos.; Hepatitis | |
|   HBeAg pos. | (70%) |
|   Anti-HBe pos. | ( 5%) |
|   HBeAg neg., Anti-HBe neg. | (25%) |
| HBV-DNA pos.; keine Hepatitis | |
|   perinatale Infektion | |
|   „gesunder" Carrier | |
| HBV-DNA neg.; Hepatitis | |
|   Delta-Hepatitis (HBsAg pos.) | |
|   NANB-Hepatitis | |
|   andere Erkrankungen | |

genüber bisher eine Ausschlußdiagnose. Bei der von der NANB-Hepatitis abgrenzbaren sogenannten „lupoiden" Hepatitis finden sich neben den enzymologischen und serologischen Zeichen der chronisch aktiven Hepatitis autoimmunologische Epiphänomene (stark erhöhte Immunglobuline, antinukleäre Faktoren, Organantikörper) in mehr oder weniger deutlicher Ausprägung.

Der histologischen Untersuchung von Leberbiopsien kommt in der Diagnostik von Lebererkrankungen − insbesondere bei der Einteilung in chronisch aktive und chronisch persistierende Hepatitiden − nach wie vor eine entscheidende Bedeutung zu. Andere Lebererkrankungen, Überlagerungen verschiedener Leberschädigungen und die Zirrhose als Folgezustand einer Lebererkrankung lassen sich häufig nur anhand der Biopsie ausschließen oder bestätigen.

Bei der prognostisch günstigen chronisch persistierenden Hepatitis bleibt die mehr oder weniger dichte lymphozytäre Infiltration auf das Portalfeld beschränkt. Die lobäre Architektur der Leber bleibt intakt. Bei der chronisch aktiven Hepatitis findet sich eine lymphozytäre und plasmazelluläre Infiltration des Portalfeldes mit Überschreiten der Grenzlamelle. Das histologische Bild ist gekennzeichnet durch piece-meal-Nekrosen und fortschreitende Bildung intralobulärer Bindegewebssepten.

Nicht unerwähnt bleiben sollen schließlich die bildgebenden diagnostischen Verfahren wie CT, Sonographie und nuklearmedizinische Untersuchungen für die Diagnostik der Zirrhose, der portalen Hypertension und von Lebertumoren.


## Prophylaxe und HBV-Impfung

Wenn auch durch die Enzymbestimmung (neben dem Ausschluß der kommerziellen Spende) ein deutlicher Rückgang der Posttransfusionshepatitiden erreicht werden konnte, hat der Ausschluß von potentiellen Überträgern einer der Hepatitisformen bei Empfängern von Faktorenkonzentraten zumindest in bezug auf die NANB-Hepatitis nicht zu dem gewünschten Rückgang der Hepatitishäufigkeit geführt. Neben der Testung gegen HCV lassen neue Aufbereitungsverfahren bei Faktorenkonzentraten erwarten, daß die relative Hepatitissicherheit weiter erhöht werden kann und die Transfusionshepatitis Hämophiler in Zukunft in den Hintergrund tritt [26, 27].

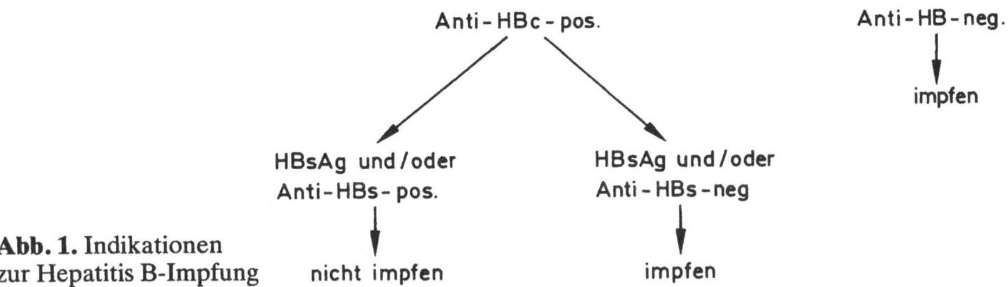


**Abb. 1.** Indikationen zur Hepatitis B-Impfung

Wirksame aktive Impfverfahren sind bislang nur gegen das HBV entwickelt. Durch die seit 1982 durchgeführte Hepatitis-B-Impfung in Verbindung mit der Aufbereitung der Faktorenkonzentrate konnte in den letzten Jahren eine Hepatitis-B-Infektion Hämophiler nahezu vollständig vermieden werden. Grundsätzlich sollte jede Person mit einem erhöhten Infektionsrisiko (Angehörige der Heilberufe und Laborpersonal, regelmäßige Empfänger von Blutprodukten, Angehörige von Virusträgern, Dialysepatienten, Homosexuelle u.a.) geimpft werden. Die Ansprechraten (Entwicklung ausreichender Anti-HBs-Titer) liegen bei der Normalbevölkerung bei 90−95% [28]. Bei HIV-infizierten Patienten sind die Ansprechraten meist geringer und die erreichbaren Titer liegen niedriger [29]. − Die aktive Impfung gegen HBV bietet gleichzeitig einen wirksamen Schutz gegen eine HDV-Infektion.

Geimpft werden sollten alle Risikopersonen ohne nachweisbares Anti-HBc sowie auch Anti-HBc-positive Personen, bei denen Anti-HBs und/oder HBsAg nicht nachweisbar sind (Abb. 1). In keinem Falle wird eine bestehende Infektion durch die Impfung negativ beeinflußt.

## Therapie der chronischen Hepatitis

Grundsätzlich stehen in der Therapie der chronischen Hepatitis drei Therapiewege offen: Immunsuppression, Immunmodulation und -stimulation und antivirale Therapie. Die ältesten Therapiekonzepte betreffen die Immunsuppression mit Corticosteroiden und Azathioprin. Optimistische Studien aus der Mitte des vorigen Jahrzehnts, daß die Hepatitis B durch die Immunsuppression günstig zu beeinflussen sei, haben sich bei nachfolgenden Untersuchungen nicht bestätigt. Vielmehr scheint es neueren Untersuchungen zufolge, daß eine Immunsuppression die HBV-Synthese steigert und Patienten mit chronisch aktiver Hepatitis nichts nützt [30, 31]. Nach wie vor ist die Immunsuppression die Therapie der Wahl der „lupoiden" Hepatitis. Unseren Erfahrungen nach profitieren auch einige Patienten mit NANB-Hepatitis ohne autoimmunologische Epiphänomene von einer Immunsuppression. Allerdings kommt es nach Absetzen der nicht nebenwirkungsarmen Therapie in den meisten Fällen zu einer erneuten Aktivierung der Erkrankung.

Vielversprechende Berichte, daß es nach abruptem Absetzen einer Immunsuppression zu einer Serokonversion von HBeAg-positiven zu Anti-HBe gekommen ist, haben sich in anderen Studien nicht bestätigt [32, 33]. Gefürchtet wurden Rebound-Effekte der Entzündung bei fortgeschrittener Erkrankung.

Versuche, durch den Einsatz antiviraler Medikamente bessere Erfolgsraten zu erzielen, waren ebensowenig erfolgsversprechend. Acyclovir, Ribavirin und verwandte Substanzen hatten gegenüber dem HBV nur einen geringen virostatischen Effekt [34, 35]. Die berichteten Erfolge einer allerdings nur passageren Hemmung der HBV-Replikation bei der Verwendung von Adenin-Analoga (ARA-AMP, ARA-A) waren abhängig von der Dosierung der Präparate und zum Teil mit erheblichen, den Patienten invalidisierenden Nebenwirkungen (insbesondere Polyneuropathien) belastet ([36] Übersicht [37]).

Die bislang erfolgversprechendste Substanzklasse in der Therapie der chronischen Hepatitis stellen die Interferone dar. Interferone sind körpereigene Glykoproteine, die als sehr frühe Antwort auf Virusinfektionen gebildet werden. Interferone haben je nach Dosierung virostatische und immunmodulatorische Wirkung; sie induzieren die Expression von HLA-Antigenen auf der Membran virusinfizierter Zellen, aktivieren die Antikörperproduktion und steigern die Aktivität cytotoxischer Zellen. Eine ganze Reihe von Studien mit verschiedenen Interferonen berichten über günstige Langzeitergebnisse bei der chronischen HBV-Infektion. Gegenüber der spontanen Serokonversionsrate (HBeAg zu Anti-HBe) von 5−15% waren die Serokonversionsraten unter der Therapie durchschnittlich doppelt bis dreifach so hoch (Studien mit rekombinantem $\alpha$-Interferon: [38, 39, 40, 41, 42, 43, 44, 45] Übersicht [45]). Allerdings ist der Langzeiteffekt der Therapie unklar. Zumindest ein Teil der Patienten exprimiert nach Ablauf mehrerer Monate erneut HBeAg. Auch sind die Studien nur bedingt vergleichbar, da die Kriterien zur Erfolgsbeurteilung unterschiedlich definiert wurden. − Die Kombination von Interferonen mit immunsuppressiven und antiviralen Medikamenten hat bislang die Erwartungen nicht erfüllt.

Auch für die NANB-Hepatitis liegen bislang erste Untersuchungen über die Therapie mit Interferonen vor. Sehr niedrige, längerfristig verabreichte Dosen scheinen auszureichen, um bei den meisten Patienten mit transfusionsbedingter NANB-Hepatitis eine Normalisierung der Transaminasen zu erreichen [46, 47, 48, 49]. Die Ansprechraten liegen bei 50−60%. Allerdings ist nur ein geringer Teil der Studien durch Biopsien kontrolliert. Aussagen zu Langzeitergebnissen sind derzeit noch verfrüht, obwohl eine dieser Studien auch eine histologische Konsolidierung nachweisen konnte und es nach Absetzen der Therapie zu keiner erneuten Aktivierung der Erkrankung kam [46]. Rekombinantes $\alpha$-Interferon wird sich aller Voraussicht nach als das bei der Behandlung der chronischen Hepatitis am besten handhabbare Interferon erweisen. Es ist in größeren Mengen erhältlich und der ambulant geführte Patient kann es sich selbst subkutan injizieren. Gerade bei der niedrig dosierten Langzeittherapie sind die Nebenwirkungen gering und führen kaum einmal zum Therapieabbruch.

Inzwischen sind auch Interleukine bei der chronischen Hepatitis B eingesetzt worden. Vergleichbar dem Einsatz von Interferonen kann ein deutlich über der normalen spontanen Serokonversionsrate liegender Verlust von HBeAg bzw. HBV-DNA beobachtet werden [50]. − In der Zukunft werden sicherlich weitere Studien folgen mit Interferonen in unterschiedlichen Dosierungen und Dosierungsintervallen, mit Kombinationen von Interferonen und antiviralen Substanzen und Kombinationen von Interferonen und Interleukin. Es bleibt zu hoffen, daß sich daraus in den nächsten Jahren tragfähige Konzepte für die Behandlung der chronischen Hepatitiden entwickeln lassen.

# Literatur


1. Landbeck G (1987) Nutzen und Risiken der Substitution des hämophilen Gerinnungsdefektes In: Landbeck G, Schimpf K (Hrsg) 3. Rundtischgespräch über aktuelle Probleme der Substitutionstherapie Hämophiler. Springer Berlin Heidelberg New York
2. Cederbaum AI, Blatt PM, Levine PH (1982) Abnormal serum transaminase levels in patients with hemophilia A. Arch Intern Med 142:181—184
3. Spero JA, Levis JH, van Thiel DH, Hasiba U et al. (1978) Asymptomatic structural liver disease in hemophilia. N Engl J Med 298:1373—1378
4. Lesesne HR, Morgan JE, Blatt PM, Webster WP et al. (1977) Liver biopsy in hemophilia A. Ann Intern Med 86:703—707
5. White GC, Zeitler KD, Lesesne HR (1982) Chronic hepatitis in patients with hemophilia A: histologic studies in patients with intermittently abnormal liver function tests. Blood 31:365—367
6. Mannucci PM, Colombo M, Rizetto M (1982) Nonprogressive course of non-A, non-B chronic hepatitis in multitransfused hemophiliacs. Blood 60:655—658
7. Hay CRM, Preston FE, Triger DR, Greaves M et al. (1987) Predictive markers of chronic liver disease in hemophilia. Blood 69:1595—1599
8. Aach RD, Kahn RA (1980) Post-transfusion hepatitis. Current perspectives. Ann Intern Med 92:539
9. Dudley FJ, Scheuer PJ, Sherlock S (1972) Natural history of hepatitis-associated antigen positive chronic liver disease. Lancet II:1388
10. DeGroote J, Fevery J, Lepoutre L (1978) Long term follow up of chronic active hepatitis of moderate severity. Gut 19:510
11. Zuckerman AJ, Taylor PE (1969) Persistence of the serum hepatitis antigen for many years. Nature 223:81
12. Hoofnagle JH, Dusheiko GM, Seef LB, Jones EA et al. (1981) Seroconversion from hepatitis B e antigen to antibody in chronic type B hepatitis. Ann Intern Med 94:744—748
13. Röckelein G, Hecken-Emmel M (1988) Risc factors of hepatocellular carcinoma in Germany: Hepatitis B or liver cirrhosis. Hepatogastroenterol 35:151—157
14. Vitvitski L, Prince AM, Trepo C et al. (1979) Detection of virus-associated antigen in serum and liver in patients with non-A, non-B post-transfusion hepatitis. Lancet II:1263
15. Tabor E, Mitchell FO, Gerety RJ (1979) Detection of an antigen-antibody system in serum associated with human non-A, non-B hepatitis. J Med Virol 4:161
16. Ezzell C (1988) Candidate cause identified of non-A, non-B hepatitis Nature 333:195
17. Choo QL, Kuo G, Weiner AJ, Overby LR et al. (1989) Isolation of cDNA clone derived from blood-borne non-A, non-B viral hepatitis Science 244:359—362
18. Kuo G, Choo QL, Alter HJ, Gitnick GL et al. (1989) An assay for circulating antibodies to a major etiologic virus of human non-A, non-B hepatitis Science 244:362—364
19. Ramadori G, Manns M (1989) Entdeckung eines Hepatitis Non-A-Non-B-Virus Z Gastroenterol 27:445—447
20. Koretz RL, Stone O, Gitnick GL (1980) The long term course of non-A, non-B post transfusion hepatitis. Gastroenterology 79:893
21. Rakela J, Redeker AG (1977) Long term follow-up after HbsAg negative hepatitis. Gastroenterology 73:1241
22. Berman M, Alter HJ, Ishak KG et al. (1979) Chronic sequelae of non-A, non-B hepatitis. Ann Intern Med 91:1
23. Tabor E, Seef LB, Gerety RJ (1980) Chronic non-A, non-B carrier state. N Engl J Med 303:140
24. Rizetto M, Ponzetto A, Bonino F, Smedile A (1988) Hepatitis Delta virus infection: Clinical and epidemiological aspects in: Zuckerman AJ (ed) Viral hepatitis and liver disease. Liss Inc, New York
25. Rizetto M, Verme G, Reccia S, Bonino F et al. (1983) Chronic HbsAg positive hepatitis with intrahepatic expression of delta-antigen: An active and progressive disease unresponsive to immunesuppressive treatment. Ann Int Med 98:437—441
26. Mortini M, Rafanelli D, Longo G, Messori A, Rossi Ferrini P (1986) Hepatitis-free interval after clotting factor therapy in first infused hemophiliacs. Thromb Haemost 56:268—270

27. Horowitz MS, Rooks C, Horowitz B, Hilgartner MW (1988) Virus safety of solvent/detergent-treated antihemophilic factor concentrate. Lancet II:186–188
28. Szmuness W, Stevens CE, Zang EA (1981) A controlled clinical trial of the efficacy of the hepatitis B vaccine (Hepstavax B): a final report. Hepatology 1:377
29. Gesemann M, Scheiermann N, Brockmeyer N, Kreuzfelder E et al. (1988) Clinical evaluation of recombinant hepatitis B vaccine in HIV-infected vs. uninfected persons. In: Zuckerman AJ (ed): Viral hepatitis and liver disease. Liss, Inc. New York
30. European Association for the Study of the Liver (trialgroup) (1986) Steroids in chronic B hepatitis. A randomized double-blind, multinational trial on the effect of low dose, long-term treatment on survival. Liver 6:227–232
31. Lam KC, Lai CL, Trepo C, Wu PC (1981) Deleterious effect of prednisolone in HBsAG positive chronic active hepatitis. N Engl J Med 304:380–386
32. Hoofnagle JH (1982) Chronic hepatitis. In: Szmuness W, Alter HJ, Maynard JE (eds) Viral hepatitis. Franklin Insitute Press, Philadelphia
33. Müller R, Vido I, Schmidt FW (1981) Rapid withdraval of immunsuppresive therapy in chronic aktive hepatitis B infection. Lancet I:1323
34. Guarascio P, DeFelici AP, Migliorini D, Alexander GJ et al. (1986) Treatmant of chronic HBeAg positive hepatitis with acyclovir. A controlled trial. J Hepatol (Suppl 2) 3:143–147
35. Jaine S, Thomas HC, Oxford JS, Sherlock S (1978) Trial of ribavirin for the treatment of HBsAG positive chronic liver disease. J Antimicrob Chemother 4:367–373
36. Lorenzoni E, Müller R, Fauler J (1987) Polyneuropathien nach Vidarabinphosphat. Akt Neurol 14:53–56
37. Müller R (1987) Antivirale Therapie bei chronischer Hepatitis B. Med Klin 82:414–419
38. Duskeiko GM, DiBisceglie A, Bowyer S, Say E et al. (1985) Recombinant leucocyte interferon treatment of hepatitis B. Hepatology 5:556–560
39. Lok AS, Lai CL, Wu PC (1986) Interferone therapy of chronic hepatitis b virus infection in Chinese. J Hepatol (Suppl 2) 3:209–215
40. Thomas HC, Scully LJ, McDonald JA (1986) Lymphoblastoid and recombinant alpha A interferon therapy of chronic hepatitis virus infection. J Hepatol (Suppl 2) 3:193–197
41. Dusheiko GM, Paterson AC, Pitcher L, Kassianides C et al. (1986) Recombinant leukocyte interferon treatment of chronic hepatitis B. An Ananalysis of two therapeutic trials. J Hepatol (Suppl 2) 3:199–207
42. Hoofnagle JH, DiBiscegli AM, Rustgi V, Kassianides C et al. (1987) Antiviral therapy in chronic viral hepatitis (Abstr.) Internat. Symp. on Viral Hepatitis and Liver Disease. London May 1987
43. Lai CL, Lok AS, Lin HJ, Wu PC et al. (1987) Placebo controlled trial of recombinant alpha 2-Interferon in Chinese HBsAG-Carrier children. Lancet II:877–880
44. Carreno V, Porres JC, Mora I, Gutiez J et al. (1987) A controlled study of treatment with recombinant interferone alpha in chronic hepatitis B virus infection: Induction and maintenance schedules. Antiviral Res 8:125–137
45. Müller R, Klein H, Niehoff G (1988) Virostatische Therapie der chronischen Hepatitis. Sonderdruck der Deutschen Gesellschaft für Innere Medizin 94. Band. Bergmann, München
46. Hoofnagle JH, Mullen KD, Jones B, Rustgi V et al. (1986) Treatment of chronic non-A, non-B hepatitis with recombinant human alpha interferon. A preliminary report. N Engl J Med 315:1575–1578
47. Kiyosawa K, Sodeyama T, Yoda H, Gibo Y et al. (1988) Treatment of non-A, non-B hepatitis with Beta Interferon. In: Zuckerman AJ (ed) Viral hepatitis and liver disease. Liss, Inc, New York
48. Arima T, Nagashima H, Shimomura H, Tsuij T et al. (1988) Treatment of chronic non-A, non-B hepatitis with human beta interferon In: AJ Zuckerman (ed): Viral hepatitis and liver disease. Liss, Inc, New York
49. Thomson BJ, Doran M, Lever AML, Webster ADB (1987) Alpha interferon therapy for non-A, non-B hepatitis transmitted by gamma-globulin replacement therapy. Lancet I:539–541
50. Ohta Y, Onji M, Kondoh H, Yamaguchi S et al. (1988) Recombinant interleukin-2 therapy for chronic hepatitis B virus infection In: Zuckerman AJ (ed) Viral hepatitis and liver disease. Liss, Inc, New York

# Diskussion

Frau Barthels (Hannover):

Wie lange muß man mit α-Interferon behandeln, und wann kann man von Therapieversagen sprechen?

Schulz (Hannover):

Die meisten Patienten sprechen spontan an, also innerhalb der ersten Therapiewochen. Bei der Hepatitis NANB sind die Therapiestudien derzeit auf 1 Jahr angelegt. Die Patienten spritzen sich das Interferon 3 × wöchentlich. Bei der Hepatitis B beträgt die Behandlungszeit 4 Monate.

Die Interferon-Studien unterscheiden sich noch sehr wesentlich in der Dosierung, in der Applikationsart und Dauer der Behandlung. Im Laufe der nächsten Zeit muß das überlegenere Vorgehen erkennbar werden.

Gürtler (München):

Können Sie die Dosis präzisieren und sagen, ob es rekombinantes Interferon sein muß?

Schulz (Hannover):

Wir nehmen rekombinantes α-Interferon. Die Dosis beträgt bei der low-dose-Therapie 3 × wöchentlich 1 Million Einheiten.

Schramm (München):

Haben Sie bei Ihren Patienten Unterschiede zwischen HIV-positiven und HIV-negativen beobachtet?

Schulz (Hannover):

Wir haben keine HIV-positiven Patienten behandelt. Ich möchte das auch nicht empfehlen, weil wir nicht wissen, was passiert. Wenn wir die Interferon-Therapie in ihrer Wirkung verstehen würden, hätten wir vielleicht keine Bedenken.

Schramm (München):

Ich glaube sehr wohl, daß Interferone in die Replikationshemmung eingreifen können. Wir machen Interferonstudien in niedrigen Dosen. Bei 26 Patienten haben wir im Trend eher günstigere Effekte gesehen und können nach einem Jahr Beobachtungszeit sagen, daß wir sicherlich nicht geschadet haben. Wir beobachten aber auch einen gewissen Trend in der Besserung der Transaminasewerte.

SCHULZ (Hannover):

Es ist also ein gewisser Nebeneffekt Ihrer Therapie, daß Sie möglicherweise eine Besserung der Hepatitis erreichen.

SCHRAMM (München):

Richtig! Die Hepatitis ist nicht das Ziel dieser Studie, aber ich weiß von anderen laufenden Studien, die diese Dosis zur Behandlung der chronischen Hepatitis bei Hämophilie-Patienten verwenden, um den Nebeneffekt auf die HIV-Infektion betrachten. Es gibt jedoch andere Beobachtungen, die ein geringeres Ansprechen der chronischen Hepatitis und Transaminasenveränderungen bei HIV-positiven Patienten zeigen.

# III. Diagnostik und Therapie der Hemmkörperhämophilie

Diskussionsleitung:

P. HELLSTERN (Ludwigshafen)

H. NIESSNER (Wiener Neustadt)

# Allgemeine Grundlagen der Hemmkörperbildung

Chr. Mannhalter (Wien)

Es ist bekannt, daß zwischen 8 und 20% aller Hämophilie A-Patienten therapiebedingt im Laufe der Zeit Antikörper ausbilden. Am häufigsten treten diese Antikörper bei Patienten mit schwerer Hämophilie A und einer F.VIII-Aktivität und einem F.VIII-Antigen von unter 3% auf [1, 2] (Tabelle 1).

**Tabelle 1.** Patienten mit Inhibitor

| *Faktor VIII:C* | Gesamtzahl der Patienten: 31 |
|---|---|
| ≤0,03 U | 29 |
| 0,06 U | 1 |
| 0,07 U | 1 |
| *Faktor VIII:Ag* | Gesamtzahl der Patienten: 27 |
| 0,03 U | 23 |
| 0,05−0,11 U | 4 |

In den meisten Fällen kommt es bereits nach relativ kurzen Behandlungszeiträumen, zwischen 75 und 100 Therapietagen, zur Inhibitorbildung. Daher ist ein Großteil der Patienten bei der Erstmanifestation des Inhibitors unter 30 Jahre alt [2] (Tabelle 2).

**Tabelle 2.** Gesamtzahl der Patienten mit Inhibitor: 31

| | |
|---|---|
| *Inhibitor wiederholt nachweisbar:* | 24 |
| Inhibitorbildung nach 75 Behandlungstagen | 17 (71%) |
| Inhibitorbildung im Alter von <30 Jahren | 17 (71%) |
| *Inhibitor nur einmal nachweisbar:* | 7 |
| Inhibitorbildung im Alter <20 Jahren | 7 (100%) |

Man vermutete schon lange, daß eine genetische Prädisposition für die therapiebedingte Ausbildung von Antikörpern gegen F.VIII verantwortlich sein könnte. Die ersten klaren Hinweise für die Richtigkeit dieser Annahme lieferten Untersuchungen von Hämophilie A-Brüderpaaren.

**Tabelle 3.** Faktor VIII-Inhibitoren: Untersuchungen von Brüderpaaren

| | Inhibitor | | |
| Autor | +/+ | +/− | −/− |
|---|---|---|---|
| SHAPIRO und HOLBURN (3) | 2 | 7 | 8 |
| FROMMEL und ALAIN (4) | 9 | 6 | 10 |
| WHITE et al. (5) | 4 | 3 | 26 |
| SHAPIRO (6) | 16 | 17 | 113 |
| Anzahl der beschriebenen Patienten | 31 | 33 | 157 |
| Statistisch zu erwartende Anzahl an Patienten | 5,7 | 36 | 156 |

Wie in Tabelle 3 zu sehen, entwickelten von insgesamt 221 Brüderpaaren 31mal beide Brüder einen Inhibitor. Diese Zahl liegt deutlich über der statistisch zu erwartenden Zahl von 5,7 und ist ein starker Hinweis für eine genetische Prädisposition.

Als es im Jahre 1984 gleichzeitig zwei Arbeitsgruppen [7, 8, 9] gelang, das Faktor VIII-Gen zu klonen, waren die Voraussetzungen für genetische Untersuchungen geschaffen. Man konnte daran gehen, den genetischen Defekt (Punktmutation, Deletion), der die Ursache für die Erkrankung darstellt, zu identifizieren. Dies ist allerdings wegen der Größe des Faktor VIII-Gens in jedem Fall eine enorme Aufgabe. Trotzdem gelang es bei einigen Patienten, den genetischen Defekt aufzuklären.

Man hatte erwartet, daß besonders Personen mit großen Deletionen im F.VIII-Gen den während der Therapie zugeführten F.VIII als fremdes Antigen erkennen und als Antwort darauf mit Antikörperbildung reagieren würden. Untersuchungen von J. GITSCHIER [10] an 14 Patienten mit F.VIII-Inhibitor ergaben, daß nur bei einem Inhibitor-Patienten eine Deletion und bei einem weiteren Patienten ein Stop-Codon die Ursache für die Erkrankung darstellten (Tabelle 4). Ähnliche Ergebnisse zeigten die Untersuchungen von ANTONARAKIS et al. [11, 12]. Es gelang nicht, eine Prädisposition zur Inhibitorbildung durch das Vorliegen einer großen Deletion zu erklären.

Durch weitere Untersuchungen (Tabelle 5) wurden zwei Patienten identifiziert, die beide eine Deletion von Exon 23 bis 25 aufwiesen [10, 12]. Einer der Patienten entwickelte einen Inhibitor, der andere nicht. Diese Ergebnisse unterstützen die Ansicht, daß außer der Fähigkeit, das verabreichte Antigen als fremdes Antigen

**Tabelle 4.** Faktor VIII: Gendeletionen und Inhibitoren

| Autor | Anzahl der Patienten | Inhibitor mit Deletion | Inhibitor ohne Deletion | Deletion ohne Inhibitor |
|---|---|---|---|---|
| GITSCHIER (10) | 14 | 1 | 13<br>(ein Stop-Codon) | 1 |
| ANTONARAKIS (11) | 4 | 1 | 3<br>(ein Nonsense Codon) | 0 |

**Tabelle 5.** Zusammenhang zwischen Gendeletion und Inhibitorbildung bei Hämophilie A

| Mutation | Grad | Inhibitor | Autor |
| --- | --- | --- | --- |
| Deletion 39 kb<br>Exons 23−25 | schwer | ja | GITSCHIER et al. (10) |
| Deletion 16 kb<br>Exons 23−25 | schwer | nein | YOUSSOUFIAN et al. (12) |
| Deletion 210 kb<br>Exons 1−26 | schwer | nein | CASARINO et al. (13) |
| Deletion 2,5 kb<br>Exon 14 | schwer | nein | YOUSSOUFIAN et al. (12) |

zu erkennen, auch die Fähigkeit vorhanden sein muß, auf das Antigen mit einer Immunantwort zu reagieren, d.h. das individuelle Immunantwort Potential ist offensichtlich sehr wichtig. Studien von ALPER et al. [14] zeigten, daß einige mit der Immunanwort in Zusammenhang stehenden Protein-Polymorphismen mit der Antikörperbildung nach F.VIII-Therapie korrelieren.

Aus heutiger Sicht kann man annehmen, daß die Inhibitorbildung bei manchen Patienten die Folge einer zweifachen genetischen Prädisposition ist − einerseits eines entsprechenden Defekts am X-Chromosom, der dazu führt, daß F.VIII als Fremdprotein erkannt wird, und andererseits einer bestimmten, mit der Immunantwort zusammenhängenden Allel-Konstellation am Chromosom 6, die die Antikörperbildung nach F.VIII-Gaben zuläßt. Eine wichtige Grundlage zum besseren Verständnis der Ursachen der Antikörperbildung ist die Erforschung der immunochemischen Eigenschaften von F.VIII, da einzelne Regionen des F.VIII-Moleküls stärker immunogen wirken als andere.

Abb. 1 zeigt die Struktur des F.VIII-Moleküls. Das Protein besteht N-terminal aus einer schweren Kette, MW 92 kd, einer C-terminalen leichten Kette,

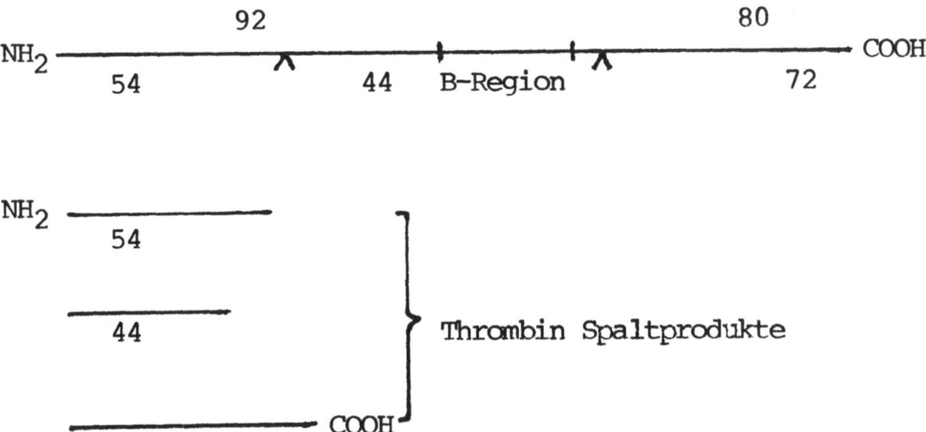


**Abb. 1.** Struktur des Faktor VIII-Moleküls

MW 80 kd, und einem Mittelstück, der B-Region. Bei der Aktivierung durch Thrombin wird F.VIII gespalten. Dabei entstehen aus der leichten Kette ein 72 kd Fragment und aus der schweren Kette ein 54 kd und ein 44 kd Fragment.

Mittels Immunoblotuntersuchungen war es möglich herauszufinden, gegen welchen Teil des F.VIII Proteins ein Patientenantikörper gerichtet ist. Dazu wurde, wie von C. FULCHER beschrieben [15], thrombinaktivierter F.VIII elektrophoretisch getrennt und durch Elektroblotten auf Nitrozellulosemembranen übertragen. Nach Absättigung unspezifischer Bindungsstellen auf der Membran wurde mit Patientensera inkubiert. Die Patientenantikörper binden an die Fraktionen des F.VIII-Moleküls, gegen die sie gerichtet sind, und können durch Inkubation der Blotmembran mit radioaktiv markiertem IgG nachgewiesen werden.

Abb. 2 zeigt die Ergebnisse von 7 verschiedenen Inhibitorplasmen, links nach Interaktion mit F.VIII, rechts nach Interaktion mit thrombinaktiviertem F.VIII. Es zeigte sich, daß in den verschiedenen Patientensera sowohl gegen die leichte als auch gegen die schwere Kette gerichtete Antikörper zu finden sind.

Interessanterweise konnten FULCHER et al. [15] beobachten, daß sich die Antikörper hinsichtlich der Epitope, die sie erkennen, ändern können. Wie in Abb. 3 zu sehen, waren bei einem Patienten wiederholt Antikörper gegen die leichte und die schwere Kette von F.VIII gerichtet (Abb. 3 B, D). Überraschenderweise erkannte ein im 10. Behandlungsjahr auftretender Antikörper nur Epitope auf der leichten Kette (Abb. 3 I).

Die Identifikation der Epitope, gegen die sich Antikörper richten, ist nicht nur von wissenschaftlichem Interesse, sondern kann neben Hinweisen auf die Reaktionskinetik eventuell sogar Hinweise auf die Therapie geben.

Nahezu alle untersuchten F.VIII-Antikörper sind IgG-Antikörper, wobei die Subklasse IgG 4 dominiert. Dies ist interessant, da IgG 4 nur 4% des totalen

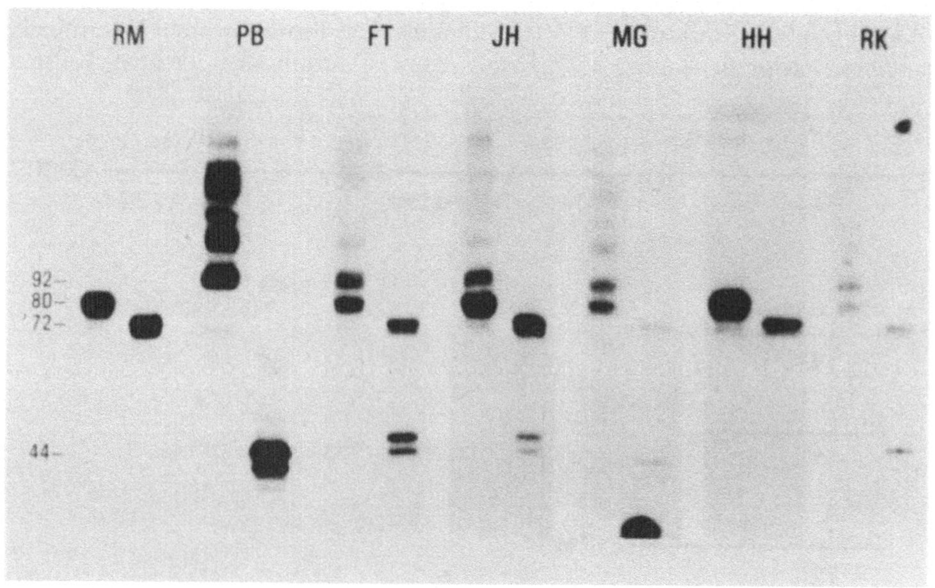


**Abb. 2**

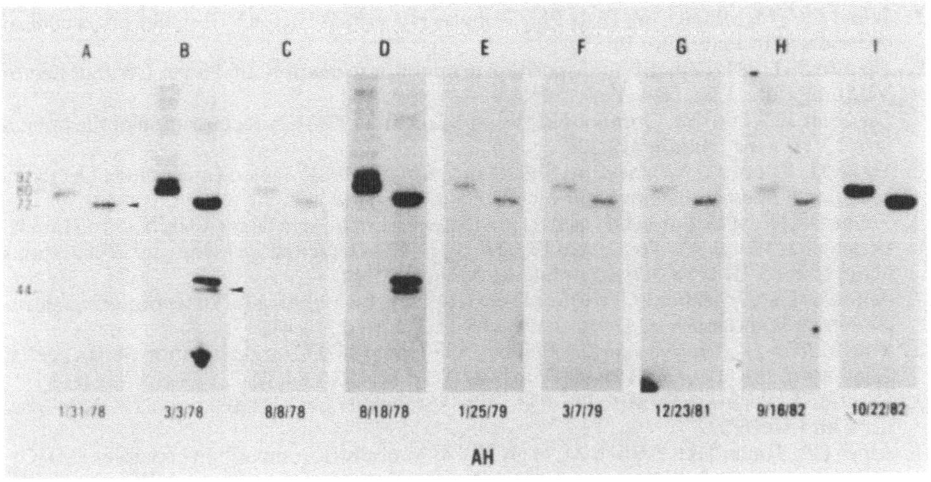


**Abb. 3**

Serum IgG ausmacht. Man diskutiert, daß eine chronische Antigenstimulation, wie bei der F.VIII-Therapie der Fall, einen IgG 4-Response induzieren könnte. IgG 4-Antikörper sind keine komplementbindenden Antikörper, weshalb keine anaphylaktischen Nebenreaktionen oder Nierenschädigungen auftreten [16].

Neben Patienten mit Antikörpern der Subklasse IgG 4 findet man solche mit Gemischen aus IgG 1 plus IgG 4. Bisher wurden jedoch im Falle von Alloantikörpern weder IgG 2 noch IgG 3 Subklassen nachgewiesen.

Zusammenfassend ist zu sagen, daß es sich bei den F.VIII-Inhibitoren um nicht präzipitierende oligoklonale oder polyklonale Antikörper handelt. Im Augenblick läßt sich kein Zusammenhang zwischen der Größe der Deletion im F.VIII-Gen und der therapiebedingten Antikörperbildung herstellen. Dies steht im Gegensatz zu Untersuchungen bei Patienten mit Antikörpern gegen F.IX bzw. vW-Faktor. Bei diesen beiden Proteinen zeichnet sich ein Zusammenhang zwischen der Größe der genetischen Deletion und der Antikörperbildung ab.

## Literatur

1. Gill FM (1984) The natural history of factor VIII inhibitors in patients with hemophilia A. In: Hoyer LW (ed) Factor VIII inhibitors. Liss, New York, 50:19
2. McMillan CW, Shapiro SS, Whitehurst D et al. (1988) The natural history of factor VIII:C inhibitors in patients with hemophilia A: a national cooperative study. II − Observations on the initial development of factor VIII:C inhibitors. Blood 71:344
3. Shapiro SS, Holburn RR (1970) Pathophysiology of anticoagulants in hemophilia A and B. In: Brinkhous KM (ed) Hemophilia and new hemorrhagic stales. Univ North Carolina Press, Chapel Hill, p 141
4. Frommel D, Allain JP (1977) Genetic predisposition to develop factor VIII antibody in classic hemophilia. Clin Immunol Immunopathol 8:34

5. White GC, McMillan CW, Blatt PM, Roberts HR (1982) Factor VIII inhibitors: a clinical overview. Am J Hematol 13:335
6. Shapiro SS (1984) Genetic predisposition in inhibitor formation. In: Hoyer LW (ed) Factor VIII inhibitors. Liss, New York, 50:45
7. Gitschier J, Wood WI, Goralka TM, Wion KL et al. (1984) Characterization of the human factor VIII gene. Nature 312:326
8. Toole JJ, Knopf JL, Wozney JM, Sultzman LA et al. (1984) Molecular cloning of a cDNA encoding human antihaemophilic factor. Nature 314:342
9. Vehar GA, Keyt B, Eaton DH et al. (1984) Structure of human factor VIII. Nature 314:337
10. Gitschier J, Wood WI, Tudenham EGD et al. (1985) Detection and sequence of mutations in the factor VIII gene of haemophiliacs. Nature 315:427
11. Antonarakis SE, Waber PG, Kittur SD et al. (1985) Haemophilia A. Detection of muolecular defects and carriers by DNA analysis. N Engl J Med 313:842
12. Youssoufian H, Antonarakis SE, Philips DG et al. (1987) Charakterization of five partial deletions of the factor VIII gene. Proc Natl Acad Sci USA 84:3772
13. Casarino L, Pecorara M, Miro PG et al. (1986) Molecular basis for hemophilia A in Italians. Ric Clin Lab 16:227
14. Alper CA, Raum DD, Awdeh ZL et al. (1984) Major histocompatibility complex (MHC)-linked complement alleles as markers for the development of antifactor VIII in hemophiliacs. In: Hoyer LW (ed) Factor VIII inhibitors. Liss, New York 50:141
15. Fulcher CA, Lechner K, Mahoney SG (1988) Immunoblot analysis shows changes in factor VIII inhibitor chain specificity in factor VIII inhibitor patients over time. Blood 72:1348
16. Hoyer LW (1987) Molecular pathology and immunology of factor VIII (hemophilia A and factor VIII inhibitors). Hum Pathol 18:153

# Diskussion

GÜRTLER (München):

Sind HLA-Typisierungen bei Hemmkörperhämophilen gemacht worden, und was ist dabei herausgekommen?

Frau MANNHALTER (Wien):

Wir haben an unserer Klinik eine Studie durchgeführt. Zwischen Hämophilie A-Patienten mit und ohne Antikörper besteht kein Unterschied bezüglich der HLA-DR-Klassen. Doch scheint bei Patienten mit Hämophilie A gegenüber einem Normalkollektiv ein erhöhtes HLA-DR-5-Allel vorzukommen. Das ist statistisch jedoch nicht signifikant.

GÜRTLER (München):

Wir haben vorhin über Maus-monoklonale Antikörper diskutiert und über lange Zeiten der Expression bis zum Auftreten von Antikörperreaktionen. Zum Auftreten von Hemmkörpern infolge Substitutionstherapie vergehen zum Teil aber bis zu 7 Jahre, wie ich aus Ihrem Vortrag entnommen habe. Könnten Sie dazu noch einmal Stellung nehmen?

Frau MANNHALTER (Wien):

Nach Faktor VIII-Behandlungstagen vergehen nur zwischen 75 und 100 Behandlungstage bis zum Auftreten einer Hemmkörperhämophilie. Es waren auch Patienten dabei, die nicht so viele Behandlungstage aufwiesen. Außerdem können low responder erst nach sehr langer Zeit auftreten. Diese Problematik wird bei neuen Faktorenkonzentraten besonders zu berücksichtigen sein.

N.N.:

Ein kumulativer Prozentsatz von 25% bedeutet, daß jeder vierte Hämophilie A-Patient einen Inhibitor entwickelt. Ist diese Häufigkeit auf andere Hämophiliezentren zu übertragen, oder kann es sein, daß in Wien möglicherweise eine Kumulation von Problempatienten stattgefunden hat? Hat sich dieser Prozentsatz mit der Umstellung von intermediär- auf hochgereinigte Faktor VIII-Konzentrate geändert?

Frau MANNHALTER (Wien):

Wie ich aus der Literatur entnommen habe, haben auch andere Autoren bis zu 20% Patienten mit Inhibitor gefunden. Dennoch gibt es sicherlich sehr große Unterschiede. Ob sich der Anteil von Inhibitorpatienten in letzter Zeit verändert hat, kann ich nicht beantworten.

Frau SCHARRER (Frankfurt):

Die unterschiedliche Häufigkeit liegt m.E. am ehesten in der Bestimmungsmethode. Wir haben auch sehr lange gebraucht, bis wir zuverlässig Hemmkörpertiter unter 1 nachweisen konnten.

SUTOR (Freiburg):

Gibt es eine Erklärung dafür, daß eine Hemmkörperbildung entweder nach wenigen Transfusionen oder überhaupt nicht auftritt?

Frau MANNHALTER (Wien):

Es wird angenommen, daß der Faktor VIII-Defekt allein nicht für die Hemmkörperbildung verantwortlich gemacht werden kann. Man denkt, daß die Fähigkeit zur Immunantwort, also wie rasch ein Mensch generell auf Fremdantigen mit einer Immunantwort reagiert, eine Erklärung sein könnte.

SUTOR (Freiburg):

Ist es auch Ihre Erfahrung, daß bereits nach wenigen Transfusionen Hemmkörper auftreten können?

Frau MANNHALTER (Wien):

Bei high respondern ja.

# Behandlungsstrategien bei Patienten mit Hemmkörperhämophilie

W. Speiser (Wien)

Die Substitutionstherapie von Patienten mit Hemmkörperhämophilie stellt ein komplexes Problem dar, dessen optimale Lösung sich an mehreren Faktoren orientieren muß: Ausmaß einer eingetretenen Blutung bzw. Umfang eines geplanten operativen Eingriffs, aktueller Inhibitortiter des Patienten, bekannte anamnestische Reaktion des Patienten. Die derzeit üblichen Therapiearten und Therapiestrategien bei Patienten mit Faktor VIII- bzw. Faktor IX-Inhibitoren werden im folgenden dargestellt.

## Therapiemöglichkeiten (Tabelle 1)

1. Lokalmaßnahmen: Wie bei Nichtinhibitorpatienten: z.B. Immobilisation bei Gelenksblutung.
2. Gerinnungsfaktorenkonzentrate: An Gerinnungsfaktorenkonzentraten stehen Faktor VIII- und Faktor IX-Konzentrate zur Verfügung, im Falle des Faktor VIII humane und porcine Konzentrate. Ferner werden Gerinnungsfaktorenkonzentrate mit sogenannter Bypassaktivität verwendet. Es handelt sich dabei entweder um aktivierte oder nichtaktivierte Prothrombinkomplexkon-

**Tabelle 1.** Therapiemöglichkeiten bei Faktor VIII-, IX-Inhibitorpatienten bei akuter Blutung oder Operation

| | |
|---|---|
| 1. Lokale Maßnahmen | |
| 2. Gerinnungsfaktorenkonzentrate: | – Faktor VIII-Konzentrate (human, porcin), Faktor IX-Konzentrat (human) |
| | – Gerinnungsfaktorenkonzentrate mit „bypass"-Aktivität (aktivierte oder nicht aktivierte Prothrombin-Komplex-Konzentrate) |
| | – Gereinigter Faktor VII |
| 3. Inhibitorreduktion: | – Plasmapherese |
| | – Protein-A-Sepharose |
| | – Faktor IX-Sepharose |
| 4. Verhinderung der anamnestischen Reaktion: | – Immunsuppression |

zentrate. HEDNER et al. [1] verwendeten gereinigten Faktor VII in der Substitutionstherapie der Hemmkörperhämophilie.

3. Inhibitorreduktion: Bei Bedarf kann die Plasmakonzentration des Inhibitors durch extracorporale Zirkulation gesenkt werden. Es kann dies einerseits mittels Plasmaspherese [2] erreicht werden, wobei im Zuge des Plasmaaustausches auch der Inhibitor entfernt wird, andererseits besteht die Möglichkeit, Protein-A-Sepharose [3] oder Sepharose mit immobilisiertem Faktor IX in den extracorporalen Kreislauf zu integrieren, wobei die entsprechenden inhibitorischen Immunglobuline dann unspezifisch an Protein A oder spezifisch an den jeweiligen immobilisierten Gerinnungsfaktor binden.

4. Beeinflussung der anamnestischen Reaktion: Bei der Therapie von Patienten mit Hemmkörperhämophilie sollte von Beginn der Substitutionstherapie an auch die Beeinflussung der zu erwartenden anamnestischen Reaktion beachtet werden. Es stehen verschiedene immunsuppresive Therapiemöglichkeiten zur Verfügung, wie z.B. die Kombination von Faktor VIII mit Cyclophosphamid und Steroiden oder die Kombination von Faktor VIII mit Cyclophosphamid und hochdosiertem IgG.

## Therapiestrategien

Die Therapie der Blutung bei Patienten mit Hemmkörperhämophilie wird im wesentlichen von drei Kriterien bestimmt.

1. Schwere der Blutung
2. Aktueller Inhibitortiter
3. Eventuell bekannte anamnestische Reaktionsweise

Was das Ausmaß der Blutung anbelangt, wird zwischen nicht gravierenden und gravierenden Blutungen unterschieden. Der aktuelle Inhibitortiter wird entweder als niedrig (<10 Bethesda Units BU/ml), mittelhoch (10−50 BU/ml) oder hoch (>50 BU/ml) beurteilt. Die anamnestische Reaktion auf die Gabe von Faktor VIII wird in eine sogenannte low response mit einem Anstieg des Inhibitortiters, der 5−10 BU/ml nicht übersteigt, oder in eine high response, die die genannten Werte übersteigt, eingeteilt.

a) Nicht gravierende Blutung: Die Therapiestrategie richtet sich in diesem Fall primär nach dem aktuellen Inhibitortiter. Liegt dieser unter 10 BU/ml, so wird ein Patient, der als low responder bekannt ist, mit humanem Faktor VIII behandelt, wobei Spiegel über 30% angestrebt werden. Ist der Patient als high responder bekannt, so erhält er aktiviertes Prothrombinkomplexkonzentrat. Liegt bei dem Patienten ein Inhibitortiter >10 BU/ml vor, so erhält er auf alle Fälle aktiviertes Prothrombinkomplexkonzentrat (Tabelle 2). An dieser Stelle sei darauf hingewiesen, daß bei besonders reaktiven Patienten auch mit Prothrombinkomplexkonzentraten hohe Titeranstiege gefunden werden können.

b) Lebensbedrohliche oder schwer invalidisierende Blutung: Auch in diesem Fall wird die Therapiestrategie primär vom aktuellen Inhibitortiter bestimmt. Liegt ein niedriger Titer (<10 BU/ml) vor, kann der Patient, sofern es sich um einen low responder handelt, suffizient mit humanem Faktor VIII behandelt

**Tabelle 2.** Strategien der Therapie von Faktor VIII-Inhibitorpatienten bei akuter Blutung

| *Blutung nicht gravierend* | | |
|---|---|---|
| *Niedriger Titer* (<10 BE/ml) | | *Titer* >10 BE/ml |
| *Low responder*<br>Humaner Faktor VIII<br>(Spiegel >30%) | *High responder*<br>APCC | APCC |

BE    Bethesda-Einheiten
APCC  Aktiviertes Prothrombin-Complex Concentrate

werden. Beim high responder sollte ebenfalls der Versuch unternommen werden, mit sehr hohen Dosen von humanem Faktor VIII zu behandeln, da die anamnestische Reaktion erst 5–7 Tage nach Applikation des Faktor VIII zu erwarten ist. Im Vordergrund steht in diesem Fall die frühzeitige hochdosierte Behandlung, um in der zur Verfügung stehenden Zeit ausreichend therapieren zu können. Können allerdings in den beiden genannten Fällen mit humanem Faktor VIII keine suffizienten Spiegel erreicht werden, dann stehen noch porciner Faktor VIII [4] bzw. Prothrombinkomplexkonzentrate [5] zur Verfügung. Patienten mit lebensbedrohlicher Blutung und mittelhohem Titer (10–50 BU/ml) sollten in erster Linie mit porcinem Faktor VIII behandelt werden. Bei akut lebensbedrohlichen Blutungen ist eine rasche Substitutionstherapie angezeigt, während bei Blutungen, die zwar invalidisierend, aber nicht akut lebensbedrohlich sind, möglicherweise zuerst eine Inhibitorreduktion, z.B. mittels Plasmapherese, angestrebt werden kann (Tabelle 3). Im Zusammenhang mit der Inhibitorreduktion durch Plasmapherese sei darauf hingewiesen, daß sehr große Plasmamengen ausgetauscht werden müssen, um eine suffiziente Inhibitorreduktion zu erreichen. Man kann davon ausgehen, daß bei einem Inhibitortiter von etwa 35–40 BU/ml das eineinhalbfache Plasmavolumen ausgetauscht werden muß, um eine Reduktion um etwa 70% zu erreichen. Patienten mit lebensbedrohlicher Blutung und primär hohem Inhibitortiter sollten mit Prothrombinkomplexkonzentrat behandelt werden.

**Tabelle 3.** Strategien der Therapie von Faktor VIII-Inhibitorpatienten bei akuter Blutung

| *Blutung lebensbedrohlich oder invalidisierend* | | | |
|---|---|---|---|
| *Niedriger Titer* (<10 BE/ml) | | Mittelhoher Titer<br>(10–50 BE/ml) | Hoher Titer<br>(>50 BE/ml) |
| *Low responder*<br>Humaner Faktor VIII<br>(Spiegel >30%) | *High responder*<br>1. Humaner Faktor<br>VIII (Spiegel >30%)<br>2. Porciner Faktor<br>VIII,<br>3. APCC | 1. Porciner Faktor VIII<br>(Spiegel >30%)<br>(± Plasmapherese)<br>2. APCC | APCC |

**Tabelle 4.** Verhütung der anamnestischen Reaktion bei Inhibitorpatienten nach Behandlung mit humanen Faktor VIII-, IX-Konzentraten

---

1. *Prednisolon Azathioprin:* Inneffektive Therapie
   (BLOOM et al., 1974)

2. *Cyclophosphamid:* „Verzögerung" der anamnestischen Reaktion
   (NILSSON et al., 1974)

3. *Hydrocortison + Cyclophosphamid:* high responder → low responder
   (HEDNER et al., 1985)

4. *Cyclophosphamid + hochdosiert IgG:* Immuntoleranz
   (NILSSON et al., 1988)

---

## Beeinflussung der anamnestischen Reaktion

Bei der Behandlung der Patienten mit Hemmkörperhämophilie steht neben der Beherrschung der aktuellen klinischen Situation auch noch die Beeinflussung der zu erwartenden anamnestischen Reaktion im Vordergrund. Verschiedene immunsuppressive Therapieschemata wurden verwendet, wobei sich die Kombination von Prednisolon und Azathioprin als wenig effektiv erwiesen hat [6]. Mit Cyclophosphamid allein kann eine gewisse Verzögerung der anamnestischen Reaktion erreicht werden [7]. Die Kombination von Hydrocortison und Cyclophosphamid kann sogenannte high responder in low responder umwandeln [8]. Ein kürzlich publiziertes Therapieschema mit Cyclophosphamid und hochdosiertem IgG [9] kann Immuntoleranz erzeugen (Tabelle 4).

## Langzeitstrategien zur Elimination bzw. Reduktion des Faktor VIII-Inhibitors

Ziel der dazu eingesetzten Therapiestrategien ist es, durch kontinuierliche Antigenexposition eine Paralyse des Immunsystems zu erreichen. RIZZA et al. [10] beschrieben die intermittierende Therapie mit humanem Faktor VIII in konventionellen Dosen. Es gelang diesen Autoren, die Immunreaktion von Patienten, die ursprünglich als high responder anzusehen waren, in eine sogenannte low response überzuführen. BRACKMANN et al. [11] beschrieben das sogenannte Bonn-Regime, wobei durch Verabreichung sehr großer Mengen von Faktor VIII in einem hohen Prozentsatz der Patienten ein Zustand der Immuntoleranz erreicht werden konnte (Tabelle 5).

**Tabelle 5.** Langzeitstrategien zur Elimination/Reduktion des Faktor VIII-Inhibitors

---

1. *Intermittierende Therapie mit humanem Faktor VIII in konventionellen Dosen:*
   High responder → Low responder
   (RIZZA et al., 1982)

2. *Hochdosierte Therapie mit humanem Faktor VIII:* Immuntoleranz
   (BRACKMANN et al., 1984; Bonn-Regime)

---

Zusammenfassend läßt sich feststellen, daß die Substitutionstherapie und die immunsupressive Therapie bei Patienten mit Hemmkörperhämophilie ein sehr schwieriges Problem darstellt. Dies zeigt sich nicht zuletzt darin, daß Patienten mit Hämophilie A und Hemmkörper eine höhere Morbidität und Mortalität als Patienten ohne Hemmkörper aufweisen [12]. Vielversprechende neue Therapieansätze scheinen in der Substitution mit rekombinanten Gerinnungsfaktoren sowie in der Verbesserung der Immunsuppression bis hin zur Immunparalyse (Bonn-Regime nach BRACKMANN) und in der Ausschaltung der anamnestischen Reaktion (Cyclophosphamid + hochdosiert IgG nach NILSSON) vorzuliegen.

## Literatur


1. Hedner U, Kisiel W (1983) Use of human factor VIIa in the treatment of two haemophilia A patients with high titre inhibitors. J Clin Invest 71:1836
2. Francesconi M, Korninger C, Thaler E, Niessner H, Höcker P, Lechner K. (1982) Plasmapheresis: its value in the managemant of patients with antibodies to factor VIII. Haemostasis 11:79
3. Nilsson IM, Sundquist SB, Freiburghaus C (1984) Extracorporeal protein A-sepharose and specific affinity chromatography for removal of antibodies. Prog Clin Biol Res 150:225
4. Kernoff PB, Thomas ND, Lilley PA et al. (1984) Clinical experience with polyelectrolyte-fractionated porcine factor VIII concentrate in the treatment of hemophiliacs with antibodies to factor VIII. Blood 63:31
5. Sjamsoedin LJM, Heijnen L, Mauser-Bunschoten et al. (1981) The effect of activated prothrombin-complex concentrate (FEIBA) on joint and muscle bleeding in patients with hemophilia A and antibodies to factor VIII: A double blind clinical trial. N Engl J Med 305:717
6. Bloom AL (1987) Treatment of factor VIII inhibitors. In: Kongreßband des Thrombosis XI[th] Congress Haemostasis, Brussels, p 460
7. Nilsson IM, Hedner U, Holmberg L (1974) Suppression of factor VIII antibodies by combined factor VIII and cyclophosphamide. Acta Med Scand 195:65
8. Hedner U, Tengborn L (1985) Management of hemophilia A with antibodies − the effect of combined treatment with factor VIII, hydrocortisone and cyclophosphamid. Thromb Haemost 54:776
9. Nilsson IM, Berntorp E, Zettervall O (1988) Induction of immune tolerance in patients with hemophilia and antibodies to factor VIII by combined treatment with intravenous IgG, cyclophosphamide and factor VIII. N Engl J Med 318:947
10. Rizza CR, Matthews JM (1982) Effect of frequent factor VIII replacement on the level of factor VIII antibodies in haemophiliacs. Br J Haematol 52:13
11. Brackmann HH (1984) Successful treatment of haemophilia A inhibitor patients with induced immunotolerance. In: Proceedings Fourth International Symposium on Haemophilia Treatment, Tokyo p 187
12. Rizza CR, Spooner RJD (1983) Treatment of haemophilia and related disoders in Britain and Northern Ireland during 1976−1980. Report on the behalf of the Directors of Haemophilia Centres in the United Kingdom. Br Med J 286:929

# Induzierte Immuntoleranz in der Behandlung von Hämophilie-Patienten mit Hemmkörpern. Ergebnisse aus 12 Jahren

H.-H. BRACKMANN (Bonn)

Über die von mir seit 1974 entwickelte und inzwischen inaugurierte spezifische Hemmkörpertherapie mit dem Ziel der kompletten Elimination des Hemmkörpers — als induzierte Immuntoleranztherapie inzwischen weltweit anerkannt — habe ich anläßlich verschiedener Hamburger Hämophilie Symposien berichtet. Mit dem heutigen Vortrag möchte ich unsere aktuellen Ergebnisse demonstrieren.

## Patienten

Unter unserem Patientenkollektiv befanden sich insgesamt 44 Inhibitor-Patienten. Das ist eine Inzidenz von weniger als 5% bei über 800 getesteten Patienten. Hierunter befinden sich 28 Patienten mit einer Hämophilie A, die als high responder zu gelten haben, da sie nach unserer Definition eine Boosterung innerhalb von 3 Wochen auf über 5 Old-Oxford-Einheiten (das entspricht über 10 Bethosda-Einheiten) erreichten (1. high-responder-Gruppe). Eine zweite Gruppe von Inhibitor-Patienten (N = 13; 2. high-responder-Gruppe) mit Vorliegen einer Hämophilie A bezeichnete ich in früheren Arbeiten als sogenannte middle responder. Nach der allgemeinen Definition müßten auch diese Patienten als high-responder eingestuft werden, da sie innerhalb von 6 Wochen nach Boosterung z.T. auf über 10 Bethesda-Einheiten angestiegen aber immer unter 20 Bethesda- Einheiten geblieben waren. Wir hatten in unserem Patientenkollektiv 3 Hämophilie B-Patienten mit einem Hemmkörper, die nach der Klassifizierung als high-responder einzustufen sind.

## Methodik

Zur Bestimmung des Hemmkörpers wurde eine modifizierte Methode nach Bethesda verwendet. Die Modifikation lag in der Reduzierung der Inkubationszeit auf 1 Stunde. Die Kalkulation des Hemmkörpers erfolgte nach der Old-Oxford-Methode.

**Dosierungschema**

Hinsichtlich der Behandlung des Hemmkörpers bei Vorliegen einer Hämophilie A unterscheiden wir 2 Schemata:

Im ersten Dosierungsschema wird neben der Dosierung von 100 I.E. pro kg Körpergewicht Faktor VIII-Konzentrat zweimal am Tag zusätzlich 50 I.E. pro kg Körpergewicht der Fraktion Feiba zweimal pro Tag gegeben. Dieses Schema findet Anwendung, wenn anamnestisch bei dem Patienten häufige und massive Blutungsereignisse festgestellt wurden. Diese Dosierung wird so lange beibehalten, bis der Hemmkörpertiter auf 1 Einheit gesunken ist. Dann wird auf das 2. Dosierungschema übergegangen.

Dabei handelt es sich um eine ausschließliche Gabe von Faktor VIII-Konzentrat in einer Dosierung von 150 I.E. pro kg Körpergewicht zweimal pro Tag und zwar so lange, bis eine vollständige Eliminierung des Hemmkörpers und eine normale Recovery und Halbwertszeit erreicht wurde. Bei der Behandlung des Hemmkörpers bei Vorliegen einer Hämophilie B wird ausschließlich Faktor IX-Konzentrat bzw. Feiba verwendet in einer Dosierung von 75 I.E. pro kg Körpergewicht zweimal pro Tag bis eine Reduzierung des Hemmkörpers auf unter 5 Einheiten erreicht wurde. Anschließend wurde wegen der Thrombosegefahr auf eine einmal tägliche Dosierung und im weiteren Verlauf der Reduzierung auf jeden 2. Tag bis zur vollständigen Eliminierung des Hemmkörpers.

**Ergebnisse**

Im Rahmen der Besprechung der Ergebnisse müssen 3 Gruppen von Hämophilie A-Patienten hinsichtlich ihrer spezifischen Hemmkörpertherapie unterschieden werden.

Bei diesem handelt es sich
1. um 6 Patienten, die in der Anfangsphase diskontinuierlich mit Faktor VIII und der Fraktion Feiba behandelt und erst im weiteren Verlauf der Behandlung auf eine kontinuierliche Behandlung umgestellt wurden. Es sind jene Patienten, die in der Anfangsphase der Entwicklung dieser Therapie zunächst ausschließlich bei Blutungsereignissen eine kontinuierliche kombinierte Behandlung an Faktor VIII und Fraktion Feiba erhalten hatten, die nach der Blutung wieder abgebrochen wurde. Erst im weiteren Verlauf der Beobachtung wurden diese Patienten einer kontinuierlichen Kombinationsbehandlung in entsprechender, unten beschriebener, Dosierung zugeführt. Wie aus der Tabelle 1 hervorgeht, zeigte sich bei diesen Patienten ein durchschnittlicher initialer Inhibitortiter von 70 Einheiten.

Er stieg im Mittelwert während der Behandlung auf 362 Einheiten an. Die Behandlungzeit betrug insgesamt 38 Monate und setzt sich zusammen aus der Phase 1, die bis zum Absinken des Hemmkörpertiters auf 1 Einheit durchgeführt wurde und aus der Phase 2, die bis zur Normalisierung der Halbwertszeit und der Recovery andauerte. Insgesamt wurden für die Gesamtbehandlung 3,3 Millionen Einheiten an Faktor VIII-Konzentrat durchschnittlich pro Patient verwendet und fast 1 Million Einheiten der Fraktion Feiba.

**Tabelle 1.** Ergebnisse. Inhibitortherapie − Hämophilie A

| | Inhib. Tit. (U) | | Behandl.- | | Dosierung |
| | initial | peak | zeit[b] | AHF[a] | Feiba[a] |
|---|---|---|---|---|---|
| **High resp. (>5 U)-Disk./kontin. Therapie; n = 6** | | | | | |
| Mean | 70 | 362 | 38 | 3376 | 999 |
| min. | 0,3 | 134 | 13 | 637 | 215 |
| max. | 256 | 768 | 81 | 6347 | 1860 |
| **High resp. (>5 U)-Kontin. Therapie; n = 15** | | | | | |
| Mean | 40,6 | 180 | 15,4 | 2015 | 418 |
| min. | 0,5 | 5,5 | 1 | 190 | 77 |
| max. | 217 | 1126 | 25 | 7348 | 907 |
| **High resp. (<10 U)-Kontin. Therapie; n = 13** | | | | | |
| Mean | 2,4 | 3,6 | 9,4 | 1291 | 104 |
| min. | 1,3 | 1,3 | 4 | 203 | 35 |
| max. | 4,6 | 7,2 | 22 | 5683 | 246 |

[a] units × 1000; [b] Monate

2. um 15 Patienten, die ausschließlich eine kontinuierliche Behandlung erfahren und deren Therapie bis zum Ende durchgeführt werden konnte. Die Ergebnisse sind insbesondere im Hinblick auf die Behandlungszeit und den in der Behandlungszeit verwendeten Anteil an Faktor VIII-Konzentrat und der Fraktion Feiba deutlich niedriger. Hier konnten Reduzierungen um durchschnittlich fast 50% erreicht werden.
Bezüglich der 2. Gruppe der high-responder-Patienten, die in ihrer Boosterung nicht über 20 Bethesda-Einheiten angestiegen waren (N=13), zeigt sich eine weitere Reduzierung sowohl der Behandlungszeit als auch in der erforderlichen Dosierung an Faktor VIII-Konzentrat sowie der Fraktion Feiba. Hier ist zu erwähnen, daß bei diesen Patienten grundsätzlich seltener die Fraktion Feiba verwendet wurde.

3. um 2 Patienten der 1. high-responder-Gruppe (Tabelle 2) bei denen aus besonderen Gründen die Behandlung unterschiedlich zu den übrigen Patienten durchgeführt wurde.
Bei dem einen Patienten (G. A.) wurde eine weitgehend diskontinuierliche Therapie durchgeführt, weil er sich unseren Anweisungen einer kontinuierlichen Behandlung entzog. Hierdurch war der Behandlungszeitraum auf 69 Monate verlängert, mit einem dementsprechend höheren Konzentratverbrauch.
Bei dem 2. Patienten (H. U.) wurde nach anfänglicher diskontinuierlicher Behandlung eine kontinuierliche Behandlung durchgeführt. Nach 51 Monaten dieser Behandlung zeigte sich eine massive Paraproteinämie. Wegen eines gleichzeitig vorhandenen Minderwuchses hatten wir uns deshalb entschlossen, die Therapie zu unterbrechen und zur Vermeidung von massiven Blutungsereignissen auf eine low-dose-Therapie von 2000 I.E. pro Tag überzugehen. Unter dieser Therapie war nach weiteren 52 Monaten der Hemmkörper end-

**Tabelle 2.** Ergebnisse. Inhibitortherapie − Hämophilie A, gesonderte Behandlung, n = 2 Patienten

| Therapie | inhib. Titer | | Zeit-raum[a] | Dosierung | |
|---|---|---|---|---|---|
| | initial | peak | | AHF[b] | Feiba[b] |
| Pat. G. A. ([a] 1959) ausschließlich diskontinuierl. Therapie | | | | | |
| Diskontin | 6 | 58 | 68 | 6800 | 1700 |
| Pat. H. U. ([a] 1970) diskontinuierl./kontinuierl. Therapie, wegen Paraproteinämie → low dose | | | | | |
| Disk/kont | 4,5 | 760 | 51 | 6900 | 1100 |
| Low dose | 3 | 7 | 52 | 3100 | − |

[a] = Monate; [b] = U × 1000

gültig eliminiert. Seitdem ist unter einer normalen Hämophilie-Behandlung kein erneuter Hemmkörper nachgewiesen worden.

Hinsichtlich der Behandlung des Hemmkörpers bei Vorliegen einer Hämophilie B hatten wir uns, wegen der Gefahr von Thrombosen, zu einer geringeren kontinuierlichen Dosierung entschlossen. So wurden nur 75 I.E. Faktor IX-Konzentrat pro kg/Körpergewicht zweimal pro Tag substitutiert und zwar so lange, bis eine deutliche Reduzierung des Hemmkörpertiters (unter 5 Einheiten) gesehen wurde. Anschließend wurde auf eine einmal tägliche Dosierung übergegangen. Diese deutlich niedrigere Dosierung gegenüber der Hemmkörperbehandlung bei Vorliegen einer Hämophilie A hängt damit zusammen, daß wir unter der kontinuierlichen Gabe von hohen Dosen Faktor IX-Konzentrat Anzeichen von DIC fanden (Tabelle 3). Hierdurch bedingt war dann auch ein längerer Behandlungszeitraum bei einem geringeren Konzentratverbrauch zu sehen. Bei dem 2. dieser Patienten war durch eine gering ausgeprägte Kooperation nur eine Substitution von jedem 2. Tag möglich, wodurch sich die Behandlungszeit erstaunlich lange hinauszögerte. Der 3. Patient hatte nach einer erfolgreichen Behandlungsphase, in der der Hemmkörper nach initialem Anstieg von über 250 Einheiten auf 3 Einheiten abgesunken war, die Behandlung von sich aus abgebrochen. Im Zusammenhang mit der spezifischen Behandlung der Hemmkörperpatienten ist die Frage der Häufigkeit der HIV-Infektion von besonderem Interesse, weil bei diesen Patienten über einen langen Zeitraum eine hohe Substitution durchgeführt wurde.

**Tabelle 3.** Ergebnisse. Inhibitortherapie Hämophilie B

| Pat. | Inhib. Titer (U) | | Behandlungs-Zeit (Monat) | Dosierung Faktor IX[a] |
|---|---|---|---|---|
| | initial | Peak | | |
| U.E. | 5,6 | 20 | 12 | 680 |
| C.H. | 4 | 8 | 25,5 | 825 |

[a] = units × 1000

**Tabelle 4.** Ergebnisse. HIV-Antikörper-Untersuchung. Inhibitorpatienten (N = 44)

| Hämophilie | Responder | | | | | |
| --- | --- | --- | --- | --- | --- | --- |
| | High[a] N = 28 | | | High[b] N = 13 | | |
| | HIV+ | HIV− | HIV? | HIV+ | HIV− | HIV? |
| A | 19 | 6 | 3 | 9 | 3 | 1 |
| B | 2 | 1 | – | – | – | – |

| Hämophilie | HIV+ | HIV− | HIV? |
| --- | --- | --- | --- |
| A + B | 30 | 10 | 4 |

[a] Boosterung >5 U; [b] Boosterung <10 U

Fassen wir die in der Tabelle 4 aufgeführten Ergebnisse hinsichtlich der HIV-Untersuchung der entsprechenden Patientengruppen zusammen, so läßt sich feststellen, daß bei 44 Hemmkörperpatienten 30 einen positiven und 10 Patienten einen negativen HIV-Antikörper zeigten. Bei 4 Patienten konnte die Untersuchung nicht durchgeführt werden, weil die Patienten entweder verstorben oder verzogen waren. Damit ist die Häufigkeit des Vorliegens von HIV-Antikörpern bei Hemmkörperpatienten identisch mit jenen Patienten, die eine Hämophilie A schwerer Verlaufsform haben.

Hinsichtlich des HIV-Infektionsstadiums dieser Patienten (Tabelle 5) zeigen sich in der ersten high-responder-Gruppe 3 Patienten, die an AIDS verstorben sind. Ein Patient leidet an ARC. 13 Patienten sind symptomlose HIV-Träger. Von den restlichen 4 Patienten war einer an einem Herzinfarkt verstorben, ein Patient erlitt während der Hemmkörpertherapie eine Hirnblutung, ausgelöst durch ein Aneurysma im Gehirn, ein Patient verstarb an einem akuten Leberversagen und ein Patient wurde in sein Heimatland Libyen zurückgeschickt, ohne daß wir die Hemmkörpertherapie beenden konnten.

Von den 9 HIV-positiven Patienten der zweiten high-responder-Gruppe (Hämophilie A) sind 3 an AIDS verstorben, bei 6 Patienten ist bisher ein symptomloser Verlauf festzustellen.

Von den beiden Hemmkörperpatienten mit Hämophilie B und positivem HIV-Antikörper leidet 1 Patient an AIDS.

**Tabelle 5.** Ergebnisse. Status der HIV-Infektion

| Responder | HIV+ | AIDS | Davon: ARC | oB. |
| --- | --- | --- | --- | --- |
| High (>5 U) | 21 | 3[a] | 1 | 13[c] |
| High (<10 U) | 9 | 3[b] | – | 6 |

[a] † 1 Pat.; [b] † 3 Patienten; [c] † nicht HIV-bedingt:
1 Pat. Herzinfarkt
1 Pat. Hirnblutung (Aneurysma)
1 Pat. Leberversagen
1 Pat. verzogen (Libyen)

Während der Inhibitortherapie wurden folgende Nebenwirkungen festgestellt:

Ein Patient hatte eine schwere Hämolyse im Zusammenhang mit einem Anstieg der Isoagglutinine. Hierdurch bedingt hatten wir zunächst auf isoagglutininarmes Konzentrat und im weiteren Verlauf auf blutgruppenspezifische Präparate umgestellt.

Zwei Patienten erlitten eine akute Hepatitis B.

Bei 13 Patienten waren die Transaminasen (SGOT, SGPT) einmalig auf über 100 U/l angestiegen, bei 7 Patienten mehr als einmal. Ein Patient erlitt einen Herzinfarkt, nachdem bei ihm über 20 Jahre ein schwerer Hypertonus bekannt war. Dieser Patient verstarb Jahre nach Beendigung der Hemmkörpertherapie an einem erneuten Herzinfarkt.

2 Patienten sind während der Therapie an einer traumatischen Hirnblutung, ein weiterer an einem Hirnaneurysma verstorben.


**Zusammenfassung** (Tabelle 6)

Fassen wir unsere Behandlungsergebnisse zusammen, so kann festgestellt werden, daß von den 28 Patienten der 1. high-responder-Gruppe (Patienten, die innerhalb von 3 Wochen auf über 5 Old-Oxford (das sind über 10 Bethesda) Einheiten angestiegen waren), bei 24 Patienten die Behandlung erfolgreich abgeschlossen werden konnte, ein Patient wurde vor Beendigung der Therapie in sein Heimatland zurückgeschicht (Libyen) und 2 Patienten verstarben an einer traumatisch bedingten und ein Patient an einer durch ein Aneurysma bedingten Hirnblutung.

**Tabelle 6.** Ergebnisse

| Hämophilie-Responder | Behandlungsergebnis | | |
| --- | --- | --- | --- |
| | abgeschlossen | abgebrochen | verstorben |
| Hämophilie A | | | |
| High (>5 U) | 24 | 1 | 3 |
| High (<10 U) | 13 | – | – |
| Hämophilie B | 2 | 1 | – |

Bei allen 13 Patienten der 2. high-responder-Gruppe (Boosterung innerhalb von 6 Wochen nicht höher als 10 Old-Oxford (= 20 Bethesda) Einheiten konnte die Behandlung erfolgreich abgeschlossen werden.

Von den 3 Hämophilie B Patienten ist bei 2 Patienten die Behandlung erfolgreich abgeschlossen worden, 1 Patient hat die Therapie von sich aus abgebrochen.

Somit sind alle Patienten, die wir ausreichend behandeln konnten, erfolgreich zu Ende behandelt worden.

Bei keinem dieser Patienten ist jemals wieder ein erneutes Ansteigen des Hemmkörpertiters beobachtet worden. Der längste Beobachtungszeitraum bei einem Patienten, bei dem die Therapie erfolgreich abgeschlossen wurde, beträgt über 12 Jahre.

## Literatur

Brackmann H-H, Egli H (1981) Treatment of hemophilia patients with inibitors, in Seligsohn U, Rimon A, Horozowski H (eds): Hemophilie. London, Castle House, pp 113–119

Brackmann H-H, Gormsen J (1977) Massive factor VIII infusion in a hemophiliac with factor VIII inhibitor, high responder. Lancet II:933

Brackmann H-H (1984) Induced immunetolerance in factor VIII inhibitor patients. Prog Clin Biol Res 150:181–185

Scheibel E, Ingerslev J, Dalsgaard-Nielsen J, et al. (1987) Continous high-dose factor VIII for the induction of immune tolerance in hemophilia A patients with high responder state: A description of eleven patients treated. Thromb Haemost 58:1049

White GC, Taylor RE, Blatt PM, et al. (1983) Treatment of a high titer anti-factor VIII antibody by continous factor VIII administration: Report of a case. Blood 62:141–145

Ewing NP, Sanders NL, Dietrich SL, et al. (1988a) Induction of immune tolerance to factor VIII in hemophiliacs with inhibitors. JAMA 259:65–68

Sultan Y, White GC, Aronstam A, et al. (1986) Hemophilie patients with an inhibitor to factor VIII treated with high-dose factor VIII concentrate. Nouv Rev Fr Hematol 28:85–89

# Diskussion

Hellstern (Ludwigshafen):

Mich würde interessieren, Herr Brackmann, ob Sie einmal bei den Hämophilie B-Patienten nachgeschaut haben, ob Zeichen einer Verbrauchskoagulopathie von der Labordiagnostik her zu beobachten waren. Wir selbst haben mit großer Regelmäßigkeit bei Hämophilie B-Patienten, die sich einer Massivsubstitution unterziehen mußten, Zeichen einer Verbrauchskoagulopathie beobachtet, und wir haben dann daraus die Konsequenz gezogen, daß wir gleichzeitig eine low-dose-Heparinisierung durchgeführt haben.

Brackmann (Bonn):

Das haben wir auch gesehen und dann die Therapie sehr zögerlich weiter durchgeführt in deutlich niedriger Dosierung.

Gürtler (München):

Welche Vorstellungen gibt es zur Immmuntoleranz bei der von Herrn Brackmann durchgeführten Hemmkörperhämophilie-Therapie?

Eibl (Wien):

Nach dem heutigen Stand des Wissens, der sich im Laufe der nächsten Monate und Jahre durch französische Arbeiten vertiefen wird, ist anzunehmen, daß ein idiotypischer Antikörper generiert wird, der die Antikörper dauernd absenkt. Es wird sich wahrscheinlich herausstellen, daß das, was Sie sozusagen intuitiv gemacht haben, einen realen immunbiologischen Hintergrund hat.

Wenzel (Homburg/Saar):

Sie haben bei etwa 40 Patienten 3 Todesfälle durch Hirnblutung beobachtet. Bei einem Normalkollektiv von Hämophilie-Patienten würde es mich wundern, wenn 3 Patienten innerhalb dieses Beobachtungszeitraumes an Hirnblutungen versterben.

Brackmann (Bonn):

Ein Patient hatte ein Aneurysma und bei 2 Patienten hat eindeutig eine traumatische Hirnblutung vorgelegen. Einer hatte einen Autounfall und der andere ist auf den Kopf gestürzt.

ZENZ (Graz):

Ist bei einem Ihrer Hemmkörperpatienten ein Hemmkörperrezidiv aufgetreten?

BRACKMANN (Bonn):

Der längste Beobachtungszeitraum beträgt jetzt 12 Jahre, der kürzeste 2,5 Jahre. Wir haben bisher keine neue Hemmkörperentwicklung gesehen.

SCHRAMM (München):

Von Ihren 44 Patienten haben 30 HIV-Antikörper und 10 sind HIV-negativ geblieben. Sind letztere alles Kinder, die nur virusinaktivierte Präparate bekommen haben?

BRACKMANN (Bonn):

Es sind 3 Kinder dabei. Eines ist mit dem HS-Präparat der Behringwerke behandelt worden und 2 mit HS-Konzentraten der Firma Alpha. Bezüglich des letzteren ist einer unter der Behandlung serokonvertiert und drei Jahre später verstorben. Das war einer von zwei Patienten, die unter hitzebehandelten Präparaten serokonvertiert sind.

LECHLER (Köln):

Sind die Patienten, nachdem Sie Inhibitor-negativ geworden sind, nach einem bestimmten Schema weiterbehandelt worden, z.B. prophylaktische Dauerbehandlung, oder haben Sie auch Patienten, die Monate oder Jahre nach Absetzen antikörperfrei geblieben sind?

BRACKMANN (Bonn):

Etwa 20% der Patienten haben keine Dauerbehandlung erhalten, weil deren orthopädischen Probleme gelöst waren. Es gab aber auch wieder Phasen, die eine kurze Dauerbehandlung erforderten. Auch bei diesen Patienten gibt es keinen Anhalt für das Neuauftreten von Hemmkörpern.

# Behandlung der Hemmkörperhämophilie im Kindesalter

W. Kreuz, B. Krackhardt, I. Scharrer (Frankfurt)

Ergänzend zum Vortrag von Herrn Brackmann sollen unsere inzwischen 10jährigen Erfahrungen der Hemmkörpereliminationstherapie bei Kindern dargestellt werden. Die meisten Hämophilie-Patienten entwickeln ihren Hemmkörper ja schon im Kindesalter. Bei Ausbildung eines Hemmkörpers treten dann gerade in der Wachstumsphase häufig Gelenkblutungen auf, die zu den bekannten schweren Folgeschäden führen können, und die wir durch eine prophylaktische Behandlung der Patienten mit schwerer Hämophilie A zu verhindern suchen.

Unser angestrebtes Ziel ist es, den Hemmkörper so schnell wie möglich zu eliminieren, bevor bei den Kindern Gelenk- und Muskelblutungen mit ihren Folgeschäden oder gar lebensgefährliche Hirnblutungen auftreten. Anlehnend an die erste Fallbeschreibung bei Erwachsenen von Herrn Brackmann im „Lancet", haben wir vor 10 Jahren zum ersten Mal bei einem high-responder-Patienten versucht, eine Immuntoleranz bei Kindern zu erzeugen.

## Patienten

Bisher haben wir 10 Kinder mit Hemmkörper-Hämophilie behandelt, 6 von ihnen waren high-responder-Patienten, 4 low responder (Stand Dez. 88). Die Hemmkörper traten zwischen dem 1. und 5. Lebensjahr auf.

## Behandlungsprotokoll

### High responder

50 bis 100 E/kg KG Faktor VIII-Konzentrat, 2 ×/Tag (Faktor VIII HS, Haemate Hs, Behring-Werke, Marburg), zusätzlich 50 bis 100 E/kg KG, 2 ×/Tag eines aktivierten Prothrombin-Komplex-Konzentrates (Feiba, S-TIM 4, Immuno Wien).

Nachdem der Hemmkörper nicht mehr nachweisbar ist, wird die Dosis des Prothrombin-Komplex- und des Faktor VIII-Konzentrates schrittweise reduziert und Feiba ganz abgesetzt, wenn die Faktor VIII-Recovery und Halbwertszeit wieder normal sind.

*Low responder*

Faktor VIII 30 bis 60 E/kg KG alle 2–3 Tage.

## Ergebnisse

Bisher gelang es uns bei allen Patienten, den Hemmkörper zu eliminieren (Stand Dez. 1988). Bei high-responder-Patienten konnten wir eine klare Beziehung zwischen der gegebenen Faktor VIII-Dosis und dem Verschwinden des Hemmkörpers beobachten (50 E/kg KG/Tag – 2 Jahre, 100 E/kg KG/Tag – 3 Monate, 200 E/kg KG/Tag – 2 Monate (Abb. 1–7). Nach Hemmkörperelimination wird eine kontinuierliche Behandung mit Faktor VIII zunächst täglich, dann alle 2–3 Tage als Prophylaxe durchgeführt, wobei wir in der Folgezeit bei keinem Patienten ein Wiederauftreten des Hemmkörpers beobachtet haben. Der Beobachtungszeitraum – nach Elimination des Hemmkörpers – erstreckt sich bei manchen Patienten schon bis zu 7 Jahre.

Bei „low respondern" kann man durch kontinuierliche Faktor VIII-Gaben (Einzeldosis von 30 bis 60 E/kg KG alle 2–3 Tage) den Hemmkörper eliminieren, ohne daß Blutungskomplikationen auftreten (Abb. 8, 2. Hälfte), während man bei low-responder-Patienten, die nur bei Bedarf behandelt werden, häufig Gelenk- oder Muskelblutungen sieht (Abb. 8, 1. Hälfte).

## Schlußfolgerungen (Tabelle 1, Stand Okt. 88)

Das Behandlungsregime ist, wenn es nicht unterbrochen wird, erfolgreich bei der Elimination der Hemmkörper bei high-responder-Patienten. Wir glauben, bei den Kindern eine Immuntoleranz erzeugt zu haben. Bei Kindern sollte pro kg KG höher dosiert werden als bei Erwachsenen; bei hohen Dosen von 100–200 E Faktor VIII/kg KG/in zwei Einzeldosen/Tag, d.h. alle 12 Stunden (siehe Patient 2–6, Abb. 3–7), sahen wir kürzere Hemmkörpereliminationszeiten als bei niedriger Dosis (50 E/kg KG/Tag, siehe unser erster Hemmkörperpatient, Patient 1, Abb. 1 und 2). Wird die Hemmkörpereliminationstherapie rechtzeitig und konsequent

**Tabelle 1.** Schlußfolgerungen

| |
|---|
| Erfolgreiche Hemmkörperelimination bei allen 9 Kindern – wahrscheinlich durch Immuntoleranzerzeugung |
| Bei höheren Faktor VIII-Dosen/Tag kürzere Hemmkörpereliminationszeiten |
| Keine Muskel- und Gelenkveränderungen bei rechtzeitigem Beginn der Hemmkörpereliminationstherapie |
| Keine Gehirnblutungen |
| Bisher keine Nebenwirkungen der hochdosierten Therapie |
| Gewinn an Lebensqualität für Kinder und Eltern |
| Hemmkörpereliminationstherapie im Kindesalter kostengünster |

Pat. 1
Patient K. M.
high responder
20 kg
Bethesda units (B U)
1200
1000
800
600
400
200
0
Blutungen
Mai 1979
Juni 1979
Juli 1979
August 1979
Feiba
100
50
Factor VIII
300
200
(U/kg KG)
100
Gesamtdosis/Tag

**Abb. 1**

Pat. 1
Pat. K.M.
high responder
20 kg    28 kg    31 kg    34 kg    38 kg    42 kg    50 kg
22 5
20
17 5
15
12 5
10
7 5
5
2 5
0
Bethesda units (BU)
Blutungen
1979    1980    1981    1982    1983    1984    1985    1986    1987    1988
Feiba
100
50
Factor VIII
300
200
(U/kg KG)
100
Gesamtdosis/Tag
Gesamtdosis/2. Tag
Gesamtdosis/3. Tag

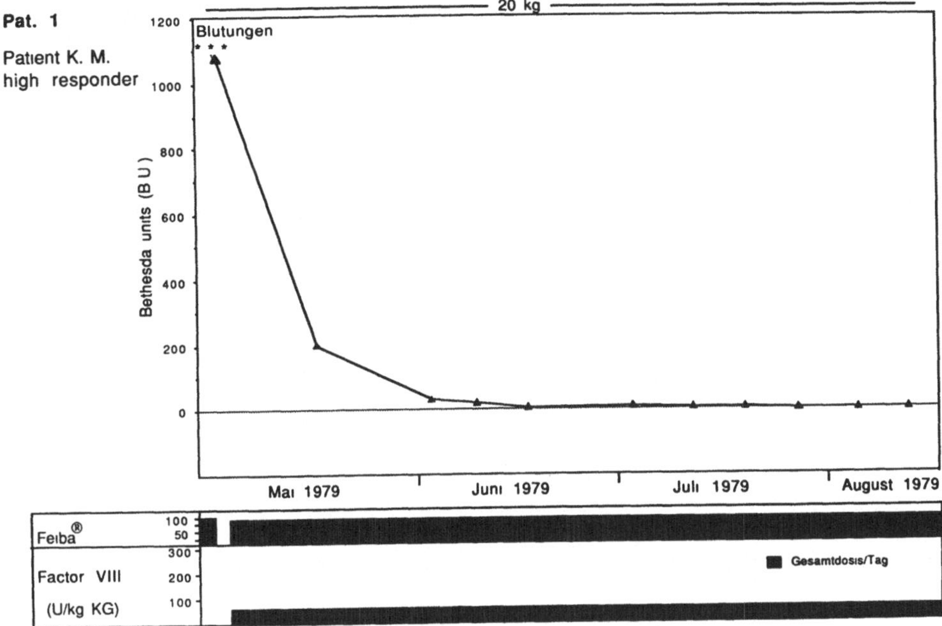

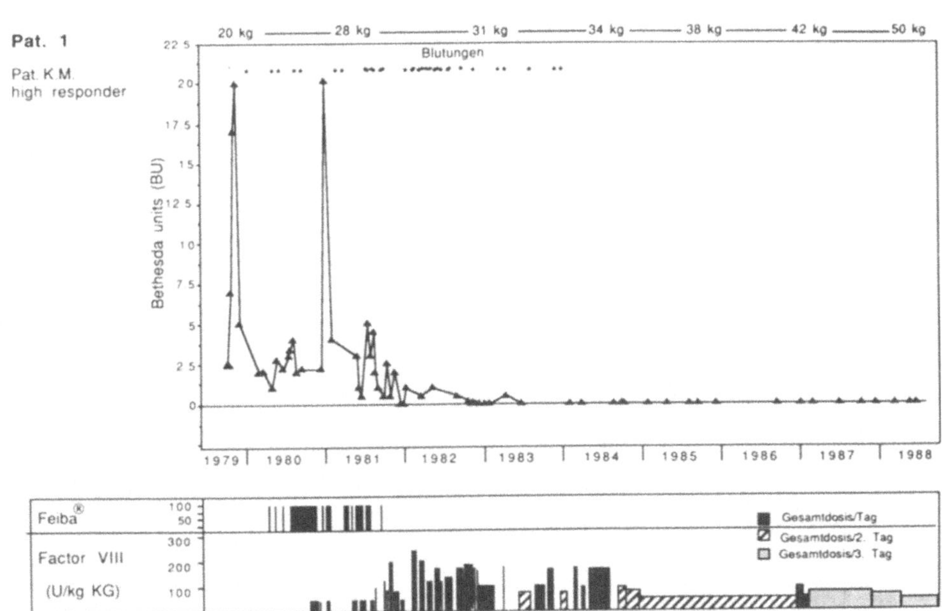

**Abb. 2**

Pat. 2
Patient Sch. F.
high responder
20 kg
28 kg
36 kg
42 kg
Blutungen
Bethesda units (B.U.)
350
300
250
200
150
100
50
0
1982
1983
1984
1985
1986
1987
1988
Feiba®
200
100
Faktor VIII HS
Behring
(U/kg KG)
300
200
100
1/2 Gesamtdosis alle 12 h
Gesamtdosis/Tag
Gesamtdosis/2. Tag

**Abb. 3**

Pat. 3
Patient St. W
high responder
10 kg
15 kg
20 kg
28 kg
14
12
Blutungen
Bethesda units (BU)
10
8
6
4
2
0
1981
1982
1983
1984
1985
1986
1987
1988
Feiba®
200
100
Faktor VIII HS
Behring
(U/kg KG)
300
200
100
1/2 Dosis alle 12 h
Gesamtdosis/Tag
Gesamtdosis/2. Tag

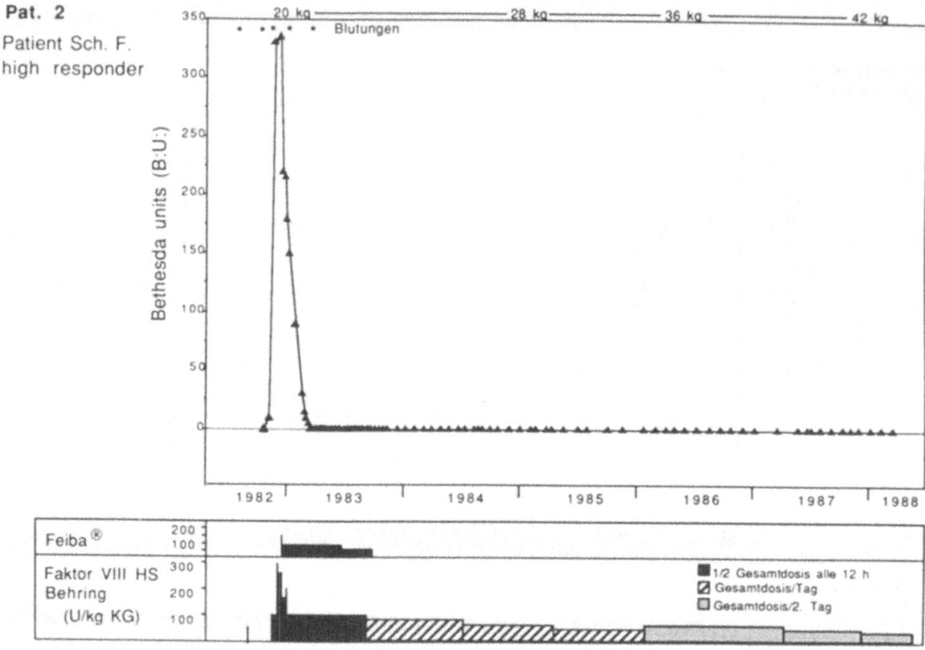

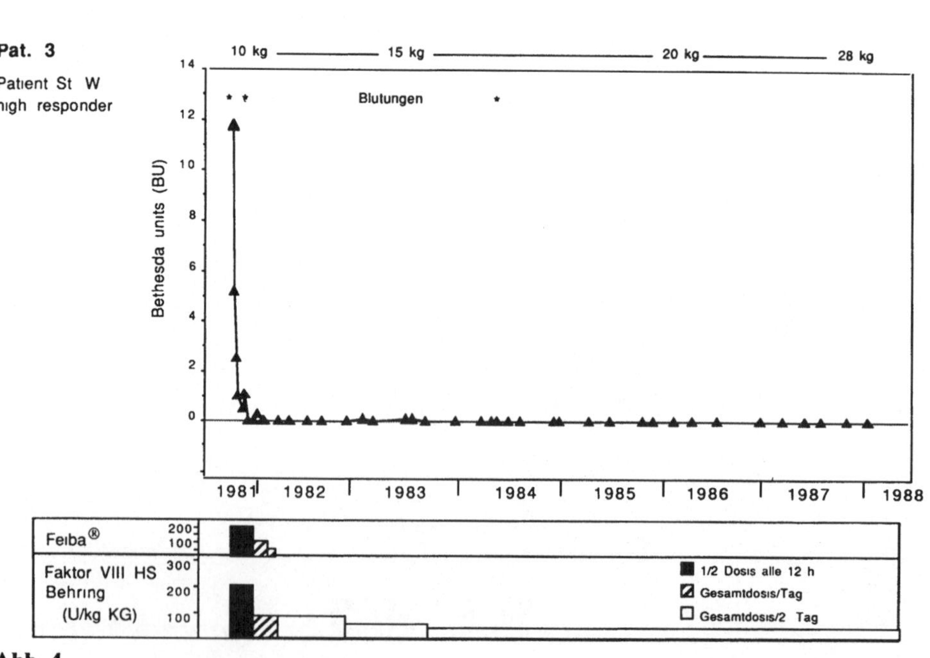

**Abb. 4**

Pat. 4
Patient B Ch
high responder
600
550
500
450
400
350
300
250
200
150
100
50
0
Bethesda units (B U)
8,75 kg
10,2 kg
14 kg
15 kg
Op
Aug
Oct
1984
Dez
Feb.
1985
1985
1986
1987
1988
Feiba S TIM 4 ®
300
200
100
Haemate HS ®
(U/kg KG)
300
200
100
Gesamtdosis/Tag
Gesamtdosis/2 Tag

**Abb. 5**

Pat. 5
Patient J U
high responder
5
4 5
4
3 5
3
2 5
2
1 5
1
5
0
Bethesda units (BU)
11,6 kg
12,8 kg
14,0 kg
Blutungen  *  *
1986
1987
1988
Feiba S TIM 4®
200
100
Haemate HS®
(U/kg KG)
300
200
100
Gesamtdosis/Tag
Gesamtdosis/2 Tag

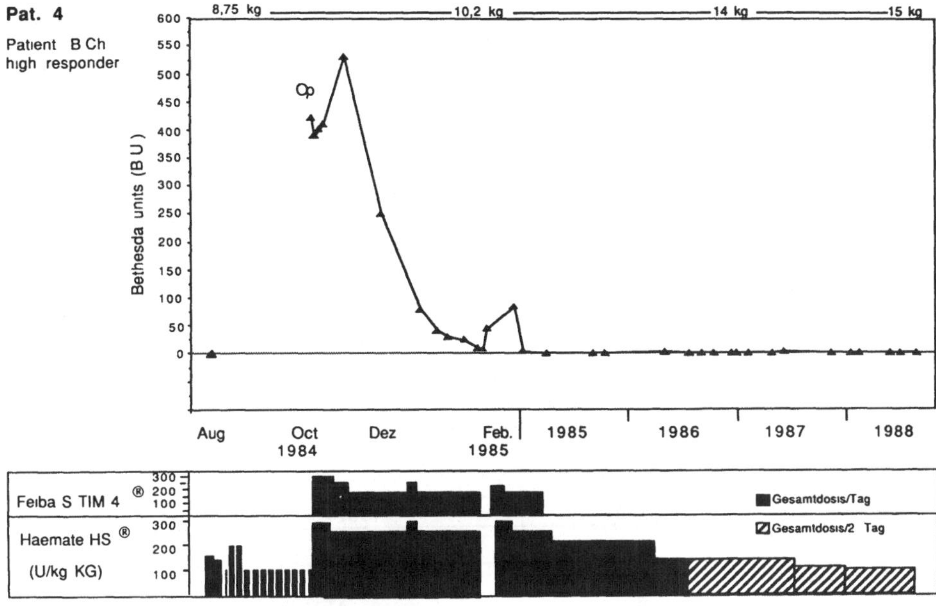

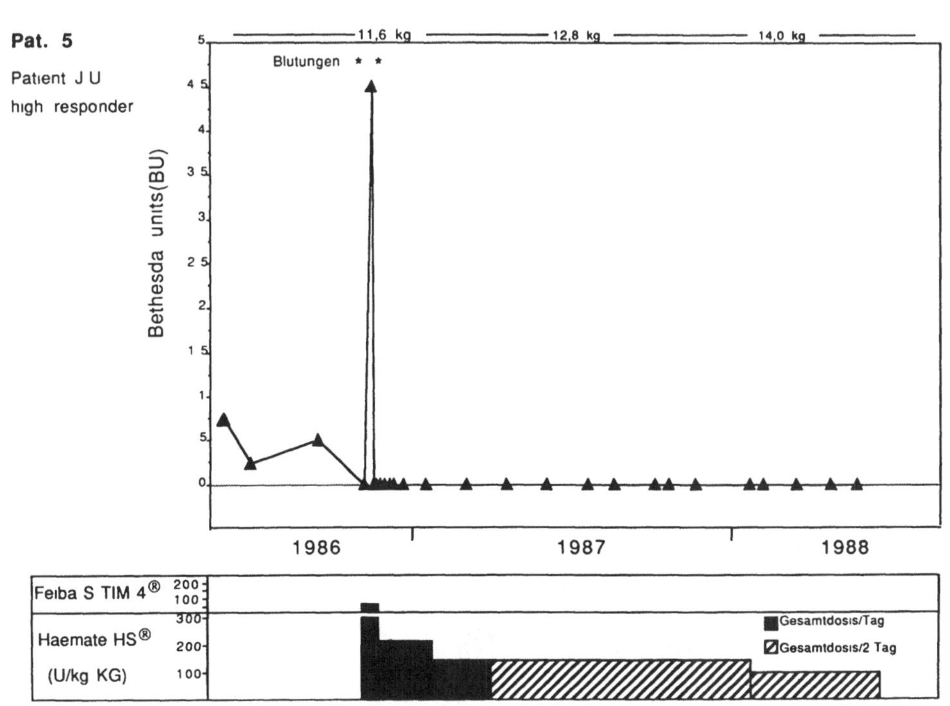

**Abb. 6**

Pat. 6
Patient F P.
high responder
19,8 kg
20 kg
22 kg
160
140
Blutungen
Op
120
100
Bethesda units(BU)
80
60
40
20
0
1986
1987
1988
Feiba S TIM 4® 200 100
Gesamtdosis/Tag
Haemate HS® 300 200
Gesamtdosis/2 Tag
(U/kg KG) 100

**Abb. 7**

Pat. 7
Patient A M A
low responder
10 kg
12 kg
16,5 kg
22 kg
28 kg
30 kg
5 5
Blutungen
5
4 5
4
Bethesda units (B U )
3 5
3
2 5
2
1 5
1
5
0
1980
1981
1982
1983
1984
1985
1986
1987
1988
Factor VIII HS 400 300
Gesamtdosis/Tag
Behring 200
Gesamtdosis/2 Tag
(U/kg KG) 100

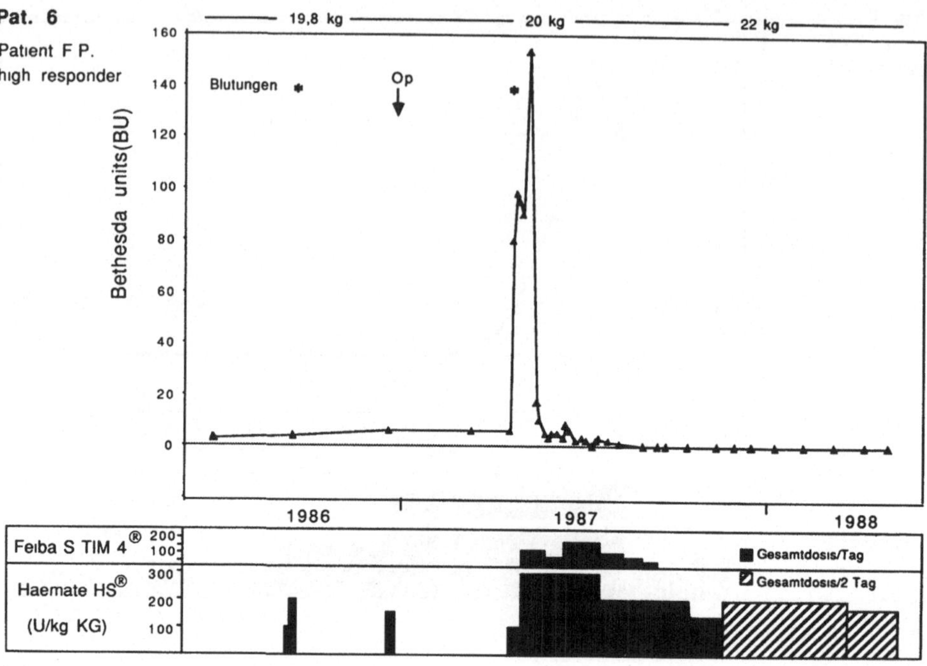

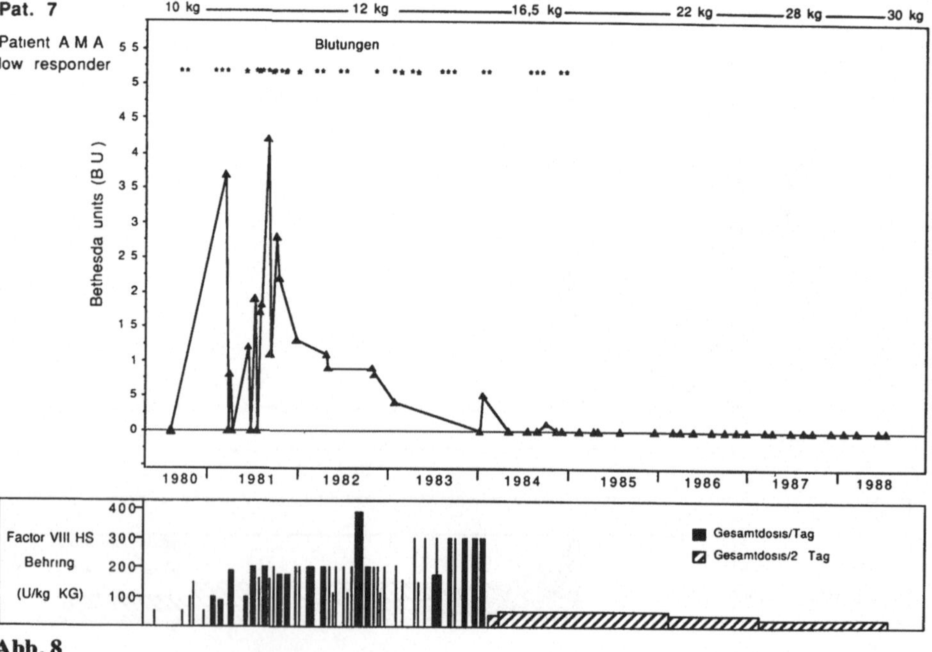

**Abb. 8**

durchgeführt, zeigen die Kinder keine Gelenkveränderungen und sind auch in ihrer Muskelfunktion unbeeinträchtigt. Aus der Sicht der Kinder resultiert eine nur geringe Einschränkung ihres natürlichen Bewegungsdranges und ihrer körperlichen Belastungsfähigkeit.

Für die Kinder und auch ihre Eltern bedeutet dies einen Gewinn an Lebensqualität.

Nebenwirkungen der hochdosierten Therapie haben wir nicht beobachtet. In den ersten Jahren haben wir high-responder-Patienten mit nicht hitzebehandeltem Feiba behandelt; trotz hoher Dosierung, sahen wir in der Folgezeit keine HIV-Infektion.

Auch aus finanziellen Gesichtspunkten ist es ratsam, die Hemmkörperelimination im Kindesalter durchzuführen, da aufgrund des meist noch geringen Körpergewichts eine im Vergleich zum Erwachsenenalter niedrigere Gesamtdosis erforderlich ist.

Unseres Erachtens ist die möglichst rasche Elimination der Hemmkörper mit anschließender prophylaktischer Substitutionsbehandlung mit Faktor VIII die sinnvollste Therapie der Hemmkörper-Hämophilie im Kindesalter.


## Literatur


1. Allain JP, Frommel D (1974) Antibodies to factor VIII: specifity and kinetics of iso- and hetero antibodies in hemophilia A. Blood 44:313−322
2. Aznar JA, Jorquera JI, Peiro A (1984) The importance of corticoids added to continued treatment with factor VIII concentrates in the suppression of inhibitors in haemophilia A. Thromb Haemost 51:217−221
3. Barrowcliffe TW, Kemball-Cook G, Gray E (1981) Factor VIII inhibitor bypassing activity: suggested mechanism of action. Thromb Res 21:181−186
4. Barrowcliffe TW, Kemball-Cook G, Gray E (1984) Effect of phospholipidon factor VIII inactivation. In: Hoyer L (ed) Factor VIII inhibitors. Liss, New York, pp 251−263
5. Brackmann HH, Gormsen J (1977) Massive factor VIII infusion in haemophiliacs patient with factor VIII inhibitor high responder. Lancet II:993
6. Brackmann HH (1984) Successful treatment of hemophilia A inhibitor patients with induced immunotolerance. In: Proceedings Fourth International Symposium on Hemophilia Treatment, Tokyo pp 187−196
7. Gitschier J, Wood WI, Tuddenham EDG et al. (1985) Detection and sequence mutations in the factor VIII gene of haemophilics. Nature 315:427−430
8. Hedner U, Kisiel W (1983) Use of Human factor VIIa in the treatment of two haemophilia A patients with high titre inhibitors. J Clin Invest 71:1836−1841
9. Hedner U, Tengborn L (1985) Managemant of haemophilia A with antibodies − the effect of combined treatment with factor VIII, hydrocortisone and cyclophosphamide. Thromb Haemost 54:776−779
10. Hoyer LW, Gawryl MS, de la Fuente B (1984) Immunochemical characterization of factor VIII inhibitors. In: Hoyer LW (ed) Factor VIII inhibitors. Liss, New York, pp 73−85
11. Hoyer LW, Gawryl MS, de la Fuente B (1984) Immunochemical characterization of factor VIII inhibitors. In: Hoyer LW (ed) Factor VIII inhibitors. Liss, New York, pp 73−85
12. Imbach P, Baradun S, d'Apuzzo V et al. (1981) High dose intravenous gammaglobulin for idiopathic thrombocytopenic purpura in childblood. Lancet I:1228−1230
13. Kernoff PBA, Thomas ND, Lilley PA et al. (1984) Clinical experience with polyelectrolyte fractionated porcine factor VIII concentrate in the treatment of haemophiliacs with antibodies to factor VIII. Blood 63:31−41

14. Lusher JM, Shapiro SS, Palascak JE et al. (1980) Efficacy of prothrombin-complex concentrates in hemophilics with antibodies for factor VIII. A multicentre trial. N Engl J Med 303:421–425
15. Nilsson IM, Jonsson S, Sundqvist SB et al. (1981) A procedure for removing high titer antibodies by extra corporeal protein-A-Sepharose adsorption in hemophilia: Substitution therapie and surgery in a patient with hemophilia B and antibodies. Blood 58:38–44
16. Rizza CR, Matthews JM (1982) Effect of frequent factor VIII replacement on the level of factor VIII antibodies in haemophiliacs. Br J Haematol 52:13–24
17. Shapiro SS (1984) Genetic predisposition to inhibitor formation. In: Hoyer LW (ed) Factor VIII Inhibitors. Liss, New York, pp 45–55
18. Sjamsoidin LJM, Heijnen L, Mauser-Bunschoten EP et al. (1981) The effect of activate prothrombin complex concentrate (FEIBA) on joint and muscle bledding in patients with hemophilia A and antibodies to Factor VIII. A randomised double blind clinicaltrial. N Engl J Med 305:717–721
19. Slocombe GW, Newland AC, Colvin P et al. (1981) The role of intensive plasma exchange in the prevention and management of haemorrhage in patients with inhibitors to factor VIII. Br J Haematol 47:477–585
20. Stenjberg S, Ingerslev J, Zachariae E (1984) Factor VIII inhibitor treatment with high dose of FVIII. Thromb Res 34:533–539
21. Sultan Y, Kazatchkine MD, Maisonneuve P et al. (1984) Anti-idiotypic suppression of autoantibodies to factor VIII (anti-haemophilic factor) by high-dose intravenous gamma-globulin. Lancet II:765–768
22. Schieberle E, Feddersen C, Hertz H (1985) Long-term high dose factor VIII treatment of 3 haemophiliacs with factor VIII inhibitor. Scand J Haemat 34:378–384
23. Schwarzinger I, Lechner K, Niessner H et al. (1984) Wahrscheinlichkeit des Auftretens von Hemmstoff gegen FVIII bei Hämophilie A. 15. Hämophilie-Symposion Hamburg. Springer Berlin Heidelberg New York
24. White GC II, Taylor RE, Blatt PM et al. (1983) Treatment of a high titer anti-factor VIII antibody by continous factor VIII administration. Report of a case. Blood 62:141–145
25. White GC.II., McMillian CW, Blatt PM et al. (1982) Factor VIII inhibitors: A clinical overview. Am J Hematol 13:335–342
26. Yoshika A, Peake IR, Furlong BL et al. (1983) The interaction between factor VIII clotting antigen (VIIIC Ag) and phospholipid. Br J Haematol 55:27–36

# Diskussion

EIBL (Wien):

Haben Sie während des Zeitraumes, in dem Feiba angewendet wurde und keine Inhibitoren mehr nachweisbar waren, irgendwelche Hinweise auf eine Verbrauchskoagulopathie oder auf thromboembolische Vorgänge gesehen?

KREUZ (Frankfurt):

Nein, das haben wir nie gesehen. Wir sind allerdings auch sehr vorsichtig gewesen. Wir haben die Dosen in dem Zeitraum, in dem der Hemmkörper fast nicht mehr oder nicht mehr nachweisbar war, sehr schnell stark reduziert.

KAESER (Heidelberg):

Wie ist die Inhibitorprävalenz bei Ihren Kindern?

KREUZ (Frankfurt):

Die bewegt sich bei etwa 20%.

GÜRTLER (München):

Wie häufig ist der 9 Monate alte Säugling vor Auftreten der Hemmkörperhämophilie substituiert worden?

KREUZ (Frankfurt):

Das Kind hatte vorher schon eine Gelenkblutung gehabt, hatte Faktor VIII zur Resorption dieser Gelenkblutung benötigt und in der Folgezeit einen Hemmkörper entwickelt, also auf jeden Fall nach einer Substitution. Wir haben gesehen, daß diese Hemmkörper nach etwa sieben Tagen auftreten, wenn man substituiert hat. Wir kontrollieren die Kinder auch, wenn wir längere Zeit substituieren müssen, besonders im Zeitraum siebter bis zehnter Tag, um zu sehen, ob nicht doch ein Hemmkörper auftritt, auch wenn wir klinisch überhaupt noch keine Zeichen haben.

# Bestimmung von Faktor VIII-Inhibitoren mit der „Bethesda-Methode" mit einem Einstufentest und einem chromogenen Assay zur Bestimmung der FVIII:C-Residualaktivität

P. Hellstern, D. Levi, G. Pindur, M. Köhler, E. Wenzel
(Ludwigshafen, Homburg/Saar)

## Einleitung

Inhibitoren gegen F.VIII-Gerinnungsaktivität (F.VIII:C) werden mit der „New Oxford Methode" [1] oder mit der „Bethesda-Methode" [2] gemessen. Beide Verfahren unterscheiden sich in der Inkubationszeit, der F.VIII-Quelle (Konzentrat oder Plasma) sowie in den Reaktionsbedingungen des Einstufentestes zur Messung der F.VIII:C-Residualaktivität. Eine internationale Studie hat gezeigt, daß die Reproduzierbarkeit beider Methoden zur Bestimmung von F.VIII:C-Inhibitoren schlecht ist [3]. Dies wird besonders deutlich, wenn die in verschiedenen Laboratorien gewonnenen Ergebnisse der Inhibitormessung in einem bestimmten Plasma verglichen werden. Ein Großteil der Unpräzision dürfte auf die schlechte Reproduzierbarkeit des Einstufentests zurückzuführen sein.

Kürzlich konnte gezeigt werden, daß die Spezifität und Reproduzierbarkeit der F.VIII:C-Bestimmung durch Einsatz eines chromogenen Assays verbessert werden kann, der auf der F.VIII:C-katalyiserten F.X-Aktivierung durch aktivierten F.IX beruht [4, 5]. Demnach bietet sich der Einsatz des chromogenen F.VIII:C-Assays für die quantitative Bestimmung von F.VIII:C-Inhibitoren an.

Im folgenden werden die Ergebnisse vergleichender Untersuchungen zur F.VIII:C-Inhibitorbestimmung unter Verwendung eines Einstufentests und eines chromogenen Assays zur Bestimmung der F.VIII:C-Residualaktivität beschrieben.

## Material und Methoden

### Material

Lyophilisiertes Plasma von einem Hämophilie A-Patienten mit einem erworbenen Hemmkörper gegen F.VIII:C und einer deklarierten Inhibitoraktivität von 821 Bethesda-Einheiten (BU) wurde freundlicherweise von Immuno AG Wien zur Verfügung gestellt. Das Plasma wurde mit 1 ml Aqua bidest. rekonstituiert und weiterverdünnt mit physiologischer Kochsalzlösung, die 2% Humanalbumin (w/v) enthielt. Schließlich wurden Lösungen mit zu erwartenden Inhibitorkonzentrationen von 14, 7, 3,5, 1,75 und 0,88 BU/ml erhalten. Diese Lösungen wurden in 1-ml-Portionen bei −30°C bis zum weiteren Gebrauch tiefgefroren. Sieben weitere Plasmen von 4 Patienten mit Hemmkörperhämophilie A wurden ebenfalls untersucht.


*Methoden*

Die quantitative Bestimmung der F.VIII:C-Inhibitoren erfolgte mit dem „Bethesda-Test" unter Verwendung eines kommerziellen Testkits von Immuno Heidelberg. Der F.VIII:C-Einstufentest wurde mit einem Schnitger-Gross-Koagulometer unter Verwendung eines Mangelplasmas und Kaolin-Cephalin von Immuno Heidelberg gemessen. Die F.VIII:C-Spiegel wurden als Kalibrationskurven berechnet, die durch Serienverdünnung von „Reference Plasma 100%" von Immuno Heidelberg erhalten wurden. Das „Reference Plasma 100" ist gegen den ersten internationalen Plasmastandard 80/511 kalibriert [6]. Imidazolpuffer, ph = 7,5, wurde als Verdünnungsmittel benutzt. Alle Gerinnungsanalysen wurden in Doppelbestimmung von einer technischen Assistentin unter Verwendung einer einzigen Charge jedes Reagenzes durchgeführt.

F.VIII:C wurde weiterhin mit einem chromogenen Assay bestimmt, der an anderer Stelle beschrieben ist [5]. Dieser Assay beruht auf der F.VIII:C-katalysierten Aktivierung von F.X durch F.IXa in Anwesenheit von Phospholipid und Kalziumionen und anschließender Messung von F.Xa unter Verwendung des F.Xa-sensitiven chromogenen Substrates Xa-1 von IMMUNO Heidelberg. Die Bezugskurven wurden erstellt, indem „Reference Plasma 100%" mit 0,05 mol/l Tris-Puffer, pH = 7,3, plus 0,2% (w/v) Rinderalbumin verdünnt wurde.

Alle Analysen mit dem chromogenen Assay wurden von einer Person unter Verwendung von 3 Reagenzienchargen bestimmt.

Die Inter-assay-Präzision der beiden Methoden zur Bestimmung von F.VIII:C-Inhibitor wurden durch 9fache bzw. 10fache Messung der 5 Plasmaverdünnungen mit angenommenen F.VIII-Hemmkörperspiegeln von 14, 7, 3,5, 1,75 und 0,88 BU/ml ermittelt.

Folgende statistische Methoden wurden angwendet: Korrelationskoeffizient nach PEARSON, lineare Regression, U-Test nach MANN und WHITNEY. Die Reproduzierbarkeit beider Methoden wurde mit dem Levene-Test verglichen.


**Ergebnisse**

Tabelle 1 zeigt die Mittelwerte und Korrelationskoeffizienten der wiederholten Messungen der F.VIII:C-Inhibitorspiegel in den fünf Plasmaverdünnungen. Die Methode unter Verwendung des Einstufenstestes scheint signifikant höhere Inhibitorspiegel zu ergeben als die Methode unter Verwendung des chromogenen Assays. Dieser Unterschied ist jedoch nicht signifikant (p = 0,25). Es besteht eine enge lineare Korrelation zwischen den Mittelwerten aus den Resultaten unter Verwendung des Einstufentestes und den zugehörigen Werten, die mit Hilfe des chromogenen Assays ermittelt wurden (Abb. 1).

Die Variationskoeffizienten unter Verwendung des Einstufentestes sind ausnahmslos höher als jene unter Verwendung des chromogenen Assays. Es konnte statistisch gesichert werden, daß die Reproduzierbarkeit der Inhibitormessung unter Verwendung des chromogenen Assays signifikant besser ist (p = 0,03).

Tabelle 2 zeigt die vergleichenden Messungen der Inhibitorspiegel in den 7 Patientenplasmen. Die Methode unter Verwendung des chromogenen Assays liefert im Durchschnitt etwa 2fach höhere Resultate. Es besteht wiederum eine enge Korrelation zwischen den mit beiden Methoden ermittelten Werten (Abb. 2).

**Tabelle 1.** Inter-assay-Präzision der Messung von F.VIII:C-Inhibitoren mit der Bethesda-Methode in 5 verschiedenen Verdünnungen eines F.VIII:C-Inhibitorplasmas (I−V) unter Verwendung des Einstufentests und eines chromogenen Assays zur Bestimmung der Residualaktivität von F.VIII:C N = 9 (Einstufentest); N = 10 (chromogener Test)

| | Einstufentest | | | | |
| | I | II | III | IV | V |
| --- | --- | --- | --- | --- | --- |
| $\bar{x}$ | 10,5 | 5,3 | 2,6 | 1,8 | 0,98 |
| VK, % | 18,8 | 16,8 | 28,1 | 17,3 | 26,5 |
| | chromogener Assay | | | | |
| $\bar{x}$ | 8,0 | 4,4 | 2,3 | 1,25 | 0,84 |
| VK, % | 11,2 | 10,2 | 9,3 | 12,8 | 17,9 |

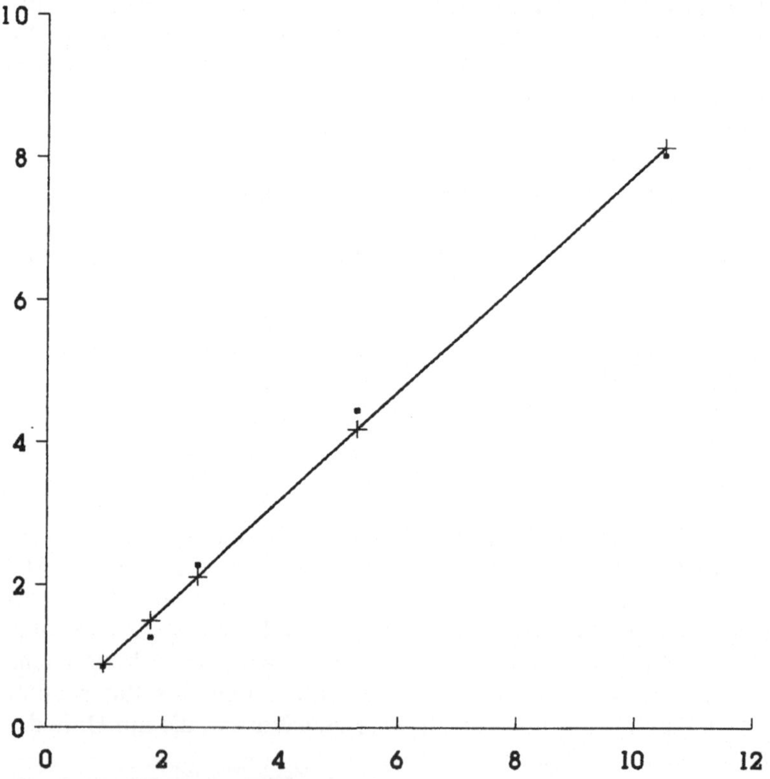

**Abb. 1.** Korrelation zwischen den F.VIII:C-Inhibitorspiegeln, gemessen mit Einstufentest (x-Achse) und mit chromogenem Assay (y-Achse). Mittelwerte aus Tabelle 1.

**Tabelle 2.** F.VIII:C-Inhibitorkonzentrationen der Patientenplasmen (BU/ml)

| Plasma Nr. | 1 | 2 | 3 | 4 | 5 | 6 | 7 |
|---|---|---|---|---|---|---|---|
| Einstufentest | 2,0 | 9,8 | 12,5 | 26,5 | 403 | 1433 | 2765 |
| chromogener Test | 3,0 | 19,9 | 31,0 | 30,7 | 655 | 1710 | 5735 |

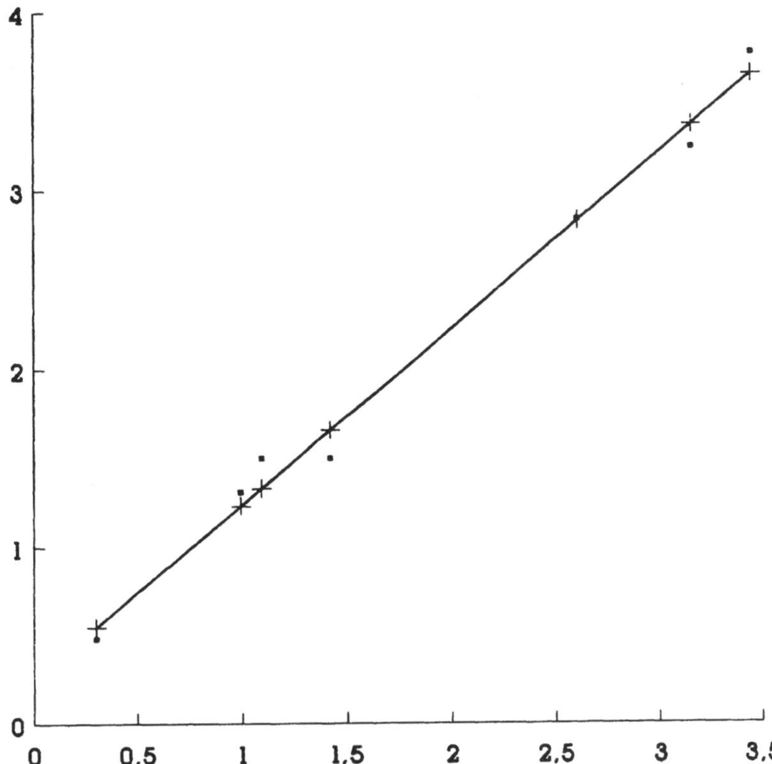

**Abb. 2.** Korrelation zwischen den F.VIII:C-Inhibitorspiegeln, gemessen in 7 Plasmen von 4 Patienten mit Hemmkörperhämophilie A unter Verwendung des Einstufentests (x-Achse) und eines chromogenen Assays (y-Achse).

## Diskussion

Die beiden am häufigsten verwendeten Methoden zur quantitativen Bestimmung von Antikörpern gegen F.VIII:C, die New Oxford-Methode und die Bethesda-Methode unterscheiden sich hauptsächlich in der Inkubationszeit, der F.VIII:C-Quelle und den Reaktionsbedingungen des verwendeten Einstufentests. Eine internationale Studie hat gezeigt, daß die Reproduzierbarkeit beider Testsysteme schlecht ist und daß diese Ergebnisse hauptsächlich auf die mangelhafte Reproduzierbarkeit des verwendeten Einstufentests zurückzuführen sind. Da kürzlich gezeigt werden konnte, daß ein chromogener Assay zur F.VIII:C-Bestimmung dem Einstufentest hinsichtlich Spezifität und Reproduzierbarkeit überlegen ist, bot es sich an, den chromogenen Assay zur Bestimmung der F.VIII:C-Residual-aktivität zu benutzen.

Unsere Ergebnisse bestätigen die Annahme, daß die Reproduzierbarkeit der quantitativen Bestimmung von F.VIII:C-Inhibitoren deutlich verbessert werden kann, wenn der Einstufentest durch einen chromogenen Assay ersetzt wird. Es bestand eine enge Beziehung zwischen den Ergebnissen, die mit beiden Methoden erhalten wurden. Die Zahl der untersuchten Fälle mußte begrenzt werden, da Bestimmungen von F.VIII:C-Inhibitoren mit der Bethesda-Methode mit einem hohen Zeit- und Materialaufwand verbunden sind. Unsere Ergebnisse sollten in multizentrischen Untersuchungen überprüft werden.

**Literatur**


1. Rizza CR, Biggs R (1973) The treatment of patients who have factor VIII inhibitors. Br J Haematol 24:65−82
2. Kasper CK (1975) A more uniform measurement of factor VIII inhibitors. Thromb Diath Haemorrh 34:869−872
3. Austen DEG, Lechner K, Rizza CR, et al. (1982) A comparison of the Bethesda and New Oxford methods of factor VIII antibody assay. Thromb Haemost 47:72−75
4. Rosen S, Andersson L, Blombäck W, et al. (1986) Clinical application of a chromogenic substrate method for determination of factor VIII activity. Throm Haemost 54:818−823
5. Hellstern P, Kiel R, Miyashita C, et al. (1986) Factor VIII:C (FVIII:C) recovery and half-life after infusion of steam-treated high purity factor VIII concentrate in severe hemophilia A − comparison of one-stage assay, two-stage assay and a chromogenic substrate assay. Thromb Haemost 56:353−359
6. Barrowcliffe TW, Tydemann MS, Kirkwood TBL, et al. (1983) Standardization of factor VIII − III. Establishment of a stable reference plasma for factor VIII-related activities. Thromb Haemost 50:690−696

# Diskussion

Schramm (München):

Die Zahlen sind von der Reproduzierbarkeit her sehr überzeugend. Die deutlich höheren Werte im chromogenen Substrattest sind aber klinisch nicht unproblematisch. Das Testergebnis ist zwar reproduzierbar, doch ist seine Richtigkeit vielleicht nicht so gut.

Hellstern (Ludwigshafen):

Wobei man nicht weiß, was nun wirklich richtig ist, denn die multizentrischen Unterschungen haben gezeigt, daß erhebliche Diskrepanzen von Zentrum zu Zentrum auftreten, wenn ein und dasselbe Plasma untersucht wird.

Schramm (München):

Dem stimme ich zu. Nur, wenn wir uns bisher mit Mühe auf die Bethesda-Methode geeinigt und daraus wichtige therapeutische Konsequenzen gezogen haben, dann halte ich es doch für ein Problem, wenn ich 10 Einheiten finde und Sie zum Teil 20. Das sind große Unterschiede.

Hellstern (Ludwigshafen):

Das ist schon richtig. Es ist nur die Frage, was wichtiger ist: die Reproduzierbarkeit an sich oder die Standardisierung?

Vinazzer (Linz):

Die Diskrepanzen zwischen den Ergebnissen im Gerinnungssystem und chromogenen Substraten sind eigentlich gar nicht verwunderlich und sind schon mit verschiedensten chromogenen Substraten im Vergleich zum Gerinnungssystem immer wieder festgestellt worden. Das dürfte damit zusammenhängen, daß die aktive Serinprotease, die bestimmt wird, einerseits gerade noch imstande ist, das kleinmolekulare chromogene Substrat zu splitten, andererseits aber im Gerinnungssystem nicht mehr aktiv ist. Das gibt es bei Protein C und bei verschiedensten anderen Bestimmungen.

Sutor (Freiburg):

Es fällt auf, daß Sie in Plasmen, die mit chromogenen Substraten im eigenen Zentrum untersucht worden sind, einen niedrigen Titer und bei Fremdplasmen einen hohen Titer gefunden haben. Ist das richtig? – Kann es sein, daß da die Lagerung, das Auftauen und die Unterbrechung der Kühlkette eine Rolle gespielt haben?

HELLSTERN (Ludwigshafen):

Zwischen den ersten Untersuchungen, die ich gezeigt habe, und den letzten besteht tatsächlich ein Unterschied darin, daß in den ersten Untersuchungen ein Inhibitor-Plasma mit Hilfe eines Puffers herunterverdünnt worden ist, während bei den zweiten Untersuchungen ein unverdünntes Plasma zunächst in den Assay eingebracht worden ist. Das kann natürlich auch diese Diskrepanzen verursachen, wobei wir in früheren Untersuchungen gesehen haben, daß die Wahl des Verdünnungsmittels sehr wohl den Einstufentest beeinflußt, nicht aber den chromogenen Assay.

SUTOR (Freiburg):

Und was sagen Sie zu meiner zweiten Frage nach Lagerung, Auftauen, Kühlkette?

HELLSTERN (Ludiwgshafen):

Wir haben diese vergleichenden Untersuchungen in sehr engen Zeitabständen vorgenommen, so daß wir in etwa die gleichen Meßbedingungen hatten.

SCHRAMM (München):

Ich möchte zum Unterschied zwischen dem Einstufentest und dem Test mit dem chromogenen Substrat noch ergänzend anführen, daß man mit unterschiedlichen Verdünnungen arbeitet. Das ist u.a. eine Ursache dafür, weshalb Sie bei Lupus-Antikoagulanz mit dem chromogenen Substrattest normale Faktor VIII-Spiegel und im Einstufentest tiefe Werte erhalten. Das Lupus-Antikoagulanz ist auch gegen Phospholipide gerichtet, was bei den hohen Verdünnungsstufen im chromogenen Substrattest hinaus verdünnt wird.

# Therapie der Hemmkörperhämophilie:
# Erste Versuche mit dem Malmö(NILSSON)-Protokoll

E. LECHLER, B. ROTH, A. FUCHSHUBER, R. DREYER (Köln)

Bei ungefähr 12% der Patienten mit einer schweren Hämophilie A treten Antikörper gegen F.VIII:C auf. Mehrere Möglichkeiten zur Behandlung bei Blutungen stehen zur Verfügung: hochdosierter F.VIII bei niedrigem Inhibitortiter, Inhibitorreduktion (z.B. durch Plasmapherese) vor F.VIII-Gabe bei hohem Inhibitortiter, Prothrombin-Komplex-Konzentrate oder aktivierter Prothrombin-Komplex und porciner F.VIII (Hyate:C). Aus unterschiedlichen Gründen sind diese Maßnahmen immer wieder entweder nicht durchführbar oder ineffektiv. Diese Patienten sind also ständig der Gefahr ausgesetzt, einer nicht behandelbaren Blutung zu erliegen.

Verständlicherweise wurde intensiv auf verschiedenen Wegen versucht, eine dauerhafte Reduzierung oder eine Eliminierung der Inhibitoren zu erreichen. Behandlungsversuche mit Steroiden, Azathioprin, Cyclophosphamid und Immunglobulinen haben aber nicht zu einer wesentlichen und dauerhaften Inhibitoreliminierung geführt [1]. Allein mit dem Bonner Protokoll von BRACKMANN [2] konnte unter hochdosierter und langdauernder F.VIII-Verabreichung selbst bei Patienten mit einem hochtitrigen Hemmkörper eine F.VIII-Toleranz erzeugt werden. Dauer und Aufwand dieser Behandlung waren und sind bis heute schwerwiegende Probleme, so daß der Wunsch nach einer einfacheren Methode weiterhin dringlich ist. I. M. NILSSON et al. [3] haben nun im April dieses Jahres umfangreiche Erfahrungen mit einem relativ wenig aufwendigen Behandlungsprotokoll zur Erzeugung einer Immuntoleranz bei Hämophilie A-Patienten mit F.VIII-Antikörpern vorgelegt, dessen Anfänge bis 1983 zurückreichen [4]. Aus der Erkenntnis, daß Einzelstubstanzen ineffektiv sind, wurde ein Protokoll mit gleichzeitiger Applikation des Antigens (F.VIII), von Cyclophosphamid und intravenösem Immunglobulin erstellt (Abb. 1): Immunglobulin wird an den Tagen 1 und 4−9, Cyclophosphamid für 10−12 Tage mit höherer Dosierung an den ersten beiden Tagen und F.VIII in einer Dosierung, die zu deutlich meßbaren F.VIII-Werten führt, eingesetzt. Ist letzteres wegen eines hohen Inhibitortiters nicht möglich, wird der Inhibitor über extrakorporale Adsorption an Protein A vor der F.VIII-Verabreichung reduziert. Bei erfolgreicher Inhibitoreliminierung wird die F.VIII-Substitution intermittierend 2−3mal pro Woche mit 30 E/kg fortgesetzt. Bei 9 von 11 Inhibitor-Patienten war dieses Protokoll erfolgreich, bei 2 Patienten waren 2 Behandlungen erforderlich.

Wir haben dieses Malmö-Protokoll bei zwei Kindern mit Hemmkörperhämophilie angewandt. Wegen besonderer Umstände konnte dem Protokoll nicht in allen Einzelheiten gefolgt werden.

284    E. Lechler et al.

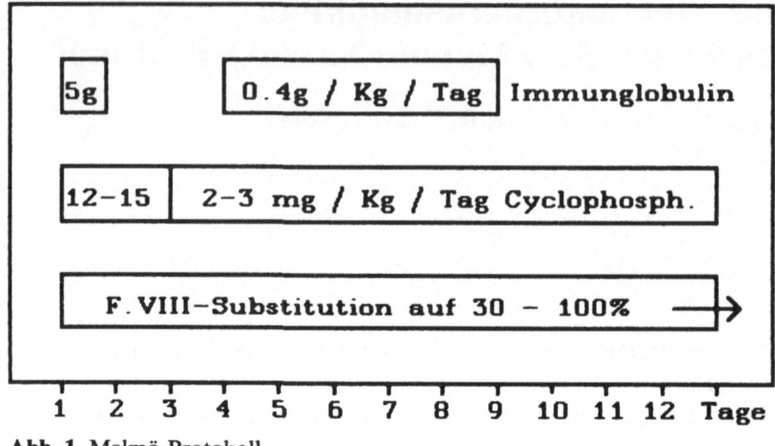


**Abb. 1.** Malmö-Protokoll

## Fall 1

Ein bei der Aufnahme 12jähriger Junge (50,0 kg Körpergewicht) erlitt im
Abstand von 16 Tagen zwei intracerebrale Blutungen in gleicher Lokalisation,
nämlich links temporal mit Verschiebung der Mittellinie. Der Junge war bei der
Aufnahme somnolent. Wegen eines langen behandlungsfreien Intervalls lag ein
niedriger Inhibitortiter vor (2,2 BU) und eine F.VIII-Substitution wurde eingeleitet und fortgeführt bis zum starken Anstieg des Inhibitors (Abb. 2). Der Junge
hatte sich weitgehend erholt als am 16. Tag ein Blutungsrezidiv mit tiefer Bewußt-
losigkeit für mehrere Tage eintrat. Drei Tage vorher war der Antikörpertiter mit
26 BU bestimmt worden. Diese erneute Blutung wurde für einenTag mit F.VIII-
Konzentrat und aktiviertem Prothrombin-Komplex (FEIBA) behandelt, dann
stand porciner F.VIII zur Verfügung (Hyate:C). Über 10 Tage wurden insgesamt

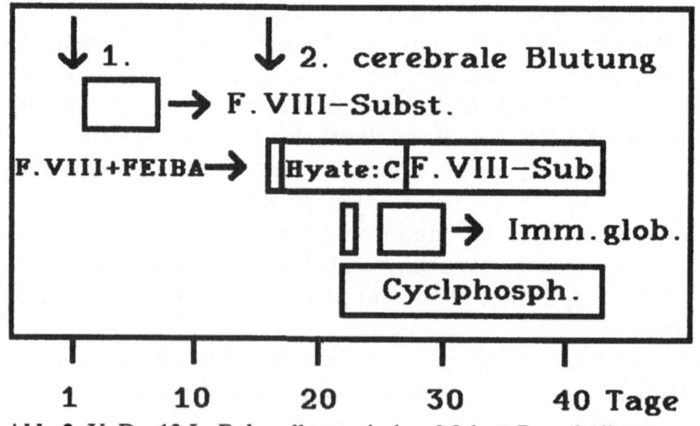


**Abb. 2.** Y. D., 13 J., Behandlung mit dem Malmö-Protokoll

**Tabelle 1.** Von Tag 17 bis 26 erfolgte die Substitution mit Hyate:C, anschließend Substitution mit humanem (H) F.VIII. Beginn der Protokollbehandlung an Tag 22

| Tag | Hyate. C (E) | Inh. (BU) | F.VIII (%) | Immun-glob. (g) | Cyclophos-pham. (mg) | Leukozyten |
|---|---|---|---|---|---|---|
| 8 | – | 21,0 | – | – | – | – |
| 13 | – | 26,0 | – | – | – | – |
| 17 | 8600 | – | – | – | – | – |
| 18 | 4800 | – | – | – | – | – |
| 19 | 4800 | – | – | – | – | – |
| 20 | 4800 | – | – | – | – | – |
| 21 | 4800 | 59,1 | 42,0 | – | – | – |
| 22 | 4800 | – | – | 22 | 500 | – |
| 23 | 6050 | – | 21,6 | – | 150 | – |
| 24 | 7260 | – | – | – | 150 | 14 900 |
| 25 | 7260 | 57,4 | 53,3 | 20 | 150 | – |
| 26 | 8470 | 43,2 | 51,1 | 20 | 150 | 10 200 |
| 27 | 1000 H | – | – | 20 | 150 | – |
| 28 | 1000 H | 60,0 | – | 20 | 150 | – |
| 29 | 1000 H | – | – | 20 | 150 | 2 500 |
| 30 | 1000 H | – | – | – | 150 | 1 900 |
| 31 | 1000 H | – | – | – | – | 1 200 |
| 32 | 1000 H | – | – | – | – | 900 |
| 33 | 1000 H | 59,6 | – | – | 75 | – |
| ▼ | ▼ | – | – | – | ▼ | ▼ |
| 37 | 1000 H | 51,5 | – | – | 75 | 5 600 |
| ▼ | ▼ | | | | ▼ | ▼ |
| 41 | 1000 H | 31,0 | – | – | 75 | 11 700 |
| 42 | 1000 H | – | – | – | 75 | 12 900 |
| 86 | – | 19,8 | – | – | – | – |

61.640 E verabreicht (Tabelle 1) und bei mehreren Bestimmungen F.VIII-Aktivität bis maximal 53,3% (Spalte: F.VIII%) gemessen. Zur gleichen Zeit wurden hohe Inhibitorwerte gegen humanen F.VIII bstimmt (Spalte: Inh. (BU)). Die inaktivierende Wirkung des Antikörpers gegen porcinen F.VIII muß also bei diesem Patienten relativ gering gewesen sein. Da am 10. Tag der Hyate:C-Behandlung noch eine F.VIII-Aktivität von 51,1% nachzuweisen war, kann auch angenommen werden, daß sich noch kein hoher Antikörpertiter gegen porcinen F.VIII entwickelt hatte.

Während der Hyate:C-Behandlung wurde uns das Malmö-Protokoll bekannt. Obwohl die Bedingungen des Protokolls nicht eingehalten werden konnten, entschlossen wir uns am 6. Tag der Hyate:C-Behandlung wegen der bedrohlichen Situation zur Anwendung dieses Protokolls. In folgender Weise wurde vom Protokoll abgewichen:

1. F.VIII als Antigen wurde lange vor Cyclophosphamid und den Immunglobulinen verabreicht
2. Die erste Immunglobulindosis war höher als im Protokoll vorgesehen
3. Die Cyclophosphamiddosis des 2. Tages war niedriger als im Protokoll vorgesehen, die Dauer der Verabreichung wesentlich länger

Wenn auch nach Beendigung der Hyate:C-Behandlung unter weiterer Antigen-applikation (täglich 1000 E humaner (H) F.VIII) der Inhibitor relativ rasch abfiel, so zeigte doch die Inhibitorbestimmung nach weiteren 7 Wochen (Tag 86), daß keine Inhibitoreliminierung eingetreten war.

## Fall 2

Dieser 7jährige Junge (24,3 kg Körpergewicht) erlitt eine ausgedehnte Blutung in den Oberschenkel mit einem bedrohlichen Hämoglobinabfall auf 4 g/dl bei Aufnahme. Die Behandlung wurde vom Hausarzt eingeleitet (Tabelle 2, Tag −5 und −4), die Einweisung erfolgte am 4. Tag der Blutung. Am 6. Tag (Tag 1 der Tabelle 2) wurde die Behandlung mit dem Malmö-Protokoll begonnen. Mit hoher F.VIII-Dosierung wurde der Restinhibitor (1,6 E) neutralisiert. Folgende Abweichungen vom Protokoll liegen hier vor:

**Tabelle 2.** Blutungsbeginn am Tag −5, Beginn der Protokollbehandlung an Tag 1

| Tag | F.VIII-Substitution (E) | Inh. (BU) | F.VIII (%) | Immunglob. (g) | Cyclophospham (mg) | Leukozyten |
|---|---|---|---|---|---|---|
| −5 | 1000 | − | − | − | − | − |
| −4 | 1000 | − | − | − | − | − |
| −3 | − | − | − | − | − | − |
| −2 | 1000 | − | − | − | − | 10 600 |
| −1 | 2500 | − | − | − | − | 12 000 |
| 1 | 4000 | 1,6 | − | 5,0 | 180 | 7 300 |
| 2 | 2500 | − | 85,5 | 5,0 | 180 | 6 700 |
| 3 | 1500 | − | − | − | 50 | 6 300 |
| 4 | 1500 | − | − | 10,0 | 50 | 5 200 |
| 5 | 2500 | − | 11,5 | 9,6 | 50 | 3 500 |
| 6 | 2500 | − | 87,1 | 9,6 | 50 | − |
| 7 | 2250 | − | 51,5 | 9,6 | 50 | 3 200 |
| 8 | 2250 | − | − | 10,0 | 50 | − |
| 9 | 2250 | − | − | 10,0 | 50 | 800 |
| 10 | 2250 | − | − | 9,6 | 50 | − |
| 11 | 2250 | − | 79,1 | − | 50 | − |
| 12 | 1750 | − | 125,6 | − | 50 | 650 |
| 13 | 1500 | − | − | − | − | 850 |
| 14 | 1000 | − | 70,0 | − | − | 900 |
| 15 | 1000 | − | − | − | − | − |
| 16 | 1000 | − | 48,1 | − | − | 750 |
| 17 | 1000 | − | − | − | − | − |
| 18 | 1000 | − | − | − | − | − |
| 19 | 500 | − | 46,3 | − | − | − |
| 20 | 500 | − | − | − | − | − |
| 21 | 500 | − | 32,5 | − | − | 2 150 |
| 22 | 500 | − | − | − | − | − |
| 26 | 500 | − | 15,2 | − | − | − |
| 30 | 500 | − | 16,7 | − | − | − |
| 33 | 500 | 2,9 | 10,1 | − | − | − |

1. Beginn der F.VIII-Behandlung 5 Tage vor Cyclophosphamid- und Immunglobulingabe
2. Nicht protokollgerechte Immunglobulingabe an Tag 2

Über 21 Tage konnten F.VIII-Werte gemessen werden, die den Bedingungen des Protokolls entsprechen. Bei dem Wert am Tag 5 — 11,5% — wurde sehr wahrscheinlich eine Probe vor Substitution untersucht, alle andere Bestimmungen erfolgten aus Blutentnahmen nach der morgendlichen Substitution. Von Tag 1 bis Tag 13 war die Tagesdosis der Substitution auf achtstündliche und bis Tag 18 auf zwölfstündliche Dosen verteilt. Berechnet man die theoretisch zu erwartenden F.VIII-Werte, dann liegen die gefundenen Werte z.T. deutlich unter den erwarteten. Eine weiterbestehende Inhibitorproduktion war deshalb wahrscheinlich, was sich am Tag 33 vor Substitution mit einem Inhibitorwert von 2,9 BU dann auch zeigte. Die weitere Substitution erfolgte mit 2mal wöchentlich 500 E F:VIII (Tabelle 3) mit stark eingeschränkter Recovery. Nach einer Phase höherer Dosierung (Tag 64—77) besserte sich die Recovery vorübergehend sprunghaft bei niedrigem Inhibitortiter (0,9 BU). Dies könnte für eine langsame Inhibitorbildung sprechen. Nach einer längeren Phase intermittierender Substitutionen wurden Inhibitorwerte von 3,3 bzw. 1,2 BU bestimmt.

**Tabelle 3.** Dauerbehandlung mit 2× 5000 E F.VIII pro Woche. Von Tag 64 bis 77 höher dosierte Behandlung wegen Blutung

| Tag | F.VIII-Substitution (E) | Inh. (BU) | F.VIII (%) |
|---|---|---|---|
| 36 | 500 | — | 16,4 |
| 40 | 500 | — | — |
| 43 | 500 | — | — |
| 47 | 500 | — | — |
| 50 | 500 | — | 3,5 |
| 56 | 500 | — | — |
| 58 | 500 | — | 14,8 |
| 61 | 500 | — | — |
| 64 | 1500 | — | — |
| 68 | 1000 | — | 8,6 |
| 69 | 1000 | — | — |
| 70 | 1000 | — | — |
| 72 | 1000 | — | — |
| 76 | 1000 | — | — |
| 77 | 1000 | — | — |
| 79 | 500 | — | — |
| 83 | 500 | — | 49,8 |
| 86 | 500 | — | — |
| 90 | 500 | — | — |
| 93 | 500 | 0,9 | 51,0 |
| ▼ | ▼ | | |
| 139 | 500 | 3,3 | 5,5 |
| ▼ | | | |
| 158 | — | 1,2 | — |

288    E. Lechler et al.

## Diskussion

Vor Anwendung des Malmö-Protokolls betrugen die höchsten gemessenen Inhibitorwerte des zweiten Patienten 16,9 bzw. 20,0 BU. Die während und nach Anwendung des Malmö-Protokolls über 3 Wochen gemessenen hohen F.VIII-Werte könnten bedeuten, daß eine Abschwächung der Inhibitorbildung erreicht wurde. Die Dynamik des Inhibitors dieses Patienten ist uns aber nicht bekannt. Deshalb ist nicht auszuschließen, daß auch ohne Immunsuppression ein gleichartiger Verlauf sich eingestellt hätte. Bei einem anderen Patienten mit Hemmkörperhämophilie, über den wir vor 4 Jahren hier berichteten [5] und den wir über 200 Tage niedrig dosiert mit F.VIII-Konzentrat behandelten (täglich 250 E, anschließend alle 4 Tage 1000 E), stellte sich der Inhibitor ziemlich konstant auf einen Werte von 3 bzw. 7 BU ein, was deutlich unter den maximal erreichten Werten lag. Ein gleichartiger Effekt könnte den niedrigen Inhibitorwerten unter der intermittierenden Substitution zugrunde liegen. Da die intermittierende Dauerbehandlung bisher nicht unterbrochen wurde, kann nicht entschieden werden, ob der Inhibitor seine frühere Höhe wieder erreicht.

Wenn somit festzustellen ist, daß wir beim ersten Patienten sicher, beim zweiten Patienten wahrscheinlich erfolglos behandelt haben, bedeutet dies natürlich nicht, daß das Protokoll nicht effektiv ist, da aus unbeeinflußbaren Gründen nicht protokollgerecht behandelt wurde. Wenn auch dem Protokoll keine durchgehend erkennbare Logik innewohnt − I. M. NILSSON beschreibt es selbst als aus der Empirie gewonnen −, so darf man doch annehmen, daß die Antigen- bzw. F.VIII-Verabreichung deutlich vor der immunsuppressiven Medikation ein gravierend nachteiliges Element unseres Vorgehens war. Da NILSSON et al. [3] bei 2 der 9 erfolgreich behandelten Patienten den erwünschten Effekt erst bei der zweiten Anwendung des Protokolls erzielten, besteht auch bei unseren beiden Patienten noch die Möglichkeit, in einem zweiten Versuch unter günstigeren, eventuell geplanten Bedingungen doch erfolgreich zu sein.

## Literatur


1. Rizza CR, Jones P (1987) Managemant of patients with inherited coagulation defects. In: Haemostasis and thrombosis. A. L. Bloom, D. P. Thomas (Hersg.), Churchill Livingstone, Edinburgh London 1987, p 465
2. Brackmann HH (1984) Induced immunotolerance in factor VIII inhibitor patients. Prog Clin Biol Res 150:181
3. Nilsson IM, Sundqvist S-B, Ljung R, Holmberg L, Freiburghaus C, Björlin G (1983) Suppression of secondary antibody response by intravenous immunoglobulin in a patient with haemophilia B and antibodies. Scand J Haematol 30:458
4. Nilsson IM, Berntorp E, Zettervall O (1988) Induction of immune tolerance in patients with haemophilia and antibodies to factor VIII by combined treatment with intravenous IgG, cyclophosphamide, and factor VIII. N Engl J Med 318:947
5. Lechler E (1986) Niedrig dosierte Faktor VIII-Dauersubstitution bei einem Patienten mit Hemmkörperhämophilie A. In: Landbeck G, Marx R (Hrsg) 15. Hämophilie-Symposion 1984. Springer Berlin − Heidelberg, p 264

# Diskussion

Frau SCHARRER (Frankfurt):

Wir haben 1986 bei einem high responder das Originalschema von NILSSON angewendet. Leider ohne Erfolg. Der Hemmkörpertiter zeigte keine Beeinflussung,
und wir wissen nicht, woran das lag. Es ist wohl sicher so, daß Hemmkörperpatienten in der Art der Hemmkörperentwicklung sehr unterschiedlich sind. Vielleicht sprechen nur Hemmkörper mit einer einfachen Kinetik günstiger an.

LECHLER (Köln):

Auch Frau NILSSON hat bei 2 von 11 Patienten keinen Erfolg gehabt und von den
9 erfolgreich behandelten Patienten mußten 2 ein weiteres Mal behandelt werden,
d.h. die Therapie war erst bei Wiederholung erfolgreich. Das ist vielleicht eine
zweite Möglichkeit, so daß man nicht ungeduldig werden sollte. Bei der Durch-
sicht dieser Arbeit fiel mir aber auch auf, daß wirkliche high responder, die mit
1000 oder mehreren 1000 Inhibitoreinheiten reagieren, nicht enthalten sind bzw.
der eine, der aufgeführt ist, ein Therapieversagen war. So können Überlegungen,
die Sie gerade angestellt haben, durchaus von Bedeutung sein.

Frau SCHARRER (Frankfurt):

Ich habe mich gewundert, daß Sie 10 Tage lang mit Hyate:C behandelt haben.
Haben Sie ein Ansprechen über 10 Tage gehabt? Wir haben nämlich bisher jedes-
mal, wenn wir Hyate:C gegeben haben, spätestens nach dem 6. oder 7. Tag kein
Ansprechen mehr gesehen.

LECHLER (Köln):

Wir haben am letzten Tag noch 51% Faktor VIII-Aktivität gemessen, so daß wir
unterstellen, daß der Patient zu diesem Zeitpunkt noch effektiv behandelt war.
Man könnte fragen: Wie kommt das? Es ist natürlich möglich, daß die Immunsuppression, obwohl erst spät begonnen, evtl. doch eine Wirkung gehabt hat. Ich
würde aber eher annehmen, daß der Patient gegenüber Hyate:C einfach nur langsamer Antikörper entwickelte.

Frau SCHARRER (Frankfurt):

Cyclophosphamid zusammen mit IgG könnte eine Erklärung sein. Vielleicht geht
es dann länger.

SUTOR (Freiburg):

Zur Cyclophosphamid-Behandlung haben Sie angedeutet, daß die Blutzellen stark abfallen. Ein kombinierter Abfall von Leukozyten und Thrombozyten führt zu einer erheblichen Schwächung der primären Hämostase, so daß ein erhöhtes Blutungsrisiko besteht.

LECHLER (Köln):

Der Patient ist atypisch behandelt worden auch bezüglich der Cyclophosphamid-gabe. Diese wird üblicherweise nicht länger als 10–12 Tage gegeben und ist dann kein so gravierendes Problem. Die Thrombozyten des Patienten sind im übrigen nicht so stark abgefallen, daß das bedeutsam gewesen wäre.

# IV. Freie Vorträge

Diskussionsleitung:
G. LANDBECK (Hamburg)
E. WENZEL (Homburg/Saar)

# Faktor VII-Verminderung — ein Zufallsbefund?

K. HASLER, M. MAIER (Freiburg)

Der Faktor VII-Mangel ist eine autosomal rezessiv vererbte hämorrhagische Diathese. Ihre Häufigkeit liegt bei etwa 1:500 000 Personen der Bevölkerung. Klinisch stehen Schleimhautblutungen, gastrointestinale Blutungen sowie Menorrhagien im Vordergrund. Charakteristisch für diesen Defekt im exogenen System ist eine normale partielle Thromboplastinzeit bei einem pathologischen Quickwert.

Bei 11 Patienten wurde seit 1973 in unserem Labor eine Faktor VII-Verminderung nachgewiesen. Unter diesen Patienten waren nur 3 Frauen. Anlaß der gerinnungsanalytischen Untersuchung war in der überwiegenden Mehrzahl der Patienten der pathologische Quickwert vor operativen Eingriffen, seltener die Blutungsneigung.

6 Patienten (davon 3 Männer, 3 Frauen) wiesen bei einem Quickwert von 4−26% einen Faktor VII-Verminderung <10% (von 1%−7%) auf (Tabelle 1). 4 Patienten hatten bei einem Quickwert von 28−40% eine Faktor VII-Aktivität >10 − <30% (von 16%−29%) (Tabelle 2).

Patient 1, dessen Faktor VII-Aktivität 1−3% betrug, wies nach einer Ellenbogenblutung als Kind eine Bewegungseinschränkung in diesem Gelenk auf. Er hatte Nasenbluten, eine Hämaturie und Nachblutungen nach Zahnextraktionen sowie gastrointestinale Blutungen. Die Blutungssymptomatik der übrigen Patienten bestand in Form von Nasenbluten, Zahnfleischbluten und Nachblutungen nach einer Biopsie aus der Nasenschleimhaut sowie des Beckenkamms (Tabelle 3).

**Tabelle 1.** 6 Patienten mit isolierter Verminderung des Faktors VII <10%

| Methoden | Pat. 1 m | Pat. 2 m | Pat. 3 m | Pat. 4 w | Pat. 5 w | Pat. 6 w |
|---|---|---|---|---|---|---|
| Thrombozytenzahl | 170 000 | 168 000 | 166 000 | 273 000 | 224 000 | 385 000 |
| Blutungszeit | 3,45 | 8 | 2,30 | 4 | 7 | 3;45 |
| Quick | 6−14 | 14 | 4−9 | 18 | 24 | 26 |
| PTT | 24 | 39 | 27 | 29 | 38 | 28 |
| Fibrinogen | 400 | 800 | 430 | 225 | 448 | 200 |
| Faktor II | 85 | 90 | 82 | 92 | 100 | 100 |
| Faktor V | 98 | 100 | 95 | 82 | 80 | 82 |
| Faktor VII | 1−3 | 4 | 3−6 | 3 | 6−7 | 6−7 |
| Faktor X | 100 | 100 | 88 | 100 | 80 | 80 |

**Tabelle 2.** 4 Patienten mit isolierter Verminderung des Faktors VII <10−30%

| Methoden | Pat. 7 m | Pat. 8 m | Pat. 9 m | Pat. 10 m | Normalbereiche | |
|---|---|---|---|---|---|---|
| Thrombozytenzahl | 448 000 | 463 000 | 169 000 | 155 000 | 150 000−300 000/ | cmm |
| Blutungszeit | 5 | 4 | 5 | 5,20 | < 7 | min |
| Quick | 28 | 32−42 | 40 | 36 | >60 | % |
| PTT | 23 | 26 | 24 | 21 | <40 | s |
| Fibrinogen | 335 | 190 | 270 | 370 | 175−280 | mg% |
| Faktor II | 84 | 80 | 100 | 96 | 75−100 | % |
| Faktor V | 86 | 85 | 100 | 98 | 60−100 | % |
| Faktor VII | 16 | 15−29 | 24 | 28 | 75−110 | % |
| Faktor X | 95 | 85 | 95 | 80 | 75−160 | % |

**Tabelle 3.** Blutungssymptomatik der Patienten mit eine Faktor VII-Verminderung

| Blutungssymptomatik | Pat. 1 | Pat. 3 | Pat. 5 | Pat. 7 | Pat. 8 | Pat. 9 |
|---|---|---|---|---|---|---|
| Nasenbluten | + | + | | + | | |
| Zahnfleischbluten | | | | | + | |
| Darmbluten | + | | | | | |
| Hämaturie | + | | | | | |
| Hämatome | | | | | + | |
| Blutung post Op | | | | | | + |
| Zahnextraktion | + | | | | | |
| Biopsie | | | + | | | |
| Gelenkblutung | + | | | | | |

Bei einem weiteren Patienten wurde eine Faktor VII-Aktivität von 10% ermittelt bei traumatischer Oberschenkelfraktur mit vermehrter lokaler Blutung (Tabelle 4). Bei diesem Patienten konnten wir eine Familienuntersuchung durchführen. Vater, Mutter und Bruder des Patienten hatten weder eine spontane noch eine Blutungsneigung nach Zahnextraktionen bzw. Operationen. Während bei Vater und Mutter eine gering reduzierte Faktor VII-Aktivität von 60% bzw. 55% bestimmt (Tabelle 5) wurde, betrug die Faktor VII-Aktivität bei dem Bruder des Patienten ebenfalls 10%. Tonsillen und Polypen sind ohne Blutungskomplikationen entfernt worden. Bei dem Patienten und seinem Brunder fand sich zusätzlich

**Tabelle 4.** Blutungssymptomatik bei der Familie mit einer Faktor VII-Verminderung

| | |
|---|---|
| Patient | erhöhter Blutverlust sowie vermehrte Hämatombildung bei traumatischer Oberschenkelfraktur |
| Vater | TE, Cholecystektomie und Zahnextraktionen ohne Nachblutung |
| Mutter | TE, AP, Zahnextraktionen ohne Nachblutung; Struma-Op mit vermehrter Blutung |
| Bruder vom Patienten | TE, Polypenentfernung ohne Blutung, keine Hämatomneigung |

**Tabelle 5.** Familie mit einer Faktor VII-Verminderung

| Methoden | Patient | Vater | Mutter | Bruder v. Patienten | Normalbereich |
|---|---|---|---|---|---|
| Kapillarresistenz | 20 | 20 | 20 | 20 | > 20 cm Hg |
| Thrombozytenzahl | 245 000 | 234 000 | 300 000 | 262 000 | 150–300 000 /ccm |
| Blutungszeit | 6,15 | 3 | 4 | 5,10 | < 7 min |
| Quick | 38 | 100 | 84 | 41 | > 60% |
| PTT | 24 | 23 | 23 | 26 | < 40 s |
| Fibrinogen | 195 | 200 | 185 | 300 | 175–280 mg% |
| Faktor II | 88 | 100 | >100 | 92 | 75–110% |
| Faktor V | 60 | 100 | 83 | 85 | 60–110% |
| Faktor VII:C | 10 | 60 | 55 | 10 | 75–110% |
| Faktor VIII:C | 60 | 100 | 64 | 60 | 60–160% |
| Faktor IX | 80 | >100 | 85 | 75 | 70–150% |
| Faktor X | 60 | 120 | 78 | 64 | 75–160% |
| Faktor XI | >100 | >100 | >100 | >100 | 80–160% |
| Faktor XII | 100 | >100 | >100 | 100 | 60–160% |
| Faktor XIII | 100 | 150 | 175 | 100 | > 75% |

bei der Einzelfaktor-Bestimmung eine gering reduzierte Faktor X-Aktivität auf 60 bzw. 64%, die Einzelfaktorananalyse fiel bei den Eltern bis auf die genannte Faktor VII-Verminderung normal aus.


## Zusammenfassung

Über einen Zeitraum von 15 Jahren wurden bei 10 Patienten und einer Familie eine Faktor VII-Aktivitätsverminderung nachgewiesen. Grund zur Gerinnungsanalyse war in der überwiegenden Mehrzahl der pathologische Quickwert, also ein Zufallsbefund.

# Diskussion

Wenzel (Homburg/Saar):

Wie ist die Intensität der Blutungsneigung dieser Patienten, auch unabhängig vom Laborbefund?

Frau Hasler (Freiburg):

Mit dem Titel des Vortrages „Faktor VII-Verminderung – Ein Zufallsbefund?" habe ich bewußt provozieren wollen. Viele dieser Faktor VII-Verminderungen hätten wir wahrscheinlich nicht diagnostiziert, wenn keine präoperative Untersuchung gefordert worden wäre. Da muß eben abgeklärt werden, welche Ursache die Quickwert-Verminderung hat.

Wenzel (Homburg/Saar):

Es ist auch unser Eindruck, daß die Entdeckung eines Faktor VII-Mangels überwiegend durch Routineuntersuchungen und nicht anläßlich einer Blutung erfolgt. Die Patienten können eine Blutungsneigung haben, die bei entsprechenden Verletzungen recht deutlich ist.

Frau Hasler (Freiburg):

Es spielt sicher eine Rolle, wie stark die Faktor VII-Aktivität vermindert ist. Dennoch ist die Blutungsgefährdung nicht sicher einzuschätzen, selbst wenn wir nur eine Restaktivität von 1 oder 2% haben. Bei einem unserer Patienten lag die Restaktitivät zwischen 1 und 3%, und die Diagnose wurde erst im Alter von 20 Jahren gestellt. Er hatte jedoch eine Bewegungseinschränkung in einem Gelenk nach einem Sturz. Die Blutungsneigung wird wahrscheinlich eher mild sein, wenn wir eine Restaktivität von 5 oder 10% haben.

Rasche (Bremen):

Ich kenne 2 Brüder mit Faktor VII-Mangel und einer Restaktivität zwischen 3 und 5%, die eine schwere Blutungsneigung mit rezidivierenden Gelenkblutungen hatten und im Verlauf wie eine schwere Hämophilie A imponierten.

Schramm (München):

Ich kann das bestätigen. Auch wir haben eine Familie mit schweren Gelenkblutungen.

Lang (Wien):

Es gibt sicherlich Thromboplastine, die auf die einzelnen Faktoren unterschiedlich reagieren. Wäre es nicht in solchen Fällen erforderlich, ein Thromboplastin zu
nehmen, das extrem Faktor VII-empfindlich ist?

Frau Hasler (Freiburg):

Die einzelnen Reagenzien für die Quickwertbestimmung weisen sicherlich große
Unterschiede auf, und das trifft auch für die Bestimmung des Faktor VII zu. Wir
haben verschiedene kommerzielle Mangelplasmen untersucht und Unterschiede
in der Faktor VII-Bestimmung zwischen 25 und 37% gefunden.

# Protein-C-Gerinnungstest: Einfluß verschiedener PTT-Reagenzien auf die Eichgerade

K.-H. BECK, B. PICARD-WILLEMS, J. SCHARRER (Frankfurt)

### Einleitung

Das Vitamin K abhängige, in der Leber synthetisierte Protein C wird in vivo Ca-abhängig durch einen endothelständigen äquimolaren Komplex aus Thrombin-Thrombomodulin aktiviert [1] (Abb. 1). Das Enzym proteolysiert Protein S vermittelt die aktivierten Faktoren V und VIII und den Plasminogenaktivatorinhibitor. Insgesamt resultiert aus der Wirkung des aktivierten Proteins auf die Hämostase ein profibrinolytischer Effekt. Ein Protein-C-Mangel kann an der Entstehung von Thrombosen mitbeteiligt sein.

Zur Bestimmung des Proteins im Plasma sollten daher an erster Stelle Methoden eingesetzt werden, die sowohl die biologische Aktivität des Proteins gegenüber F.V und F.VIII als auch die Gesamtkonzentration des Moleküls messen. Methoden wir chromogene und immunologische, die zur weiteren Typisierung des Mangels dienen, sind zunächst von untergeordneter Bedeutung (Abb. 2).

In vitro kommt es in Anwesenheit von aktiviertem Protein C zur Verlängerung der PTT. Diese kann zur Bestimmung des Enzyms herangezogen werden und repräsentiert am besten die biologische Funktion des Moleküls [2, 3].

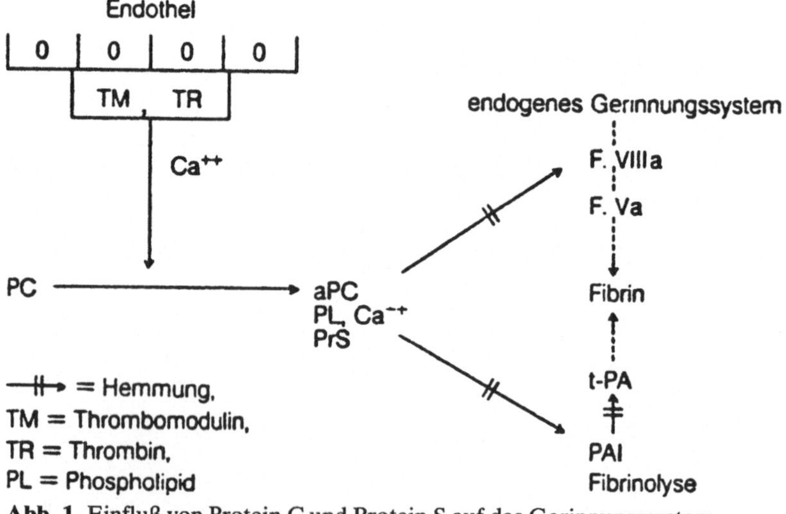


**Abb. 1.** Einfluß von Protein C und Protein S auf das Gerinnungssystem

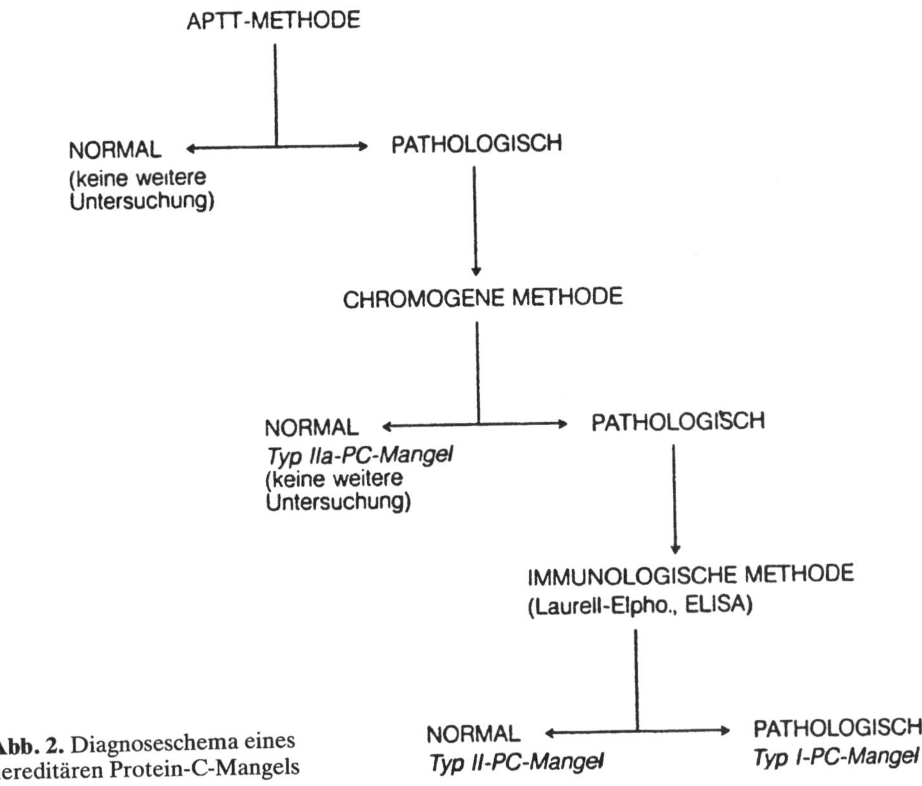


**Abb. 2.** Diagnoseschema eines hereditären Protein-C-Mangels

Bislang kommerziell erhältliche Assays, die auf diesem Meßprinzip beruhen, zeichnen sich durch eine sehr flache Eichgerade aus. Die Abhängigkeit dieser Methode von der Erkennung der Fibrinbildung kann damit im oberen pathologischen Bereich zu einer Verkennung eines PC-Mangels führen.

Wir untersuchten daher 6 kommerzielle PTT-Reagenzien auf ihren Einfluß auf die Eichgerade.

## Material und Methoden

### Material

**Tabelle 1.** Zusammensetzung verschiedener PTT-Reagenzien

| Nr. | Herkunft Lipidextrakt | Oberflächenaktivator |
| --- | --- | --- |
| 1 | Kaninchenhirn | Celit |
| 2 | Kaninchenhirn (akt. Cephaloplastin) | Ellagsäure |
| 3 | Kaninchenhirn | Ellagsäure |
| 4 | Kaninchenhirn | Kaolin |
| 5 | Schwein-, Pferdehirn | Kaolin |
| 6 | Humanplacenta | Kaolin |

300    K.-H. Beck et al.

*Methode*

Die oben angeführten PTT-Reagenzien wurden in der Testmethode der Fa. Behring überprüft.

**Tabelle 2.** Bestimmung von Protein C in einem PTT-Test

| | |
|---|---|
| 0,1 ml | Probe (1:10 vorverdünnt in DBA) |
| 0,1 ml | PC-Mangelplasma |
| 0,1 ml | PC-Aktivator |
| 0,1 ml | Pathromtin |
| 4 min bei 37°C inkubieren | |
| 0,1 ml | CaCl$_2$ |

## Resultate

Aus der Geradenschar in Abb. 3 ragt die Eichgerade mit dem Oberflächenaktivator Celit deutlich heraus. Die anderen Geraden unterscheiden sich in ihrer Steigung nicht wesentlich und lassen zunächst keine Systematik hinsichtlich des Oberflächenaktivators erkennen.

Ordnet man jedoch die Eichgeraden nach dem für sie benutzten Oberflächenaktivatoren (Tabelle 3), so wird ersichtlich, daß in der Gruppe gleicher Oberflächenaktivatoren offensichtlich das Lipid der ausschlaggebende Parameter ist. Dabei rangiert offensichtlich das Lipidextrakt aus Humanplacenta vor einem Gemisch aus Schweine- und Pferde- bzw. Kaninchenhirn.

Die Art der Lipidaufarbeitung scheint jedoch ebenfalls eine Rolle zu spielen. Bei gleichem Oberflächenaktivator und Lipid aber unterschiedlichem Hersteller sind deutliche Steigerungsunterschiede zu erkennen (Nr. 5, 6; Tabelle 3).

**Tabelle 3**

| Nr. | Lipid | Steigung | Oberflächenaktivator |
|---|---|---|---|
| 1 | Kaninchenhirn | 0,619 | Celit |
| 2 | Humanplacenta | 0,289 | Kolin |
| 3 | Schwein-, Pferdehirn | 0,264 | Kaolin |
| 4 | Kaninchenhirn | 0,208 | Kaolin |
| 5 | Kaninchenhirn + akt. Cephaloplastin | 0,252 | Ellagsäure |
| 6 | Kaninchenhirn | 0,145 | Ellagsäure |

## Diskussion

Unter den angewandten Versuchsbedingungen erwies sich die Kombination aus Kaninchenhirn und Celit als bestes PTT-Reagenz.

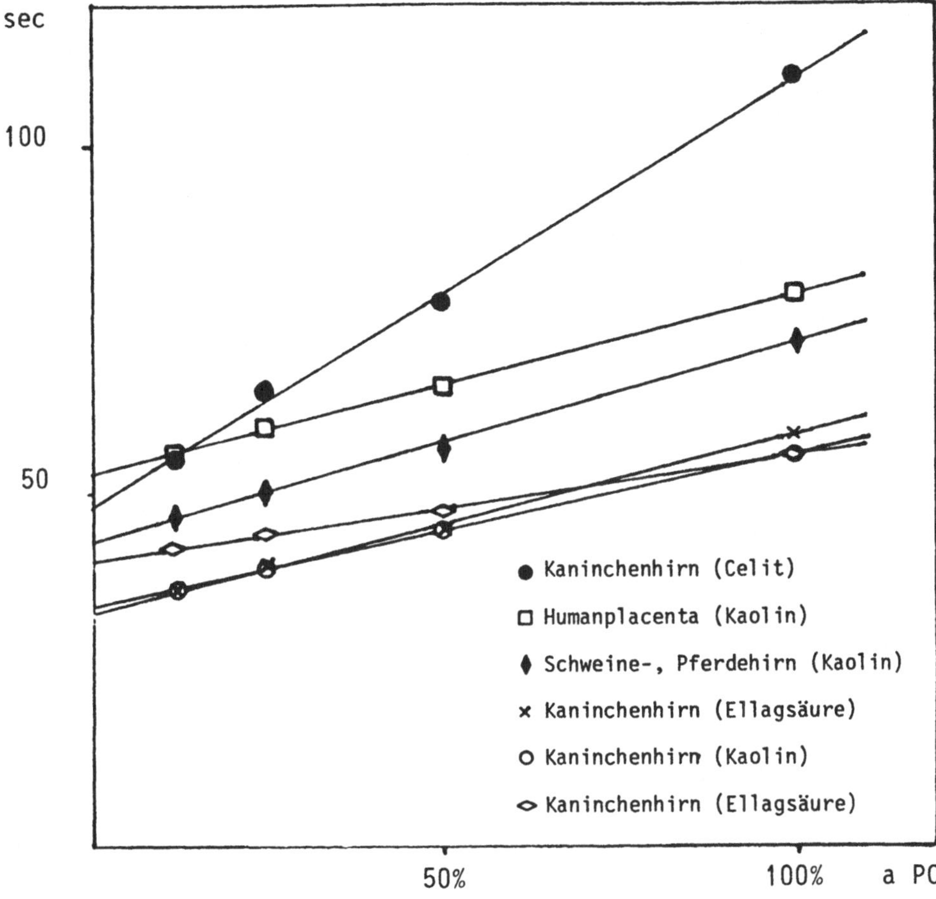


**Abb. 3.** Protein-C-Standardeichgeraden. Die beste Steigung zeigt die Gerade mit Celit als Oberflächenaktivator.

Kombinationen aus Hirnlipidextrakten oder Humanplazenta mit Kaolin oder Ellapsäure haben nicht diese überzeugenden Resultate erbracht.

Vergleicht man die Reagenzien untereinander, so wird offensichtlich, daß die Steigerungsverbesserung bei unserer Untersuchung in erster Linie durch die Natur des Oberflächenaktivators bedingt ist [3]. Große innere Oberfläche und hohe negative Ladung (Celit) ergeben eine bessere Steigerung gegenüber geringerer Oberfläche (Kaolin) und Elektronegativität (Ellagsäure).

Lipide aus Kaninchenhirnextrakt mit Kaolin und Ellagsäure zeigen die eindeutig schlechteren Ergebnisse bezüglich der Eichgeradeneigung (Hr. 4, 5; Tabelle 3). Zusatz von akt. Cephaloplastin (Steigerung der negativen Ladung) bewirkt eine leichte Verbesserung der Eichgeradenneigung (Nr. 5, Tabelle 3).

**Literatur**

1. Mammen EF (1984) Protein C und Protein S Hämostaseologie 4:138–147
2. Francis RB Jr, Patch JM (1983) A functional assay for protein C in human plasma. Thromb Res 32:605–613
3. Martinoli JL, Stocker K (1986) Fast functional protein C assay using protac a novel protein C activator. Thromb Res 43:253–264